Spitzer

W0099974

Liebesbriefe und Einkaufszentren

Für Claudia

Manfred Spitzer

Liebesbriefe und Einkaufszentren

Meditationen im und über den Kopf

Mit 69 Abbildungen und 6 Tabellen

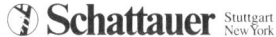

Schattauer Stuttgart New York

Prof. Dr. Dr. Manfred Spitzer
Universität Ulm
Psychiatrische Klinik
Leimgrubenweg 12–14
89075 Ulm

Bibliografische Information der Deutschen Nationalbibliothek
Die Deutsche Nationalbibliothek verzeichnet diese Publikation in der Deutschen Nationalbibliografie; detaillierte bibliografische Daten sind im Internet über http://dnb.d-nb.de abrufbar.

© 2008 by Schattauer GmbH, Hölderlinstraße 3, 70174 Stuttgart, Germany
E-Mail: info@schattauer.de
Internet: http://www.schattauer.de
Printed in Germany

Umschlagabbildung: Manfred Spitzer, Ulm
Satz: Satzpunkt Ursula Ewert GmbH, Bayreuth
Druck und Einband: CPI – Ebner & Spiegel, Ulm

ISBN 978-3-7945-2627-7

Vorwort

Dies ist die neunte Sammlung meiner Beiträge in der von mir mit-
herausgegebenen Zeitschrift für Nervenheilkunde. Sie stammen
aus dem Jahr 2007 und behandeln wie die acht früheren Aufsatz-
sammlungen Themen aus dem Bereich der Gehirnforschung und
deren praktischer Anwendung, die uns alle angehen und die aus
meiner Sicht wichtig sind. Im vorangegangenen Jahr hieß das kleine Büchlein „Vom Sinn des Lebens". Das war dieses Mal schwer zu
toppen! Aber es gab ja eine bewährte Formel für den Titel: Nimm
einfach einen der Aufsätze, wird schon etwas dabei sein – so lautete
sie in den vergangenen Jahren. Daher wiederholt auch diesmal der
Titel des Buches beispielhaft die Betitelung eines Inhalts.

Aber was verwenden? Ich hatte die Qual der Wahl, und wusste,
dass dies bei 22 Möglichkeiten nicht gut gehen konnte, zumal die
Entscheidungsfindung beim Menschen komplizierter ist als die
beim Blutegel. Sollte es diesmal also „Moral und Mord im Namen
Gottes" oder eher „Das starke Gehirn des schwachen Geschlechts"
sein? „Logisch denkende Fische und lehrende Erdmännchen" hätte
ich auch gerne verwendet, aber man hätte das Buch dann womöglich für eine Aufsatzsammlung zur Tierpsychologie gehalten. Weil
ich keine sexistischen Buch-Titel mag (Geschlecht und Gehirn.
Frauen wissen durchaus, wo es langgeht), man mit diesen Dingen
sowieso nur in Fettnäpfe tappt und weil zudem mit Gott-Gen und
Großmutterneuron das Thema Religion bereits bei einem Vorgän-
ger im Titel vorkam und mich neulich am Büchertisch nach einem
Vortrag jemand als „der Drevermann der Gehirnforschung" an-
sprach („Mein Gott", dachte ich), wäre fast nur noch „Heidegger
und das Frühstück kalifornischer Raben" infrage gekommen.

Mit „Zur Psychologie der Kaffeekasse" oder mit „Unbewusste
Motivation" hätte man zwar einen sicheren Bestseller landen
können, aber spätestens beim Problem der Normierung im Gehirn wären die Leute ausgestiegen und hätten mir – das sprach ja
auch schon gegen die Erdmännchen und die Fische – die Verfeh-
lung des Themas vorgeworfen. Blieben dann die Wartezeiten, die
Modelle der Forschung, die Handlinien oder die Schlafmittel –

aber das sollte mein Buch nicht werden; das konnte man ganz aktiv vergessen.

Weil ich mit zunehmendem Alter jedoch ein Fan von Schlichtheit geworden bin („Jahrzehnt des Geistes" – ein schöner Titel – musste nun dran glauben) und weil Titel positive Konnotationen ausstrahlen sollten (das ist bei Heidegger und Raben nicht unbedingt der Fall; und ich habe mir sagen lassen, dass selbst Frühstück für manche Menschen ein Problem ist), dachte ich ganz einfach und mit guter Laune: Liebesbriefe – ja, wer kennt und mag die nicht. Und Einkaufszentren finden zumindest die meisten Leute gut, sonst ginge ja keiner hin. Dass man dort, weil diese im Gehirn so funktionieren, wie sie funktionieren, nicht glücklich wird, weiß ja außer Ökonomen und Buddhisten niemand. *Noch* niemand. Denn mit diesem Büchlein wird sich das ja ändern. Die hier dargestellten bahnbrechenden und brandneuen Erkenntnisse der Neurowissenschaft werden die Gesellschaft verändern – allerdings unabhängig vom Verkaufserfolg dieses Buches, wie ich realistischerweise annehmen muss.

Daher durfte der Untertitel nicht nur auf einen dritten Aufsatz im Buch verweisen, sondern die Briefe und Zentren gleichsam antiquiert mit einem Wort brechen, das heutzutage gar nicht mehr antiquiert daher kommt, sondern eher im New Age Look. Meditation beschreibt eigentlich zunächst einmal nichts weiter als das Nachdenken über ein bestimmtes Thema. Seinen östlichen Geruch bekam es erst im Lauf des letzten Jahrhunderts – Räucherstäbchen mögen dazu beigetragen haben oder nicht.

Liebesbriefe, Einkaufszentren und Meditation stehen im Titel dieses Büchleins also beispielhaft für die große Bandbreite dessen, womit sich die Gehirnforschung heute beschäftigt. Waren zu Beginn der funktionellen Bildgebung Anfang der 90er Jahre Fingerklopfen und Flackerlicht Gegenstand der Untersuchungen, so sind es heute Beten und Bestrafen, Vertrauen und Vergessen, Logik und Lügen, Motivation und Moral, Kooperation und Konzentration, Einkaufen und Lieben sowie das Nachdenken und Meditieren selbst. Begrenzt erscheint die Gehirnforschung heute nur noch durch eines: die Kreativität der beteiligten Wissenschaftler.

Je reifer die Neurowissenschaft in dieser Hinsicht wird, je bunter ihre Themen werden und je mehr sie sich intern differenziert – von der Molekularbiologie über Verhaltensneurobiologie bis hin zur Neuroökonomie oder der sozialen Neurowissenschaft –, desto deutlicher wird, dass sie in alle Bereiche des Lebens vordringt. Ich sage nicht „eindringt", dann das mögen manche als negativ („was will der Eindringling?") verstehen. Nein, es ist überhaupt nicht negativ, wenn wir mehr über uns selbst in Erfahrung bringen.

In der Medizin ist es ja auch nicht negativ, wenn wir etwas über die Mitochondrien und die Muskeln, über die Lipide und die Leber, oder über Glykolyse und Gallensteine wissen. Wer die Hyperthyreose kennt, dem treibt sie nicht mehr den Schweiß auf die Stirn, und wer seinen Zucker im Griff hat, wird von ihm nicht so schnell ins Grab gebracht. Warum sollte das beim Gehirn anders sein? Wer seine Schwächen kennt, ganz allgemein die Schwächen unseres Gehirns und Geistes und die eigenen, ganz speziellen noch dazu, der wird besser mit sich und der Welt klarkommen. Wer weiß, dass einkaufen nicht glücklich macht, versucht es vielleicht erst gar nicht; wer weiß, dass der Gedanke an Geld einsam macht, der wird Konsequenzen ziehen (ob beim Verkaufsgespräch oder bei einer Diskussion um was auch immer); und wer weiß, dass Liebesbriefe eine positive Wirkung auf die Beziehung haben, der kann sich vielleicht eher mal zu einem durchringen. Wenn eine Mutter weiß, wie gefährlich Baby-Fernsehen für Babys ist, achtet sie vielleicht nicht mehr auf entsprechende Reklame und dafür umso mehr auf die Entwicklung ihres Kindes – ohne jede Mattscheibe. Und wer weiß, dass Menschen Gleichheit, Fairness und Kooperation mögen (und sogar dafür bezahlen), der wird skeptischer sein gegenüber den täglich auf ihn einprasselnden Reden von der Konkurrenz im ebenso globalen wie gnadenlosen Wettbewerb.

Gehirnforschung ist Aufklärung im besten Sinne des Wortes. Oft werde ich gefragt, ob denn in diesen Erkenntnissen nicht ungeahnte Risiken steckten. Werde denn nicht der Manipulation Tür und Tor geöffnet? „Wenn diese Erkenntnisse in die falschen Hände geraten ..." – denken viele und sagen manche auch offen.

Nun halte ich persönlich die Kernphysik nach wie vor für viel gefährlicher als die Gehirnforschung, und die Molekulargenetik auch. Für einen gut ausgebildeten intelligenten Menschen sind weder der Bau einer Atombombe noch die Produktion tödlicher Krankheitserreger ein unlösbares Problem. Was ein solcher Bösewicht mit neurobiologischen Erkenntnissen an Bösem anfangen könnte, weiß ich nicht. Zudem haben uns Werbeleute und Politiker schon immer manipuliert – auch ganz ohne Gehirnforschung. Ich glaube vielmehr fest daran, dass Selbsterkenntnis erstens Aufgabe jedes Einzelnen ist und zu seiner Existenz dazu gehört wie das Sprechen, Denken, Essen, Trinken und Zähneputzen; und dass zweitens die Gehirnforschung dieser Selbsterkenntnis förderlich ist. Im Allgemeinen und im besonderen Fall eines jeden Einzelnen. Weil ich dies wirklich glaube, halte ich Vorträge und schreibe Bücher, verständliche, so meine Hoffnung. Dass sie nicht ganz unberechtigt ist, zeigt die Tatsache, dass Sie dieses Buch in der Hand halten.

Man macht mir nicht selten den Vorwurf, einfach und verständlich zu schreiben. Das freut mich erstens und zweitens stimmt es nicht. Mich freut es, weil ich der Auffassung bin, dass Menschen unverständlich geschriebene Bücher etwa so dringend brauchen wie Fische die sprichwörtlichen Fahrräder. Und es stimmt im Hinblick auf das vorliegende Büchlein nicht, weil die Beiträge der Zeitschrift Nervenheilkunde entstammen, also für Ärzte geschrieben sind, die zwar durchaus auch neuropsychiatrische Laien sein können, aber eben dennoch über ein großes Vorwissen verfügen. Dennoch bemühe ich mich nach Kräften, Jargon zu vermeiden – auch die Fachleute lesen es dann lieber und leichter.

Und wie schon in den vergangenen acht Jahren möchte ich an dieser Stelle all denjenigen ganz herzlich danken, die mir bei meiner Arbeit helfen und ohne die ich etwa so effektiv wäre wie der Steuermann eines Achters im Rudern ohne Achter. Ganz besonders gilt mein Dank auch den unermüdlichen Mitarbeitern des Schattauer-Verlags und den Kollegen in der Nervenheilkunde, auf allen Ebenen: Herrn Bergemann, Herrn Dr. Bertram, Frau Dr. Beschoner, Frau Dr. Borchers, Frau Becker, Frau Campisi, Herrn Dr.

Hueber, Frau Maaß-Stoll, Frau Dr. Mülker, Frau Dr. Schürg und Herrn Prof. Dr. Dieter Soyka.

Danken möchte ich ebenfalls wieder den Kollegen, die mir in vielen Zuschriften, E-Mails, Telefonaten und Gesprächen vor allem Ermunterung zugesprochen haben. Ich weiß, dass ich oft komplizierte und manchmal auch unbequeme Dinge anspreche, und ich freue mich, wenn es mir dadurch gelingt, andere Menschen zum Nachdenken anzuregen.

Berlin, beim jährlichen Treffen der deutschen Psychiater
im November 2007

Manfred Spitzer

Inhalt

Gefühle be-schreiben

Wissenschaft und Liebesbriefe

Vor etwa 5 000 Jahren haben die Menschen mit einer sehr eigenartigen Tätigkeit begonnen (3), die aus unserem Leben, unserer Kultur, jeder Kultur, nicht mehr wegzudenken ist: Schreiben. Wer schreibt, der denkt in einer ganz besonderen, disziplinierten Weise, bringt Zeichen zu Papier, die für Gedanken stehen, die nicht flüchtig im Erlebnisstrom vergehen, sondern durch das Schreiben gleichsam vom flüssigen in einen festen Aggregatzustand übergehen.

Der Psychologe James Pennebaker hat sein wissenschaftliches Leben damit verbracht, die Auswirkungen einer besonderen Art des Schreibens, des *expressiven Schreibens*, auf den Schreibenden zu untersuchen: Wer an 3 bis 4 aufeinander folgenden Tagen für jeweils 20 Minuten über seine Gefühle – etwa ein persönliches belastendes Erlebnis (im Vergleich zum Schreiben über ein oberflächliches Thema) – schreibt, ist gesünder und braucht seltener zum Arzt zu gehen, ist weniger depressiv, hat ein besseres Immunsystem und bessere Noten in der Schule oder an der Universität (1, 2, 4).

Über die neurobiologischen Mechanismen, über welche die Auswirkungen des emotionalen Schreibens vermittelt werden, lassen sich zum gegenwärtigen Zeitpunkt nur Vermutungen anstellen, wenn auch diese Vermutungen heute informierter sein können als noch vor wenigen Jahren. Wir wissen, dass emotionale Prozesse und die sie vermittelnden zentralnervösen Strukturen nicht nur kognitive Prozesse beeinflussen, sondern umgekehrt auch unter deren Kontrolle stehen: Das Frontalhirn kann die Aktivierung des Mandelkerns ebenso dämpfen wie beispielsweise die der Schmerzzentren (6, 7), das heißt, es hat durchaus ein gewisses Maß an Kontrolle über Strukturen, die emotionale Prozesse vermitteln. Werden Emotionen be-schrieben (so wie man Warzen be-spricht), so wird durch das willentliche Herstellen assoziativer Verknüpfungen zwischen Gedanken und Gefühlen für Bahnungseffekte gesorgt, aus denen bei wiederholtem emotionalem Schreiben langfristig Trainingseffekte und damit letztlich Lerneffekte werden. Das mit dem Schreiben über die eigenen Gefühle einhergehende Bewusstmachen, Versprachlichen und Reflektieren kann auf diese Weise das Ausmaß der Kontrolle über die eigenen Emotionen vergrößern.

Zwar läuft die Steuerung von Emotionen in hohem Maße unbemerkt ab (8–10), Emotionen sind andererseits jedoch keineswegs der willentlichen Beeinflussung vollkommen unzugänglich. Diese Kontrolle der Emotionen funktioniert aber anders, als man sich das gewöhnlich vorstellt: Mit einem Willensakt kann ich kurzfristig meiner Figur und nicht dem Stück Sahnetorte den Vorzug geben; langfristig jedoch gelingt Diät nur, wenn ich meine Lebensgewohnheiten (das, was „eingeschliffen" ist und von mir meistens automatisch getan wird) ändere. Und für solche Änderungen genügt ein Willensakt nicht (wie jeder leicht daran erkennen kann, was aus seinen guten Vorsätzen in der Regel wird: Nichts!), vielmehr bedarf es hierzu vieler kleiner Lernschritte (wovon kognitive Verhaltenstherapeuten ein Lied singen können!), die erst in ihrer Summe dafür sorgen, dass sich unsere Gewohnheiten (also das, was wir automatisch tun) ändern.

Kurz, das Schreiben über die eigenen Gefühle kann die Art und das Ausmaß der Kontrolle über die eigenen Emotionen positiv beeinflussen, und hierbei handelt es sich nicht um „mystische" Vorgänge, sondern um Prozesse, die zunehmend sogar in das Blickfeld neurobiologischer Forschung fallen. Aber auch durch ausgeklügelte Verhaltensstudien lassen sich bereits einige Aussagen über Wirksamkeit und mögliche Wirkungsmechanismen dieser Interventionsstrategie gewinnen.

Beispielhaft hierfür ist eine Untersuchung zu den Auswirkungen des emotionalen Schreibens auf die Beziehung ganz normal verliebter Menschen (5). Aufgrund methodischer Aspekte – die jeweiligen Partner wurden einbezogen; die sprachliche Kommunikation der Partner wurde auf neue Weise untersucht – und auch wegen der Ergebnisse, sollte diese Studie von allgemeinem Interesse sein.

Die Untersuchung wurde an 86 Psychologie-Studenten (55 Frauen und 31 Männer; mittleres Alter 18,7 Jahre) und deren jeweiligen heterosexuellen Partnern (19,3 Jahre) durchgeführt. Einschlusskriterien waren die Tatsache, dass sich die Paare in einer Liebesbeziehung („romantic relationship") befanden – im Mittel seit einem guten Jahr – und dass sie täglich mittels der modernen Technik des *Instant messaging* kommunizierten, sich also eines Short Message Services (SMS) bedienten.

Die Teilnehmer wurden per Zufall entweder der Experimentalgruppe (n = 44) oder der Kontrollgruppe (n = 42) zugeordnet und einzeln oder in kleinen Gruppen von 2 bis 5 Teilnehmern instruiert: Es wurde ihnen gesagt, die Studie ginge um die Wortwahl bei alltäglichen Interaktionen zwischen Paaren. Hierzu wurden die wechselseitigen SMS der Versuchsteilnehmer innerhalb des Versuchszeitraums von 10 Tagen via E-Mail an einen gesicherten Server weitergeleitet, sodass diese Nachrichten später analysiert werden konnten. „Während der Einführungssitzung wurde beträchtlicher Aufwand dahingehend betrieben, den Teilnehmern zu versichern, dass ihre Nachrichten vollkommen vertraulich behandelt werden" (5, S. 661), begegnen die Autoren dem Einwand, dass die Leute ihre intimsten Gedanken und Gefühle eher nicht an einen anonymen E-Mail-Server senden.

Zudem wurden mittels Online-Fragebögen demografische Daten sowie die Beziehung und die Zufriedenheit mit der Beziehung von beiden Partnern be- bzw. erfragt. Die Versuchspersonen der Experimentalgruppe wurden instruiert, am 4., 5. und 6. Tag der Studie täglich für 20 Minuten über ihre Beziehung, also ihre diesbezüglich tiefsten Gedanken und Gefühle, zu schreiben. Die Probanden der Kontrollgruppe hingegen sollten im gleichen Zeitraum über ihre täglichen Aktivitäten schreiben. 3 Monate nach der Studie wurden die Probanden erneut zu ihrer Beziehung und ihrer Zufriedenheit mit der Beziehung online befragt.

Das wichtigste Ergebnis der Studie bestand darin, dass das Schreiben über die Beziehung einen signifikanten Einfluss auf deren Fortbestehen hatte: 34 (77 %) Probanden aus der Experimentalgruppe trafen sich 3 Monate nach Beendigung der Studie noch

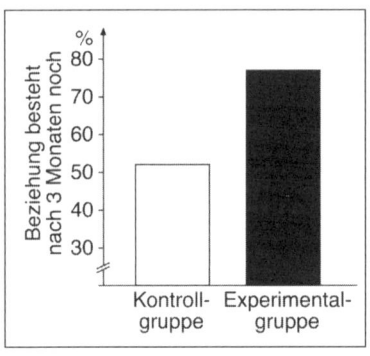

Abb. 1 Anteil der nach 3 Monaten noch bestehenden Beziehungen in Abhängigkeit davon, ob an 3 aufeinander folgenden Tagen für jeweils 20 Minuten über den Alltag (Kontrollgruppe) oder emotional über die Beziehung geschrieben wurde (nach Daten aus 5, S. 661).

mit ihrem Partner, wohingegen dies in der Kontrollgruppe nur noch bei 22 (52 %) der Versuchsteilnehmer der Fall war (Abb. 1).

Die linguistische Analyse der zwischen den Partnern ausgetauschten SMS-Nachrichten ergab zudem einen Anstieg positiver emotionaler Wörter in der Experimentalgruppe – bei den Versuchsteilnehmern und deren Partnern in gleichem Maße – in den Tagen nach dem Schreiben über ihre Beziehung. Dies bedeutet, dass das emotionale Schreiben eines der beiden Partner sich nachweislich auch auf den anderen ausgewirkt hatte.

Auch negative emotionale Wörter wurden in den Tagen nach dem Schreiben von den Teilnehmern der Experimentalgruppe häufiger verwendet als von denen der Kontrollgruppe (wiederum von beiden Partnern, obwohl nur einer über die Beziehung geschrieben hatte), wobei dieser Effekt geschlechtsspezifisch war: Schrieb der Mann über seine Beziehung, verwendeten beide Partner danach mehr emotional negative Wörter. Hatte die Frau über die Beziehung geschrieben, war dies nicht der Fall.

Das Design der Studie erlaubte es zudem, die Frage zu untersuchen, ob der Gebrauch positiver emotionaler Wörter ursächlich mit der Stabilität der Beziehung in Verbindung stand. Man analysierte hierzu die Daten (mittels des Verfahrens der logistischen Regression) in der Weise, dass man nach der Auswirkung der experimentellen Bedingung (über Beziehung oder über den Tag schreiben) fragte, sofern die Veränderung der Verwendung emotionaler Wörter bereits in Rechnung gestellt war. Diese Analyse wurde für positive und negative emotionale Wörter getrennt durchgeführt. Hierbei zeigte sich, dass die gesteigerte Verwendung positiver Wörter allein bereits das Bestehen der Beziehung nach 3 Monaten vorhersagen konnte. Dies lässt sich dahingehend interpretieren, dass der stabilisierende Effekt der Intervention „schreibe an 3 Tagen über die Beziehung" über den nachfolgenden gesteigerten Gebrauch positiver emotionaler Wörter vermittelt ist. Die entsprechende Analyse für negative emotionale Wörter zeigte keine Auswirkungen auf die Beziehungsstabilität.

Die Studie ergänzt damit unser Wissen über die positiven Auswirkungen des Schreibens über die eigenen Emotionen. Als Mechanismus kommen sprachlich vermittelte Lernprozesse (häufigere Verwendung von Wörtern positiver emotionaler Konnotation) in Betracht, durch die sich die emotionalen Betonungen gegenüber dem Partner positiv verschieben. Zudem wurde deutlich, dass der Partner auf die Veränderung der erhaltenen sprachlichen Signale rasch und reziprok reagiert, sich also auch bei ihm entsprechende Lerneffekte (man könnte von positiven Betonungsverschiebungen sprechen) einstellen.

Was empfiehlt die Wissenschaft also den frisch Verliebten, die nichts inniger wollen, als dass ihre Liebe „auf ewig" währe? – Schreiben Sie Tagebuch, jeden Tag, und nicht nur über die Einkaufsliste oder die neue Frisur! Vertrauen Sie Ihrem Tagebuch Ihr Innerstes an, schreiben Sie über Ihre geheimsten Gedanken und Gefühle! Und sprechen sie mit Ihrem Partner, wenn es sein muss bzw. sonst nicht anders geht per SMS! Und wenn Sie das Tagebuchschreiben nicht gewohnt sind, dann schreiben Sie doch einfach einen Liebesbrief! Ihr Partner wird sich über die unerwartete Post (im Vergleich zu den üblichen Rechnungen und Wurfsendungen selten genug!) sicher sehr freuen; aber nicht nur das: Sie leisten damit auch einen Beitrag zur langfristigen Stabilität Ihrer Beziehung, nicht zuletzt, weil Ihnen *und* Ihrem Partner die lieben Worte leichter in den Sinn und über die Lippen kommen. Dies zumindest hat die Wissenschaft so festgestellt.

Literatur

1. Horn AB, Mehl MR. Expressives Schreiben als Copingtechnik: ein Überblick über den Stand der Forschung. Verhaltenstherapie 2004; 14: 274–83.

2. Lepore SJ, Smyth J. The writing cure. Washington DC: American Psychological Association 2002.

3. Fischer SR. A History of Writing. London, UK: Reaktion book 2001.

4. Pennebaker JW. Opening up: The healing power of expressing emotions. New York: Guilford Press 1997.

5. Slatcher RB, Pennebaker JW. How do I love thee? Let me count the words. The social effects of expressive writing. Psychological Science 2006; 17: 660–4.

6. Spitzer M. Frontalhirn an Mandelkern. Nervenheilkunde 2004: 23: 431–40.

7. Spitzer M. Therapie mit dem Scanner? Feedback gegen Schmerzen mittels Echtzeit-fMRT. Nervenheilkunde 2006; 25: 390–2.

8. Spitzer M. Das neue Unbewusste. Nervenheilkunde 2006; 25: 615–22.

9. Spitzer M. Das neue Unbewusste II. Nervenheilkunde 2006; 25: 701–8.

10. Spitzer M. Namen – nichts als Schall und Rauch? Nervenheilkunde 2006; 25: 677–9.

Einkaufs-Zentren

Nein, es geht im Folgenden nicht um die ungünstigen Auswirkungen der Ansiedlung eines Wal-Mart auf die Armut in der Umgebung (6) und ebenso wenig um das Problem der überstarken Betonung von Kaufen und Geld in unserer Gesellschaft (15) oder um Fragen der Profitmaximierung in Einkaufsmeilen. – Es geht vielmehr um eine Studie aus dem Bereich der Neuroökonomie zu den Vorgängen im Gehirn, die beim Einkaufen stattfinden.

Der Grundgedanke ist ganz einfach: Ebenso wie bestimmte Strukturen und Prozesse im Gehirn dafür sorgen, dass wir sprechen und gesprochene Sprache ohne Probleme verstehen, könnte es auch Strukturen und Prozesse im Gehirn geben, die für das Einkaufen zuständig sind (5). Oder anders: So wie seit den Zeiten von Paul Broca und Carl Wernicke die Sprachzentren in der Neurowissenschaft thematisiert werden, könnte es auch Einkaufszentren geben.

Dieser Gedanke scheint zunächst abwegig, denn wenn jemand die Gehirnaktivität beim Betrachten von Dinosauriern mit der Gehirnaktivität beim Betrachten von anderen Tieren vergleicht und irgendetwas findet, muss dies noch lange nicht heißen, dass er das Dinosaurierzentrum im Gehirn gefunden hat, worauf zu Zeiten der Anfänge der funktionellen Magnetresonanztomografie (fMRT) bereits Cohen (4) hingewiesen hat. Andererseits ist Einkaufen nichts beliebig Unbedeutendes; vielmehr handelt es sich dabei um einen für das Wirtschaften sehr grundlegenden Prozess: Man tauscht – Ware gegen Ware bzw. Ware gegen Geld – und hofft, dass man dabei nicht übers Ohr gehauen wird. Wer nicht glaubt oder noch nicht gemerkt hat, wie sehr ökonomische Zusammenhänge unseren Alltag bestimmen, sei auf die ebenso amüsanten wie lehrreichen Einführungen von Harford (8), Levitt und Dubner (13) oder Landsburg (12) verwiesen. Vor dem Hintergrund der Tatsache, dass Handel, nicht anders als Sprache, einen wesentlichen Bestandteil unserer Kultur darstellt, und weil Tauschen möglicherweise sogar älter ist als Sprechen – schon Kapuzineraffen können clever tauschen (2), und ob Schimpansen sprechen können, wird bis heute kontrovers diskutiert (9) – ist die Frage nach Einkaufszentren also durchaus sinnvoll.

Nichts anderes haben Brian Knutson und Mitarbeiter (10) getan, nachdem sie bereits zuvor Bewertungsprozesse verschiedenster Art und nicht zuletzt das Börsenmakeln im Scanner untersucht hatten (11). An der Studie nahmen insgesamt 40 Versuchspersonen teil, wobei 8 Personen wegen zu starker Kopfbewegungen ausgeschlossen werden mussten sowie weitere 6, weil sie im Scanner zu wenig eingekauft hatten (weniger als 4 Einkäufe). Die Daten der übrigen 26 Versuchspersonen (Alter: 18 bis 26 Jahre; 12 weiblich) wurden ausgewertet.

Die Aufgabe bestand darin, 20 Dollar, die sie zuvor bekommen hatten, zum Kauf verschiedener Produkte zu verwenden, wobei alles im Magnetresonanztomografen (MRT) geschah: Zunächst wurde für 4 Sekunden ein Produkt (z. B. eine Tafel Schokolade) gezeigt (Produkt-Phase), dann war es für weitere 4 Sekunden zu sehen und zusätzlich wurde der Preis eingeblendet (Preis-Phase, in der die Bewertung des Produkts als preiswert oder nicht stattfand); danach hatten die Versuchspersonen (wieder innerhalb von 4 Sekunden) zu entscheiden, ob sie die Ware kaufen oder nicht (Entscheidungs-Phase). Das Experiment dreht sich also darum, ob man seine Ersparnisse behält (save holdings) oder kauft (or purchase), weswegen es auf das passende Akronym SHOP-Experiment hört (Abb. 1).

Der Ladenpreis der Waren variierte zwischen 8 und 80 US$. Damit die Probanden auch genug einkauften, wurden alle Waren während des Experiments mit einem Rabatt von 75 % versehen. Die Sache funktionierte, denn von den insgesamt gezeigten 80 Produkten wurden im Durchschnitt 23,5 (also etwa 30 %) gekauft, wobei sich die Männer von den Frauen hinsichtlich ihres Kaufverhaltens nicht unterschieden. (Diesem überaus kontraintuitiven Ergebnis gehen die Autoren nicht weiter nach. Ein kleiner Hinweis – „future research is needed ...“ – hätte sicherlich manchen Leser der Arbeit vor zeitraubenden und ebenso fruchtlosen Spekulationen bewahrt, lassen sich solche Fragen doch nur durch strenge Empirie angehen.)

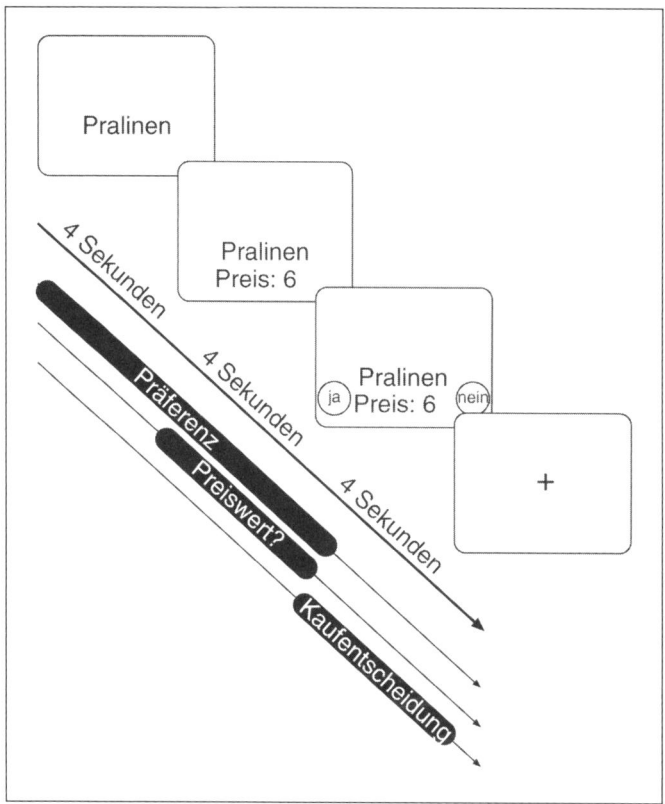

Abb. 1 Ablauf eines Kauf-Durchgangs im SHOP-Experiment (nach 10, S. 148). Die Präferenz der Versuchspersonen wurde bei der Auswertung durch die Aktivität in der Produkt- und der Preis-Phase modelliert, die Bewertung des Produkts als preiswert oder nicht wurde als die Preis-Phase modelliert und der Kauf wurde als Aktivierung während der Entscheidungs-Phase modelliert. Nach der Entscheidungs-Phase schloss sich jeweils eine Phase von 2 Sekunden an, in der nur ein Fixationskreuz eingeblendet wurde.

Bei jeder Versuchsperson wurde das Experiment zweimal im Abstand von weniger als 2 Wochen durchgeführt; eine Replikation der Daten war also von vornherein im experimentellen Design eingebaut. Innerhalb jedes dieser beiden Experimente wurden 40 Produkte zweimal gezeigt. Ein Experiment dauerte etwa 9 Minuten und 20 Sekunden und lief wie folgt ab: Den Versuchspersonen wurde zunächst erklärt, dass ein wirklicher Kauf bei nur einem der insgesamt 80 Kaufentscheidungen im Scanner stattfinden würde und dass dieser zufällig aus den 80 Durchgängen ausgewählt werde. Dies machte das Experiment billiger (nur einer von 80 möglichen Einkäufen wurde real getätigt) und sorgte zugleich dafür, dass die Versuchspersonen die Sache ernst nahmen: Es konnte schließlich jede ihrer Kaufentscheidungen im MRT diejenige sein, die hinterher als real gewertet wurde.

Zu den Verhaltensdaten der Versuchspersonen sei gesagt, dass sie über die gleichen Produkte sehr konsistent entschieden: Wer im 1. Durchgang ein Produkt kaufte, der kaufte es in 87 % der Fälle auch im 2., und wer im 1. Durchgang ein Produkt nicht kaufte, der kaufte es in 95 % der Fälle auch im 2. Durchgang nicht (r = 0,83; p < 0,001). Ein weiteres Ergebnis im Hinblick auf das Verhalten erscheint interessant: Wenn die (mittels Fragebogen ermittelte) Präferenz der Versuchsperson für ein Produkt relativ gering war und sie es dennoch kaufte, brauchte sie länger für ihre Entscheidung; sie brauchte ebenfalls länger, wenn sie ein Produkt *nicht* kaufte, das ihr vergleichsweise gut gefiel. Mit anderen Worten: Das Experiment zeigte den typischen Effekt eines Konflikts zwischen Kauf und Preis. Wenn die Sache klar war (Präferenz hoch und Preis gering oder Präferenz niedrig und Preis hoch) brauchte man nicht lange überlegen. Wenn es jedoch anders war, musste man nachdenken und brauchte mehr Zeit. Bei insgesamt etwa 30 % Entscheidungen für einen Kauf und einer zufälligen Auswahl der realen Käufe kam es denn auch dazu, dass bei 15 aus den insgesamt 52 Durchgängen (29 %) des Experiments tatsächlich Ware an die Probanden verschickt wurde. (Die Kosten des Experiments – immerhin ging es um das Einkaufsverhalten von 40 Personen – hielten sich also tatsächlich in vertretbarem Rahmen).

Und wo liegen nun die Einkaufszentren in Ihrem Gehirn? Betrachten wir hierzu Abbildung 2.

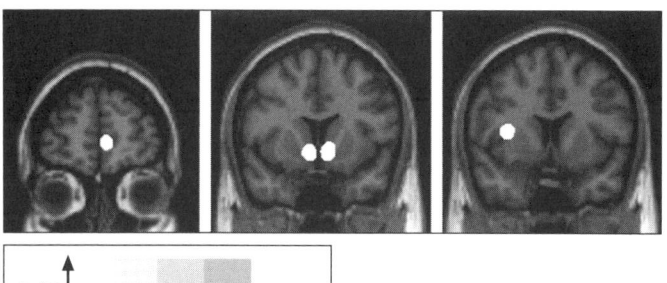

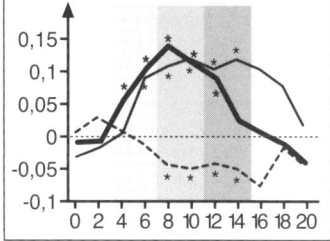

Abb. 2 Schematische Darstellung der Ergebnisse von Knutson und Mitarbeitern (10, S. 149). Oben sind von links nach rechts signifikante, mit der Kaufentscheidung korrelierte Aktivierungen dargestellt, unten die entsprechenden Kurven der Aktivierungsdifferenz zwischen Kaufen und Nicht-Kaufen im Zeitverlauf. Den hellgrau, mittelgrau und dunkelgrau hinterlegten Zeitabschnitten entsprechen die jeweils 4 Sekunden dauernden Phasen der Darbietung von Produkt und Preis sowie der Kaufentscheidung. Die dünne durchgezogene Linie zeigt die beim Kauf verstärkte Aktivierung im medialen präfrontalen Kortex (oben links), die dicke Linie die Aktivierung im Nucleus accumbens (oben Mitte), und die gestrichelte Linie zeigt die Deaktivierung der rechten Insel (oben rechts) beim Kaufen; die Insel ist also aktiver, wenn nicht gekauft wird (* $p < 0,05$).

Die Bewertung eines Produkts findet offensichtlich im Nucleus accumbens statt, was zu bereits publizierten Studien zum Bewerten und Entscheiden gut passt (1). Auch die Tatsache, dass das Überlegen im Hinblick auf die Preiswürdigkeit des Produkts im medialen präfrontalen Kortex stattfindet, leuchtet vor dem Hintergrund dessen, was man über diese Struktur bereits weiß, unmittelbar ein. Interessant war die Tatsache, dass die Aktivität in der rechten Insel negativ mit einem Kauf kovariierte: Die Insel ist bekanntermaßen mit „Bauchgefühlen" beschäftigt, und zwar vor allem mit negativen. Wenn der Preis weh tut, kauft man eben nicht[1]!

Man wird bis zur Replikation dieser Ergebnisse durch andere Arbeitsgruppen und über andere Kulturen Vorsicht vor übereilten Interpretationen walten lassen müssen. Wer weiß, ob die Einkaufszentren bei Amerikanern am gleichen Ort liegen wie bei Europäern, Russen oder Chinesen? (Wir haben durchaus Grund zur Annahme, dass es hier Unterschiede geben könnte, selbst dann, wenn die Verhaltensdaten sich nicht unterscheiden; 7). Dennoch seien einige Überlegungen bereits an dieser Stelle erlaubt.

---

1 Jeder Neurowissenschaftler, der auch nur halbwegs sein Gehalt wert ist, hätte diese Ergebnisse vorausgesagt; die Autoren taten dies daher auch, und genau das macht die Sache problematisch: Wer bei Studien zur funktionellen Bildgebung des Gehirns keinerlei Hypothesen zur Aktivierung hat und diese dann testet, muss seine Analyse gleichsam per „Schrotschuss" auf alle Möglichkeiten richten. Dabei besteht jedoch die Gefahr, dass man per Zufall irgendwo irgendeine Aktivierung findet, denn das Gehirn ist groß und der Computer berechnet viele Vergleiche. Ein statistisches Signifikanzniveau von 5 % ist – das vergisst man gerne – dadurch definiert, dass man sich in 5 % der Fälle irrt (weswegen das Signifikanzniveau ja auch „Irrtumswahrscheinlichkeit" heißt. Mit anderen Worten: Jede 20. empirische Studie mit einem signifikanten Ergebnis beinhaltet einen Irrtum!). Sucht man also „blind", ohne vorherige Hypothesen, nach Aktivierungen, wird man diesem Phänomen leicht aufsitzen und „Aktivierungen" finden, die keine sind, sondern nichts weiter als Rauschen in den Daten. Damit dies nicht geschieht, haben Statistiker Korrekturen eingeführt, die letztlich darin bestehen, dass man es dem Zufall schwerer macht, Signifikanzen zu erzeugen: Die bekannteste dieser Korrekturen (nach Bonferoni) besteht darin, dass man die für „Signifikanz" verlangte Irrtumswahrscheinlichkeit von der Anzahl der statistischen Vergleichstests abhängig macht: Je mehr Tests man macht, desto kleiner die zulässige Irrtumswahrscheinlichkeit.

Kann man jedoch zuvor schon seine Fragen einschränken und nur bestimmte Hypothesen testen; dann braucht man diese Verfahren nicht anzuwenden, und hat damit auch eine größere Chance, „Aktivierungen" zu finden. Ein Schelm, wer behauptet, dass die Wissenschaftler daher immer erst einmal in die Daten schauen, um zu sehen, was herauskommen könnte, dann ihre Hypothesen formulieren, und sie dann ohne Korrektur testen.

Dass Verbraucher hohe Preise vermeiden ist offensichtlich. Sie tun dies jedoch in einem Maß, das ans Surreale grenzt: „Je mehr sie kaufen, desto mehr sparen sie!" macht uns manche Werbung glauben, und sehr viele Marketing-Strategien scheinen darauf abzuzielen, uns davon zu überzeugen, dass wir etwas bekommen, und erst später wenig – oder gar nichts – bezahlen: „Kaufen sie jetzt, zahlen sie später", „Werden sie Mitglied in unserem Buchclub/Vielflieger-programm", „Unsere Kreditkarte hat die günstigsten Konditionen", „Sie haben schon gewonnen" etc. Wer kennt das nicht? – Ganz offensichtlich sind diese Marketing-Strategien nicht mit dem *Homo oeconomicus*, dem rational entscheidenden Egoisten, vereinbar. Mit einer beim Geldausgeben aktivierten Insel jedoch durchaus! Homo sapiens funktioniert nicht nur nach logischen Gesichtspunkten sondern hat eben auch eine evolutionäre Geschichte hinter sich. Während dieser entstanden Systeme zur Modulation von Wahrnehmen, Denken, Entscheiden und Handeln unter verschiedenen Randbedingungen wie beispielsweise akuter Gefahr oder positiven Erlebnissen. Seit geraumer Zeit ist bekannt, dass positive bzw. negative Emotionen im Gehirn von unterschiedlichen Systemen repräsentiert und verarbeitet werden. Diese Systeme mit ihren weitgehend automatisch ablaufenden Routinen weisen jeweils andere Systemeigenschaften auf. Ihre Aktivität wird zudem nicht einfach linear miteinander verrechnet, weswegen es deutliche systematische Abweichungen des menschlichen Verhaltens von demjenigen Verhalten gibt, das man bei rein logischem Vorgehen erwarten würde (14). Diese Systeme *reagieren* nicht nur auf entsprechende Erlebnisse (im Nachhinein), sie *antizipieren* auch die Konsequenzen künftiger Erlebnisse und helfen uns dabei, zwischen alternativen Verhaltensweisen zu unterscheiden. Auch beim Einkaufen ist dies offenbar der Fall.

Ein Letztes: Es gehört heute schon fast zum guten Ton, potenzielle Kunden in den Scanner zu legen, um dadurch die Bewertungen von Produkten zu untersuchen: Neuromarketing heißt das Zauberwort. So kann man im Lancet-Heft vom 17. Januar 2007 nachlesen, dass die während des Endspiels der nationalen Baseball Liga gezeigten Werbeblöcke freiwilligen Versuchspersonen im

Scanner gezeigt wurden, um ihre emotionalen Reaktion auf die Werbespots zu testen. Die von Coca-Cola und Bud-light hätten gut abgeschnitten, die von Honda oder Sprint nicht so gut. Hierzu bemerkt das medizinische Fachblatt vielleicht nicht ganz zu Unrecht: „Aber der Zyniker in mir fragt sich, ob die Hilfe für multinationale Konzerne beim Verkauf von zuckrigen Getränken und Junk-Food wirklich eine gute Art darstellt, die wertvolle Scanner-Zeit zu verbrauchen, insbesondere zumal die Maschinen im Besitz von akademischen Institutionen sind. Wäre es nicht besser, diese MRI-Maschinen zu verwenden, um Krankheiten bei Patienten zu diagnostizieren?" (3, S. 551).

Literatur

1. Abler B, Walter H, Erk S, Kammerer H, Spitzer M. Prediction error as a linear function of reward probability is coded in human nucleus accumbens. Neuroimage 2006; 31 (2): 790–5.
2. Brosnan SF, de Waal FBM. Monkeys reject unequal pay. Nature 2003; 425: 297–9.
3. Butcher J. Buying in on the brain. The Lancet 2007; 369: 551.
4. Cohen M. Functional MRI: A phrenology for the 1990s. Journal of Magnetic Resonance Imaging 1996; 6: 273–4.
5. Dagher A. Shopping Centers in the brain. Neuron 2007; 53: 7–8.
6. Goetz SJ, Swaminathan H. Wal-Mart and Country-Wide Poverty. Social Science Quarterly 2006; 87: 211–26.
7. Gron G, Schul D, Bretschneider V, Wunderlich AP, Riepe MW. Alike performance during nonverbal episodic learning from diversely imprinted neural networks. Eur J Neurosci 2003; 18 (11): 3112–20.
8. Harford T. Ökonomics. München: Riemann 2006.
9. Hauser MD. The faculty of language: What is it, who has it, and how did it evolve? Science 2002; 298: 1569.
10. Knutson B, Rick S, Wimmer E, Prelec D, Loewenstein G. Neural predictors of purchases. Neuron 2007; 53: 147–56.
11. Kuhnen CM, Knutson B. The neural basis of financial risk taking. Neuron 2005; 47: 763–70.
12. Landsburg SE. The Armchair Economist. Economics and Everyday Life. New York: Free Press 1993.
13. Levitt SD, Dubner SJ. Freakonomics. London: Penguin 2006.
14. Spitzer M. Entscheiden. Nervenheilkunde 2006b; 25: 969–73.
15. Spitzer M. Geld. Nervenheilkunde 2007; 26: 119–24.

Geld macht einsam

Geld macht nicht glücklich. Geld verdirbt den Charakter. – So sagen die einen. Geld ist ein Werkzeug (man kann mit ihm allerlei anstellen) und es hat einen süchtig-machenden Aspekt, sagt eine Übersicht zur Psychologie des Geldes (7). Geld beruhigt, bringt Sicherheit, macht das Wirtschaften möglich, und viele Menschen streben danach, sagen die anderen (Abb. 1). Geld ist neben Tod und Sex eines der wenigen Tabu-Themen (5); man spricht nicht darüber.

Vielleicht hat es aus diesem Grunde so lange gedauert, bis sich die experimentelle Psychologie der Frage annahm, welche Auswirkungen der Gedanke an Geld hat.

Wie in einer ganzen Reihe von Studien aus der jüngeren Vergangenheit geht es hierbei um unbemerkte Einflüsse auf unser Seelenleben: Das Unbewusste hat Hochkonjunktur, so scheint es (8–14), und seit geraumer Zeit kann man mit ihm ganz einfach expe-

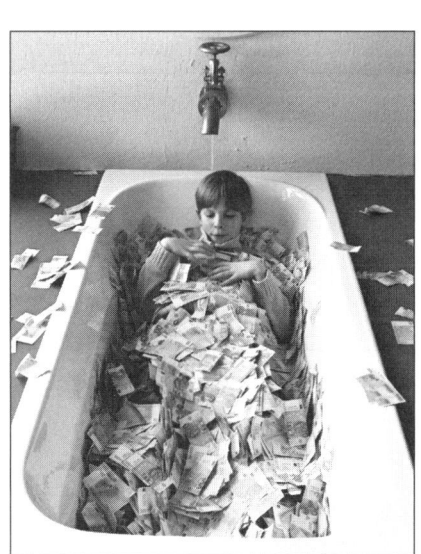

Abb. 1 Über Geld spricht man nicht, aber baden würde man schon gerne darin (Foto: „Mäuse, Money und Moneten" Eine Mitmachausstellung im Kindermuseum FEZ-Berlin).

rimentieren: Man bittet beispielsweise die Versuchspersonen, aus 4 von jeweils 5 angegebenen Wörtern einen Satz zu bilden, beispielsweise aus den Wörtern „kalt, es, Schreibtisch, draußen, ist" den Satz „es ist kalt draußen". Man muss hierzu schon etwas nachdenken, und genau dies bewirkt, dass die Bedeutungen der Wörter gleichsam Eingang in die Seele finden, ob man das will oder nicht. Enthalten nun die Hälfte der zu bildenden Sätze Wörter aus einem bestimmten Bedeutungshof, wird dieser aktiviert, ohne dass man es merkt (um dies zu erreichen, werden die entsprechenden Bedeutungen auch nur in der Hälfte der Sätze versteckt). Wird auf diese Weise die Bedeutung „alt" aktiviert, laufen die Leute langsamer, wird „Professor" aktiviert, antworten sie schlauer und wird „Bibliothek" aktiviert, sprechen sie leiser (1).

Mit prinzipiell der gleichen Methode (und einigen Abwandlungen) führten Kathleen Vohs und Mitarbeiter von der Abteilung für Marketing einer Management-Schule in Minneapolis, Minnesota, USA, insgesamt 9 Experimente zum Bedeutungshof und den Verhaltenskonsequenzen von Geld durch (15).

Im ersten Experiment mussten 52 Versuchspersonen eine geometrische Aufgabe lösen, bei der es in der Regel nach einigen Minuten des Probierens zu einer plötzlichen Einsicht kommt – oder nicht. Für diesen Fall befand sich ein „Helfer" im Raum, der ge-

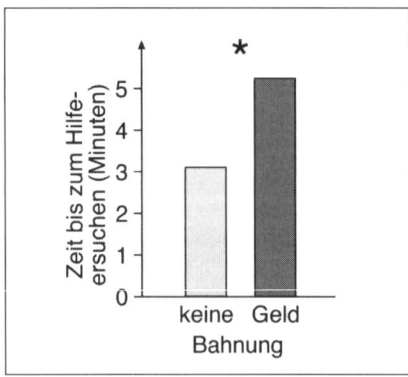

Abb. 2 Die Zeit bis zum Bitten um Hilfe bei der Lösung eines Problems war in der Kontrollgruppe mit 186 Sekunden deutlich kürzer als in der mit „Geld" gebahnten Gruppe (314 Sekunden; nach Daten aus 15, S. 1154).

fragt werden konnte – oder nicht. Gemessen wurde die Zeit in Minuten, bis zu der um Hilfe gefragt wurde; nach 10 Minuten wurde das Experiment beendet. Die Bahnung mit „Geld" führte zu einer signifikanten Verlängerung der Zeit bis zum Hilfesuchen ($p < 0{,}02$) von gut 3 auf gut 5 Minuten (Abb. 2). Dabei hatte die Bahnung weder zu einer Veränderung der Stimmung geführt noch war sie den Versuchspersonen bewusst.

Nun könnte es ja sein, dass „Geld" nicht „Reichtum", sondern „Armut" bahnt, dass also jemand durch „Geld" an dessen Abwesenheit in seinem speziellen Fall erinnert wird. Daher wurde Experiment 2 durchgeführt, bei dem 38 Versuchspersonen mit dem Vorlesen einer Geschichte (Tab. 1) gebahnt wurden.

Den Teilnehmern wurde gesagt, dass es sich um eine Studie über Kommunikationsstile handele, und dass sie den Text eines Studenten einer anderen Universität vor einer Videokamera vorle-

Tab. 1 Ausschnitte aus den Geschichten, die zur Bahnung von „Reichtum" und „Armut" verwendet wurden (15, Supporting Online Material, Appendix 1).

Reichtum	Armut
Ich komme aus einer sehr reichen Familie, so dass ich mir nie Sorgen über Geld machen musste. Ich wuchs in einem sehr schönen großen Haus auf, es gab ein Kindermädchen und mehrere Bedienstete. Meine Eltern redeten nie über Geld mit mir und kümmerten sich um die Finanzen, so dass ich nie groß über Geld nachdenken musste. Ich weiß, dass ich des familiären Reichtums wegen im Vergleich zum Durchschnitt mehr Chancen im Leben hatte. [...] Im Hinblick auf die Zukunft fühle ich mich beruhigt und sicher, denn ich weiß, dass ich mir keine finanziellen Sorgen machen muss.	Ich komme aus einer Familie mit wenig Geld. Ich wuchs in einem bescheidenen Haus auf und musste ein Zimmer mit einem meiner Geschwister teilen. Meine Familie kommt für gewöhnlich finanziell über die Runden, aber manchmal kommt es vor, dass sich meine Eltern recht heftig Sorgen machen, wie sie die Rechnungen bezahlen. Wegen unserer finanziellen Situation waren meine Chancen im Leben eingeschränkt. [...] Wenn ich über meine finanzielle Situation nachdenke, kommen wirklich Sorgen und unangenehme Ahnungen in mir hoch.

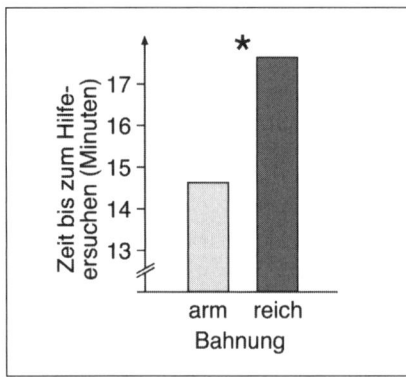

Abb. 3 Zeit bis zum Bitten um Hilfe beim Knobeln an einem unlösbaren Problem. Wer mit „Armut" vorgebahnt war, ersuchte früher um Hilfe (nach durchschnittlich 877 Sekunden) als die mit „Reichtum" vorgebahnten Versuchspersonen (1 058 Sekunden; nach Daten aus 15, S. 1155).

sen müssten, damit diese Stile später in standardisierter Form untersucht werden könnten. Danach wurde den Versuchspersonen eine geometrische Aufgabe gestellt, die nicht zu lösen war, an der sie also lange zu knobeln hatten. Keine der Versuchspersonen vermutete einen Zusammenhang zwischen beiden Aufgaben, wie die Nachbesprechung ergab. Wieder wurde die Zeit gemessen, bis um Hilfe ersucht wurde (maximal 20 Minuten, nach denen das Experiment abgebrochen wurde), und wieder zeigte sich ein signifikanter Effekt der Bahnung (Abb. 3): Wer mit „Reichtum" vorgebahnt war, bat im Mittel nach etwa 17,5 Minuten um Hilfe, während dies die mit „Armut" vorgebahnten Versuchspersonen schon nach etwa 14,5 Minuten taten ($p = 0,05$).

In Experiment 3 ging es nicht um das Ersuchen von Hilfe, sondern um das Helfen. Wer auf dem Geld sitzt (Abb. 4), der mag sich nicht so gerne um andere kümmern, er ist allein auf seinem „Turm", mag keinen und hat auch keinen Kontakt.

Zur Bahnung wurde die gleiche Prozedur verwendet wie in Experiment 1, das heißt die Leute mussten Sätze bilden, in denen es (in der Hälfte der Fälle) um Geld ging oder nicht. Danach erklärte die (den Teilnehmern unbekannte) Versuchsleiterin, dass sie eine Studentin im unteren Semester sei und Daten eingeben müsse. Jedes Datenblatt würde etwa 5 Minuten dauern. Die (insgesamt 44)

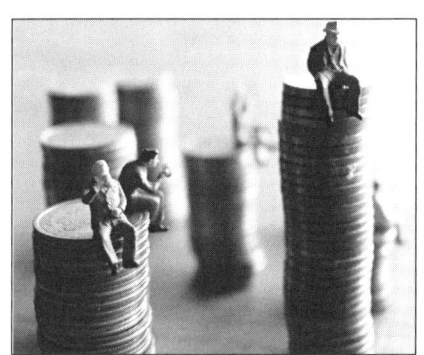

Abb. 4 Auf dem Geld sitzen – zu besichtigen in der Geldausstellung des Kindermuseums FEZ zu Berlin (Foto: Stefan Ostermeyer, FEZ-Berlin).

Versuchspersonen wurden allein gelassen und sie konnten angeben, wie viele Datenblätter sie zur Unterstützung der „Studentin" eingeben würden (Abb. 5). Wieder zeigte sich ein signifikanter (p < 0,05) Bahnungseffekt dahingehend, dass die mit „Geld" gebahnten Versuchspersonen weniger hilfsbereit waren als die nicht gebahnten Versuchspersonen.

In Experiment 4 ging es dann um die Frage, ob auch tatsächliche Hilfe (und nicht nur die Frage nach der Hilfsbereitschaft in

Abb. 5 Freiwillig angebotene Hilfe beim Kodieren von Daten, umgerechnet in Minuten (5 Minuten pro Datenblatt, nach 15, S. 1155). Wer mit „Geld" vorgebahnt war, war zu weniger Hilfe für eine junge Studentin bereit (nur im Mittel 5,1 Datenblätter entsprechend 25,5 Minuten) als nicht gebahnte Versuchspersonen, die im Mittel bereit waren, 8,47 Datenblätter auszufüllen (entsprechend 42,5 Minuten Hilfe).

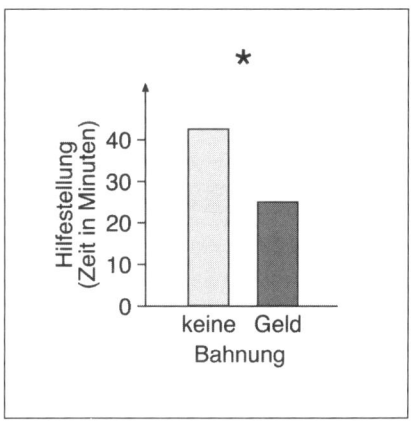

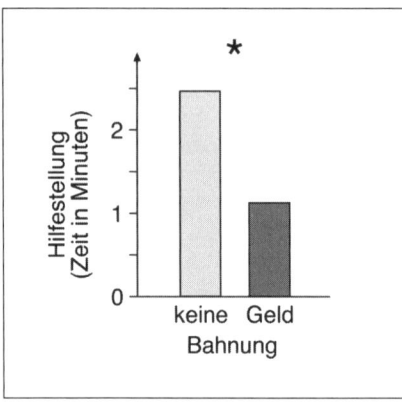

Abb. 6 Mit „Geld" gebahnte Versuchspersonen verbringen weniger als die Hälfte der Zeit mit Helfen, verglichen mit ungebahnten Versuchspersonen (nach Daten aus 15, S. 1155).

Zukunft) durch die Bahnung mit Geld zu beeinflussen ist. Daher mussten die Versuchspersonen nach der Bahnung (wie Experiment 1) eine Reihe von Fragebögen ausfüllen. Dann kam der Versuchsleiter mit einer anderen Person (die nicht wusste, ob die Versuchsperson gebahnt war oder nicht) herein, die als Student vorgestellt wurde und die (vorgeblich wegen Raummangels) ebenfalls in dem Raum Aufgaben lösen musste. Nach einer Minute stiller Arbeit bat diese Person dann die Versuchsperson, ihr zu helfen und die Aufgabe zu erklären. Gemessen wurde die Zeit, die die Versuchsperson mit dem Helfen zubrachte (Abb. 6). Sie war nach Bahnung mit „Geld" signifikant ($p < 0{,}04$) kürzer.

Nun könnte man ja argumentieren, dass die Hilfe schwierig war und dass die Versuchspersonen aus diesem Grunde ihre Hilfe verweigerten. Daher wurde in Experiment 5 eine ganz einfache Form der Hilfestellung an 36 Probanden untersucht. Zunächst spielten die Versuchspersonen mit einer anderen Person für 7 Minuten Monopoly. Dann wurde das Spiel abgeräumt, entweder völlig (Kontrollbedingung) oder bis auf 4 000 Dollar Spielgeld (Bedingung „reich") bzw. 200 Dollar Spielgeld (Bedingung „arm"). Die Versuchspersonen sahen dieses Geld und sollten sich ein Leben damit (bzw. ihre Pläne für den morgigen Tag in der Kontrollbedin-

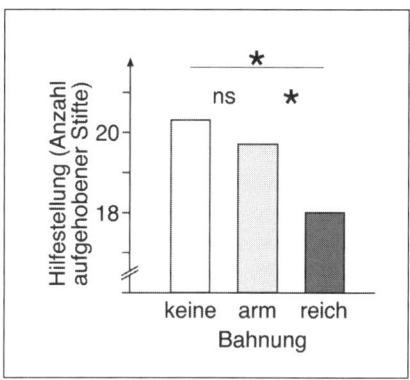

Abb. 7 Mit „viel Geld" gebahnte Probanden heben signifikant (p < 0,02) weniger Bleistifte auf als mit „wenig Geld" gebahnte oder nicht gebahnte Versuchspersonen. Die Bleistifte waren einer anderen Person heruntergefallen, die beide Hände voll hatte und sie daher nicht selber aufheben konnte (nach Daten aus 15, S. 1155).

gung) vorstellen. Dann kam eine andere Person herein, die Akten sowie eine Schachtel mit Bleistiften schleppte und die Bleistifte (insgesamt 27) genau vor der Versuchsperson „ungeschickterweise" auf den Boden fallen ließ. Gemessen wurde die Anzahl der Bleistifte, welche die Versuchsperson aufhob (Abb. 7).

Im nächsten Experiment an 44 Probanden wurde wieder die Bahnungsprozedur aus Experiment 1 verwendet. Die Versuchspersonen mussten danach eine Reihe von Fragebögen ausfüllen und wurden wieder entlassen. Beiläufig wurde erwähnt, dass im Nebenraum für die Studentenschaft der Universität gesammelt würde und gemessen wurde die Höhe der Spende (Abb. 8).

Nur die Fantasie der Experimentalpsychologen begrenzt die Menge möglicher Experimente. Im vorliegenden Fall hatten sie ganz offensichtlich ihren Spaß! Das 7. Experiment verwendete einen Bildschirmschoner als Bahnungsreiz, der plötzlich während der Arbeit an computerisierten Fragebögen auf der Mattscheibe zu sehen war: Entweder schwammen Fische oder Banknoten unter Wasser (oder es gab nur einen dunklen Bildschirm). Dann wurde den 36 Versuchspersonen gesagt, dass sie ein Gespräch mit einem anderen Studenten zum Zweck des Kennenlernens führen würden, und es wurden ihnen 2 Stühle gegeben, die sie aufstellen sollten. Gemessen wurde der Abstand der Stühle in Zentimetern (Abb. 9).

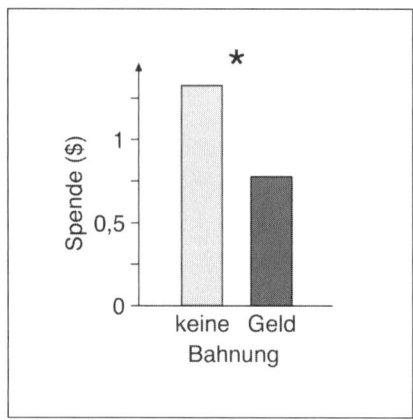

Abb. 8 Mit „Geld" gebahnte Versuchspersonen spenden signifikant ($p < 0.05$) weniger als nicht gebahnte Versuchspersonen (nach Daten aus 15, S. 1155).

Im nächsten Experiment saßen 61 Probanden zunächst an einem Schreibtisch und hatten Fragebögen auszufüllen, wobei ihnen gegenüber an der Wand ein großes Poster hing, auf dem entweder Geldscheine, eine Landschaft oder Blumen zu sehen waren. Die Bahnung erfolgte also durch das beiläufige Betrachten entsprechender Bilder und war den Probanden (wie die Nachbefragung

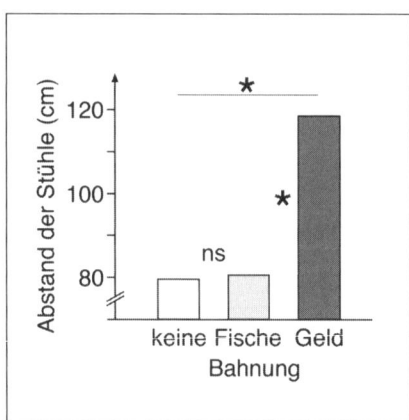

Abb. 9 Mit „Geld" gebahnte Versuchspersonen stellen 2 Stühle für ein Gespräch signifikant ($p < 0.05$) entfernter voneinander auf als mit „Fische" oder gar nicht gebahnte Probanden (nach Daten aus 15, S. 1156).

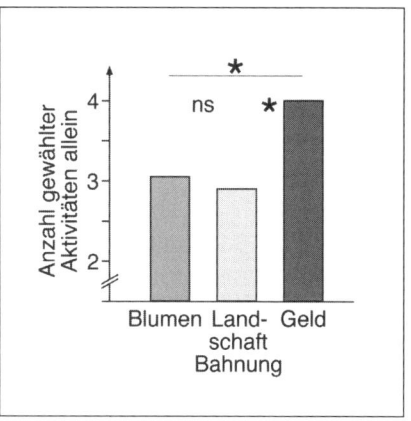

Abb. 10 Mit „Geld" gebahnte Versuchspersonen verbringen ihre Freizeit lieber alleine, das heißt sie wählen signifikant mehr nur allein zu vollbringende Freizeitaktivitäten aus. Die Unterschiede sind jeweils auf dem 5 %-Niveau signifikant (nach Daten aus 15, S. 1156).

ergab) nicht bewusst. Der letzte Fragebogen beinhaltete 9 Fragen, bei denen jeweils zwischen 2 Freizeitaktivitäten zu wählen war, wobei man die eine nur alleine machen konnte (z. B. 4 Stunden Einzelunterricht im Kochen), die andere eine Gemeinschaftsaktivität war (z. B. ein Abendessen für 4 Personen). Die mit Geld gebahnten Probanden bevorzugten hierbei eher die allein durchzuführenden Freizeitaktivitäten (Abb. 10).

Im letzten Experiment schließlich wurde getestet, ob diese Tendenz zum Alleinsein auch auf die Arbeit zutrifft. Nach der Bahnungsprozedur (mit den Bildschirmschonern wie in Experiment 7) wurden die 37 Probanden gefragt, ob sie die Aufgabe der Entwicklung einer bestimmten Produktwerbung lieber alleine oder zusammen mit einem anderen Studenten durchführen würden. Das Ergebnis war überdeutlich (Abb. 11): Wer mit „Geld" gebahnt war, wollte allein arbeiten, wer hingegen Fische oder einen leeren Bildschirm sah, zog die Gemeinschaft vor.

Fassen wir zusammen: Denkt man an Geld, ist man weniger hilfsbereit und ersucht andere weniger um Hilfe, distanziert sich eher von anderen und ist lieber alleine. Geld aktualisiert Gedanken des Sich-selbst-genug-Seins und Gedanken an Geld reichen schon aus, um Menschen in einen individualistischen (um nicht zu sa-

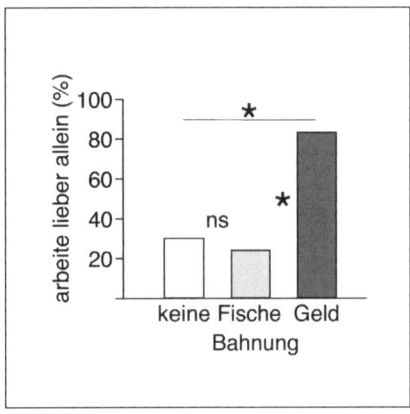

Abb. 11 Mit „Geld" ge-
bahnte Versuchspersonen
wollten zu über 80 % allein
arbeiten, die Probanden in
den beiden Kontrollbedin-
gungen hingegen nur zu 25
bzw. 31 % (p < 0,01; nach
Daten aus 15, S. 1156).

gen: selbstbezogenen, egoistischen) gedanklichen Bezugsrahmen
zu bringen (3).

Die Daten passen zu einer zwischen 1996 und 2000 durchgeführten Studie zu Lebenszielen an 1854 Studenten aus 15 Ländern
(6): Die Ziele lassen sich statistisch auf Dimensionen – intrinsisch
versus extrinsisch einerseits und spirituell versus physikalisch/ma-
teriell andererseits – reduzieren. Sie spannen damit eine Ebene auf,
auf der sich die Werte „Gemeinschaft" und „finanzieller Erfolg" *an
entgegengesetzten Orten* finden (Abb. 12). Oder anders ausgedrückt: Im Hinblick auf die menschliche Psychologie verhalten
sich Geld und Gemeinschaft wie Sauerkraut und Vanillesoße.

Zudem werden diese Daten durch eine Studie ergänzt, in deren
Rahmen gezeigt werden konnte, dass Geld und Nahrung einen
ähnlichen belohnenden Charakter haben und teilweise konvertibel
sind: Wer Hunger hat, ist geiziger; und wer sich vorstellt, gerade
das große Geld im Lotto gewonnen zu haben, isst vergleichsweise
mehr Schokolade (2).

Früher gab es keine stündlichen Börsennachrichten im Radio;
man hörte gelegentlich eine Registrierkasse klingeln (Abb. 13),
aber insgesamt war Geld in der Wahrnehmung viel weniger prä-
sent als heute. Vor allem wurde viel weniger über Geld, Kapital und

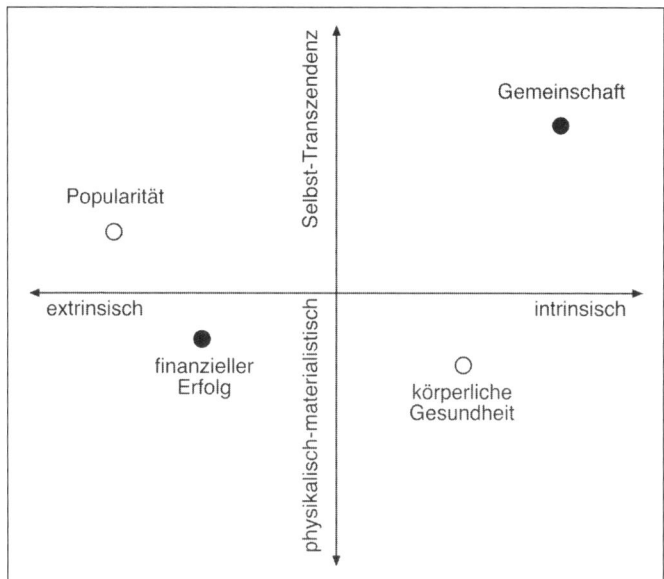

Abb. 12 Zweidimensionale Darstellung von 4 beispielhaft ausgewählten Zielen aus der Studie von Grouzet (6, S. 808). Die Ziele der Gemeinschaft und des finanziellen Erfolgs liegen diametral entgegengesetzt. 2 weitere Ziele dienen zur Verdeutlichung der „Wertelandschaft".

Wirtschaft geredet als heute. Waren die Menschen vielleicht aus *diesem* Grunde hilfsbereiter als heute, wo man das Video-Handy zückt, wenn Not am Mann ist, statt zu helfen? Weniger einsam scheinen sie früher auf jeden Fall gewesen sein. Man lebte miteinander, nicht nebeneinander. Und man aß weniger!

Die in den Experimenten beschriebenen Auswirkungen des unbemerkten Denkens an Geld sind nicht gering, die Effektstärken sind vielmehr deutlich. Über ihre gesamtgesellschaftlichen Auswirkungen kann man nur Vermutungen anstellen. Darüber nachdenken sollte man, denn durch Bewusstmachen kann man unbemerkte Bahnungseffekte verhindern. Im Falle des Geldes wäre dies wünschenswert!

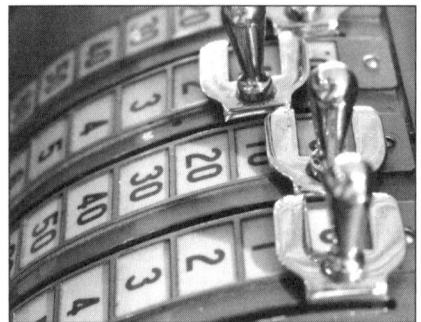

Abb. 13 Registrierkassen wurden im vorletzten Jahrhundert von James Ritty als Antidot gegen korrupte Verkäufer erfunden und ihr Klingeln wurde bald zu einem der bekanntesten Klänge der Welt (4; Foto: Stefan Ostermeyer, FEZ-Berlin).

Literatur

1. Bargh JA, Chen M, Burrows L. Automaticity of Social Behavior: Direct effects of trait construct and stereotype activation on action. Journal of Personality and Social Psychology 1996; 71: 230–44.
2. Briers B, Pandelaere M, Dewitte S, Warlop L. Hungry for money: The desire for caloric resources increases the desire for financial resources and vice versa. Psychological Science 2006; 17: 939–43.
3. Burgoyne CB, Lea SEG. Money is material. Science 2006; 314: 1091–2.
4. Collins P. The sweet sound of profit. New Scientist 2006; 2552: 54.
5. Furnham A, Argyle M. The Psychology of Money. London, New York: Routledge 1998.
6. Grouzet FME, Kasser T, Ahuvia A, Dols JMF, Kim Y, Lau S, Ryan RM, Saunders S, Schmuck P, Sheldon KM. The structure of Goal Contents across 15 cultures. Journal of Personality and Social Psychology 2005; 89: 800–16.
7. Lea SEG, Webley P. Money as a tool, money as a drug: The biological psychology of a strong incentive. Behavioral and Brain Sciences 2006; 29: 161–209.
8. Spitzer M. Das neue Unbewusste. Nervenheilkunde 2006; 25: 615–22.
9. Spitzer M. Das neue Unbewusste (II). Nervenheilkunde 2006; 25: 701–8.
10. Spitzer M. Entscheiden. Nervenheilkunde 2006; 25: 969–73.
11. Spitzer M. Namen- nichts als Schall und Rauch? Nervenheilkunde 2006; 25: 677–9.
12. Spitzer M. Musik, Wein und Bahnungseffekte. Nervenheilkunde 2006; 25: 1062–4.
13. Spitzer M. Liebesbriefe. Nervenheilkunde 2007; 26: 9–12.
14. Spitzer M. Unbewusste Logik. Nervenheilkunde 2007; 26: 79–82.
15. Vohs KD, Mead NL, Goode MR. The psychological consequences of money. Science 2006; 314: 1154–6.

Die Qual der Wahl

Ganz gleich, was Sie einkaufen wollen – einen Bleistift, Tomaten, einen Pullover oder ein Auto – je mehr Produkte der jeweiligen Art zur Auswahl stehen, desto eher finden Sie eines, das genau Ihren Ansprüchen genügt. Es ist seit Langem bekannt, dass Motivation und Wahlmöglichkeiten positiv zusammen hängen. In einem typischen Experiment lässt man beispielsweise Versuchspersonen entweder unter 5 oder 6 Möglichkeiten auswählen, was sie machen können oder man schreibt ihnen eine Tätigkeit vor. Man findet dann, dass sie motivierter und besser arbeiten, wenn sie zuvor die Wahl hatten (13). Selbst dann, wenn die Versuchspersonen nur meinen, dass sie die Auswahl haben, ohne dass dies tatsächlich der Fall ist, erhöht sich Motivation und Effektivität der Arbeit (5, 6).

Zunächst sieht es also so aus, als sei der Zusammenhang zwischen der Anzahl unterschiedlicher Produkte, die man kaufen kann, und der Kaufentscheidung ganz einfach. Wäre dies der einzige Gesichtspunkt, der über das Einkaufen entscheidet, dann wären die Dinge einfach: Je größer die Auswahl, desto größer die Wahrscheinlichkeit, dass man etwas kauft.

Dem ist nicht so. So hat beispielsweise die Firma Procter & Gamble einen 10%igen *Anstieg* des Verkaufs ihres Shampoos „Head and Shoulders" verzeichnet, nachdem sie die Anzahl der unterschiedlichen Sorten von 26 auf 15 *vermindert* hatte (1, 2). Schon vor einigen Jahren wurden Experimente publiziert, in denen die Versuchspersonen entweder unter wenigen oder unter vielen Möglichkeiten wählen konnten. Sie zeigten, dass Versuchspersonen die größere Auswahlmöglichkeit zwar lieber mögen als die kleine, jedoch bei kleiner Auswahl mehr kaufen und zufriedener mit ihrem Kauf waren (2).

So wurde im Rahmen einer Feldstudie an 2 aufeinander folgenden Samstagen für jeweils 5 Stunden in einem Supermarkt ein Stand zum Probieren von Marmelade eingerichtet. Dort standen entweder 6 verschiedene Sorten zur Auswahl, am anderen Tag 24 unterschiedliche Sorten. Insgesamt liefen am Stand 502 Kunden (etwa zwei Drittel weiblich) vorbei, wobei 60% bei großer Auswahl aber nur 40% bei kleiner Auswahl anhielten. Der (mit p < 0,001) hoch signifikante Unterschied zeigt also, dass die Leute eine große Auswahl lieber mögen als eine kleine. Interessanterweise haben sie aber nicht mehr Marmeladensorten probiert, sondern bei großer Auswahl im Mittel 1,5 Sorten, bei kleiner knapp 1,4 Sorten (p mit 0,83 nicht signifikant). Die Kunden erhielten dann noch einen Gutschein, mit dem sie Marmelade um einen Dollar günstiger einkaufen konnten. Dies taten 30% der Kunden bei kleiner Auswahl, jedoch nur 3% der Kunden bei großer Auswahl, ein (mit p < 0,0001) hoch signifikanter Unterschied. „Diese Befunde sind bemerkenswert", beginnen die Autoren ihre Diskussion mit Recht (2).

Um auszuschließen, dass das Ergebnis auf Zeitmangel beim Einkaufen oder auf andere Unterschiede (die Autoren zählen von Marmelade bis Motivation so ziemlich alles auf, was man sich auch nur entfernt ausdenken kann) zurückzuführen ist, wurde ein zweites Experiment durchgeführt. Hierbei hatten 197 Studenten der Sozialpsychologie (116 Frauen, 81 Männer) die Gelegenheit, ihre Examensnote aufzubessern, indem sie einen zweiseitigen Essay schrieben, wobei sie das Thema entweder unter 6 Themen oder unter 30 Themen auswählen konnten. Es zeigte sich, dass bei kleiner Auswahl mehr Studenten (74%) diese Chance der Notenverbesserung nutzen als bei großer Auswahl (60%; p < 0,05) und dass die Essays bei kleiner Auswahl sowohl formal (Rechtschreibfehler, Kommasetzung) als auch inhaltlich (durch jeweils 2 Beurteiler mit guter Übereinstimmung bewertet) besser waren als bei großer Auswahl. Eine größere Auswahl führt also nicht notwendig zu einer höheren Motivation (weil man genau „sein" Thema findet), sondern mindert vielmehr die Motivation.

Warum ist dies so? – Die Autoren diskutieren verschiedene Theorien, kommen dabei jedoch zu dem Schluss, dass sich aufgrund der beiden Experimente nicht entscheiden lässt, ob eine kleine Auswahl die Motivation erhöht oder eine große Auswahl die Motivation vermindert. Daher führten sie ein weiteres Experiment durch, bei dem es auch eine Bedingung ohne jegliche Auswahl gab. In diesem Experiment mussten insgesamt 134 Studenten, die alle gerne Schokolade aßen (wie ein aufwändiger Screening-Prozess ergab), entweder unter wenigen (6) oder unter vielen (30) Schokoladensorten auswählen, welche sie gerne probieren würden. Dann konnten sie diese Schokolade auch probieren. Die Probanden in der Kontrollgruppe (keine Auswahl) bekamen einfach eine Schokolade zum Probieren zugewiesen. In beiden Gruppen mit Auswahl waren die Versuchspersonen hinterher mit ihrer verkosteten Schokolade zufriedener als die Probanden der Kontrollgruppe (Auswahl an sich ist also positiv), bei kleiner Auswahl war die Zufriedenheit jedoch größer als bei großer. Nach dem Experiment hatten die Versuchspersonen noch die Wahl zwischen entweder 5 Dollar oder einem Kasten Schokolade, von dem explizit gesagt wurde, dass er ebenfalls 5 Dollar wert sei. 10 % der Versuchspersonen der Kontrollgruppe und 12 % der Versuchspersonen in der Gruppe mit der großen Auswahl entschieden sich für die Schokolade. In der Gruppe mit der kleinen Auswahl waren es dagegen 48 %, ein (mit $p < 0,0001$) hoch signifikanter Unterschied.

Ist also eine große Auswahl grundsätzlich schlechter als eine kleine? Eine solche Datenlage schreit danach, dass man sie einmal genauer untersucht. Genau dies taten Shah und Wolford (8) mit einem einfachen Experiment bei 100 Studenten, die mitmachten, ohne überhaupt zu bemerken, dass sie an einem Experiment teilnahmen. Es ging um die Bewertung von Kugelschreibern. Die Versuchsleiter kauften 20 verschiedene Kugelschreiber, von jeder Sorte 2 Dutzend. Es handelte sich um Kugelschreiber mit schwarzer Mine, die zwischen 1,89 und 2,39 Dollar kosteten, also preislich recht ähnlich waren, sich aber doch deutlich in ihrer Mechanik, ihrem Aussehen und dem Schreibgefühl unterschieden. In einem Verbindungskorridor zwischen 2 Universitätsbüchereien wurde dann ein Tisch aufgestellt, auf dem die Kulis gezeigt wurden. Die Studenten wurden gebeten, dem psychologischen Institut bei der Auswahl neuer Kugelschreiber zu helfen, von denen demnächst einige Hundert eingekauft werden sollten. Hierbei wurde die Anzahl der Kugelschreiber auf dem Tisch von 2 bis 20 in Zweierschritten parametrisch variiert.

In einem Vorversuch hatten 20 Studenten die Kugelschreiber bereits auf einer Skala von 1 („mag ich gar nicht") bis 10 („mag ich sehr") eingeschätzt. Hierbei wurden ihnen die Kugelschreiber in zufälliger Reihenfolge und insgesamt 2-mal gezeigt. Anhand dieser Einschätzungen wurde eine Rangfolge der Kugelschreiber aufgestellt, vom Erwünschtesten bis zum Unerwünschtesten. Diese Rangfolge wurde dann benutzt, um die Kulis zur jeweiligen Präsentation auszuwählen. Bestand die Auswahl aus nur 2 Kugelschreibern, so wurde der auf der Rangliste beste sowie der auf der Rangliste auf Platz 10 stehende Kugelschreiber als Auswahl gezeigt. Die Studenten hatten in diesem Fall also die Wahl, welchen von beiden sie zum Einkauf empfehlen würden. Standen 4 Kugelschreiber zur Auswahl, so wurden diese beiden verwendet und zusätzlich noch 2 weitere, von denen einer eher oben auf der Liste und der zweite eher unten auf der Rangfolgenliste stand. Auf diese Weise wurde jede Versuchsperson zunächst gefragt, welchen Kugelschreiber sie am liebsten mag. Danach wurde noch eine Kaufentscheidung experimentell wie folgt herbeigeführt: Man sagte den Versuchspersonen, dass alle zur Auswahl stehenden Kulis etwa 2 Dollar kosten würden, und dass sie irgendeinen der Kulis auf dem Tisch jedoch heute aus Dank für die Unterstützung bei der Auswahl von Kulis für nur einen Dollar kaufen könnten. Vermerkt wurde dann (als die hauptsächliche abhängige Variable), ob die jeweilige Versuchsperson einen Kuli kaufte oder nicht.

Das Ergebnis der Untersuchung ist in Abbildung 1 dargestellt. Wie man deutlich sieht, zeigt sich ein umgekehrt U-förmiger Zusammenhang zwischen der Anzahl der Auswahlmöglichkeiten einerseits und der jeweiligen Häufigkeit des Einkaufs eines Kulis andererseits. Die Daten zeigen also vor allem einen quadratischen Trend (das heißt, den genannten umgekehrt U-förmigen mit p = 0,008 hochsignifikanten Zusammenhang), als auch einen kleinen negativen linearen Trend (p = 0,019). Die Daten konnten daher die eingangs berichteten Ergebnisse replizieren, denen zufolge eine kleine Auswahl eher zum Kauf motiviert als eine große. Bei 20 Wahlmöglichkeiten wurde etwa 20 % weniger gekauft als bei 6. Das Bedeutsame der Studie ist aber, dass sie erstmals gezeigt hat,

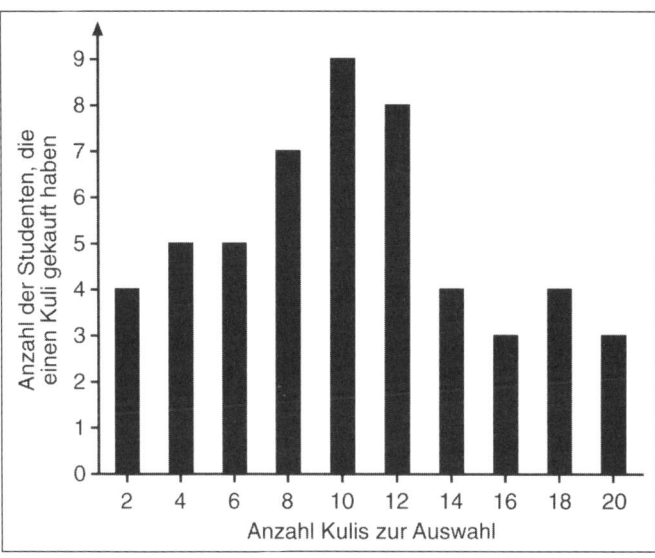

Abb. 1 Häufigkeit des Einkaufs eines Kulis (Anzahl der Käufer in den jeweiligen Gruppen von 10 Studenten) in Abhängigkeit von der Anzahl der Auswahlmöglichkeiten (nach 8).

dass es ein Optimum an Auswahlmöglichkeiten gibt, im vorliegenden Fall 10.

Warum ist dies so? – Offensichtlich gibt es zusätzlich zur größeren Chance, dass genau das richtige Produkt zur Auswahl steht, weitere Gesichtspunkte, die den Nutzen einer vergrößerten Auswahl verringern. Wer schon einmal (wie der Autor vor nahezu 20 Jahren) in einem amerikanischen Supermarkt vor einem riesengroßen Regal stand, um einen Liter Milch zu kaufen und unter Hunderten von unterschiedlichen Produkten auszuwählen hatte, der versteht genau, warum mancher hier frustriert wegläuft, ohne auch nur einen Tropfen Milch: Wer die Wahl hat, hat die Qual und diese Qual kann sprichwörtlich unerträglich werden, wenn die Auswahl groß ist und kompliziert wird. Dass wir Menschen nur sehr beschränkt in der Lage sind, viele Gesichtspunkte bewusst zu verarbeiten, um dann die richtige Entscheidung zu fällen, ist mittlerweile ja experimentell gut nachgewiesen (9–12). Wahl bedeutet also in der Tat Qual! Zusätzlich zu dieser größeren Denkanstrengung besteht auch bei vermehrter Wahlmöglichkeit eine größere Wahrscheinlichkeit, dass 2 Produkte sehr ähnlich bewertet werden. Hierdurch stehen sie dann miteinander in Konkurrenz, wobei es dann dem potenziellen Käufer ganz offensichtlich so ähnlich gehen kann wie dem Esel zwischen den beiden Heuhaufen: Er kann sich nicht entscheiden und verhungert.

Es ist nicht anzunehmen, dass aus dem Experiment folgt, dass die Anzahl 10 eine feste Größe ist, die man jeder Firma an die Hand geben kann, um ihr zu sagen, wie viele verschiedene Produkte sie auf den Markt bringen soll, um den Verkaufserfolg zu maximieren. Je nachdem, worum es geht (ein Liter Milch, ein Auto) mag der Verbraucher in unterschiedlichem Ausmaß bereit sein, seine Denkanstrengungen zur Auswahl einzusetzen. Die Kurve mag also bei Autos einen Höhepunkt weiter rechts und bei Milch einen Höhepunkt weiter links haben. Dies ist allerdings bislang nicht mehr als bloße Vermutung, denn es gibt hierzu keine Untersuchungen. Allein die Tatsache jedoch, dass ein kurvenlinearer Zusammenhang der genannten Art festgestellt wurde, eröffnet der Marktforschung ein ganz neues Arbeitsgebiet: Für jedes Produkt oder zumindest für jede Produktklasse gilt es nun, das Maximum der Kurve zu ermitteln. Generationen von psychologischen Marktforschern dürften hierdurch Arbeit und Brot finden.

Literatur

1. Goldstein N. Inside influence report: Is your company offering too much? When more is less. In Cibbarelli C, Gordon B (Hg): Influence at work. www.insideinfluence.com/year03/08/MoreisLess/
2. Iyengar SS, Lepper MR. When choice is demotivating: Can one desire too much of a good thing? Journal of Personal and Social Psychology 2000; 79: 995–1006.
3. Iyengar SS, Jiang W, Huberman G. How much choice is too much?: Contributions to 401(k) retirement plans. In: Mitchell OS, Utkus S (Hg): Pension

design and structure: New lessons from behavioral finance. Oxford, UK: Oxford University Press 2004, 83–95.

4. Iyengar SS, Wells RE, Schwartz B. Doing better but feeling worse: Looking fort he „best" job undermines satisfaction. Psychological Science 2006; 17: 143–50.

5. Langer EJ. The illusion of control. Journal of Personality and Social Psychology 1975; 32: 311–28.

6. Lefcourt HM. The function of the illusions of control and freedom. American Psychologist 1973; 28: 417–25.

7. Schwartz B. Self-determination: The tyranny of freedom. American Psychologist 2000; 55: 79–88.

8. Shah AM, Wolford G. Buying behavior as a function of parametric variation of number of choices. Psychological Science 2007; 18: 369–70.

9. Spitzer M. Vom Sinn des Lebens. Nervenheilkunde 2006; 25: 513–20.

10. Spitzer M. Das neue Unbewusste. Nervenheilkunde 2006; 25: 615–22.

11. Spitzer M. Das neue Unbewusste II. Nervenheilkunde 2006; 25: 701–8.

12. Spitzer M. Entscheiden. Nervenheilkunde 2006; 25: 969–73.

13. Zuckerman M, Porac J, Lathin D, Smith R, Deci EL. On the importance of self-determination for intrinsically motivated behavior. Personality and Social Psychology Bulletin 1978, 4: 443–6.

Vom Geld zur Aktion

Unbewusste Motivation im Scanner

Menschen verhalten sich *energiegeladen* und *zielgerichtet*, solange man sie nur lässt. Sie reagieren auf Erlebnisse – ein Lächeln hier, reife Brombeeren dort – mit entsprechenden Aktionen, passen ihr Verhalten den erwarteten Belohnungen oder Bestrafungen an (7–11). Seit mehr als 100 Jahren gehört es dabei zum Repertoire psychologischer Denkweisen, dass solche Prozesse nicht nur bewusst ablaufen („ich will dies und das, also verhalte ich mich jetzt so und so"), sondern auch unbewusst, oder sagen wir besser: unbemerkt, um nicht zu viel theoretischen Ballast mit uns herumzuschleppen.

Obgleich die Psychologie und die Psychotherapie (insbesondere aus der Sicht des Laien) voll von Annahmen zu unbewussten Motiven sind, ist die objektive Datenlage hierzu bestenfalls als spärlich zu bezeichnen. Prozesse dieser Art werden im Allgemeinen erschlossen, oder besser gesagt, einfach angenommen, um dann damit bestimmte beobachtbare Phänomene zu erklären. Was aber geschieht wirklich? Welche neuronalen Mechanismen liegen unbewussten motivationalen Prozessen zugrunde? Lassen sie sich überhaupt wissenschaftlich untersuchen?

Eine Arbeit aus der Londoner Arbeitsgruppe um Chris Frith und Ray Dolan (6) zeigt, dass dies geht. Aufgrund ihrer methodischen Klarheit und der Bedeutung der Ergebnisse für psychiatrisch-psychotherapeutische Überlegungen sei diese Arbeit daher im Folgenden näher diskutiert.

Man weiß seit über 20 Jahren aus der experimentellen Psychologie (4) und seit knapp 10 Jahren aus funktionellen Bildgebungsstudien (3, 5), dass Bilder oder Wörter auch dann verarbeitet werden bzw. einen Effekt haben, wenn die Versuchsperson nichts von ihnen mitbekommt, also nicht merkt, dass sie beispielsweise überhaupt etwas sieht. Wir wissen – nicht zuletzt aufgrund eigener Untersuchungen (1, 2) – ebenfalls seit einigen Jahren, dass sich Geld als motivierender Faktor auch in fMRT-Studien gut eignet. Es lag

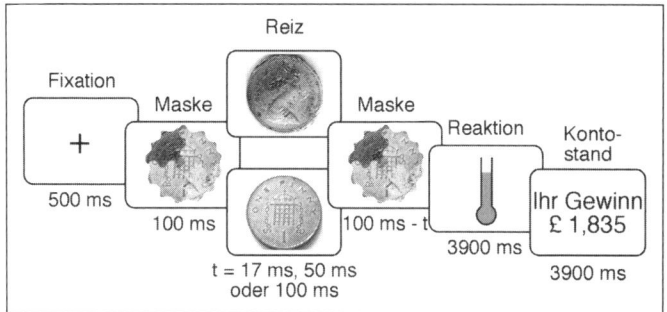

Abb. 1 Abfolge der während einer Aufgabe visuell dargebotenen Reize im Experiment zur unbemerkten (subliminalen) Motivation. Die Maske wird in solchen Experimenten verwendet, um Nachbilder auszuschließen, die trotz sehr kurzer Darbietungszeiten dazu führen können, dass die Versuchspersonen etwas sehen.

daher nahe, auch zur Untersuchung unbemerkter motivationaler Prozesse, Geld als Stimulus einzusetzen.

Man zeigte den insgesamt 18 Versuchspersonen (Durchschnittsalter etwa 25 Jahre, jeweils zur Hälfte Männer und Frauen) in zufälliger Reihenfolge entweder eine Ein-Pfund-Münze oder eine Ein-Penny-Münze. Dies geschah entweder lange genug (für 100 Millisekunden), sodass sie etwas sehen konnten, oder nur ganz kurz (für 17 oder 50 Millisekunden), sodass sie nichts sahen, wie man aus Vorversuchen bereits wusste (Abb. 1). Sie hatten die Aufgabe, einen Handgriff, der einen pneumatischen Zylinder enthielt, so fest wie möglich zusammen zu drücken. Sie sahen den von ihnen ausgeübten Druck auf dem Computerbildschirm, und es hing von diesem Druck ab, wie viel Geld sie als Belohnung für ihren Krafteinsatz erhielten: Diese Belohnung berechnete sich aus dem Produkt aus Kraft mal der zuvor gezeigten Geldeinheit.

Sahen die Versuchspersonen also einen Penny, dann wussten sie, dass sich festes Drücken nicht sehr lohnt, denn ihr Krafteinsatz würde ja nur mit einem Bruchteil des zuvor gesehenen Geldbetrages honoriert. Sahen sie dagegen eine Ein-Pfund-Münze, dann ging es beim Drücken um richtiges Geld. Das ganze Experiment war als 2 (Geld) mal 3 (Darbietungszeit)-Design angelegt, mit insgesamt 3 Durchgängen (von 13 Minuten Dauer), von denen jeder 90 Einzelaufgaben (jeweils 15 der 6 möglichen Kombinationen aus den beiden Geldstufen und den 3 Zeitstufen).

Die Versuchsperson sah zunächst ein Fixationskreuz für 500 Millisekunden, dann wurde für 100 eine Maske dargeboten (Abb. 1). Danach kam der kritische Reiz (Penny oder Pfund-Münze) für 17, 50 oder 100 Millisekunden und danach erneut die Maske für 83 oder 50 Millisekunden (keine Maske bei dem 100-ms-Durchgang).

Dann sah der Proband eine Art Thermometer, das seine Kraftanstrengung anzeigte und am Schluss sah der Proband, wie viel Geld er schon insgesamt „verdient" hatte. Die Versuchspersonen mussten davon ausgehen, dass es bei jeder Aufgabe um Geld ging. Am Ende des Versuchs wurde jedoch der Auszahlungsbetrag bei allen auf 30 Pfund „aufgerundet".

Die eingesetzte Kraft am Handgriff wurde 50-mal pro Sekunde gemessen und es wurden sowohl das Maximum als auch die Fläche unter der Kraft-Zeit-Kurve im 4-Sekunden-Intervall nach Stimulusdarbietung ermittelt.

Während nachfolgender struktureller Scans mussten die Probanden die Aufgabe nochmals durchführen, jedoch nicht drücken, sondern angeben, was sie gesehen hatten bzw. (wenn sie nichts gesehen hatten) sollten sie raten, welche Münze gezeigt worden war. Sie konnten sich für eine auf dem Bildschirm gezeigte Antwort entscheiden: „1 £ gesehen", „1 P gesehen", „1 £ geraten", „1 P geraten". Gemessen wurde jeweils, wie lange der Proband brauchte, um sich zu entscheiden und ob er die richtige Entscheidung getroffen hatte. Man konnte so anhand der Daten nachweisen, dass die Versuchspersonen in der 17-ms-Bedingung tatsächlich nichts gesehen und nur mit einer Zufallswahrscheinlichkeit geraten hatten (Abb. 2).

Neben der funktionellen Bildgebung erfolgte während der gesamten Versuchsdauer noch die Messung der Hautleitfähigkeit als Maß für emotionale Erregung. Man ging so vor, dass man die Differenz zwischen einem Ausgangswert (Mittelwert aus den ersten beiden Sekunden) und dem Höchstwert im 6-Sekunden-Intervall

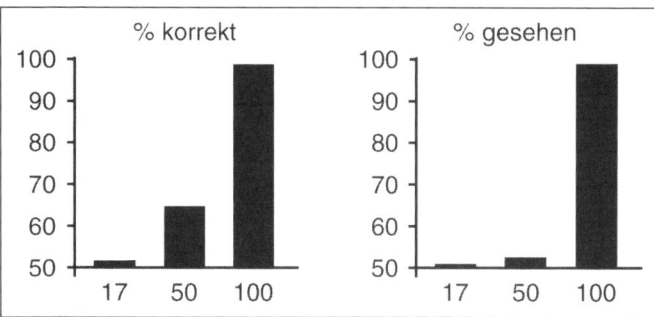

Abb. 2 Richtige Entscheidungen und gesehene Stimuli (in Prozent) in Abhängigkeit von der Darbietungszeit: Wurden die Münzen nur für 17 Millisekunden dargeboten, so wurden sie nicht gesehen und auch nicht überzufällig richtig geraten. Bei 100 Millisekunden Darbietungszeit wurde gesehen und entsprechend richtig geantwortet. Bei einer Darbietungszeit von 50 Millisekunden wurde zwar noch nichts gesehen, es wurde aber zum Teil überzufällig richtig geraten. Auch die Reaktionszeiten waren bei 17 und 50 Millisekunden nahezu gleich und insgesamt länger als bei 100 Millisekunden, also bei der Bedingung, in der man etwas sah.

(nach Stimulus) ermittelte und dies als Ausmaß der sympathischen Aktivierung durch die Aufgabe betrachtete.

Die fMRT Bilder wurden wie folgt ausgewertet: Zunächst wollte man wissen, wo sich der Unterschied in der Motivation durch die bewusst wahrgenommenen unterschiedlichen Geldbeträge zeigte. Man verglich also die Aktivierung in der 100-ms-Bedingung bei den Durchgängen mit einem Penny und einem Pfund. Hierbei zeigte sich das bereits bekannte Bild der Aktivierung des Belohnungssystems (unter anderem ventrales Striatum; Abb. 3).

Der Output des Nucleus accumbens geht zum Pallidum, das ebenfalls aktiviert wurde, was die Autoren als Hinweis auf den Handlungscharakter der Aufgabe (es wurde ja nicht gelernt, sondern motiviert gehandelt!) werten.

Eine zweite Analyse wurde so durchgeführt, dass man die produzierte Kraft als Regressor verwendet, das heißt, Areale sichtbar machte, deren Aktivierung mit der von den Versuchspersonen aufgewendeten Kraft einherging. Hierbei zeigten sich erwartungsge-

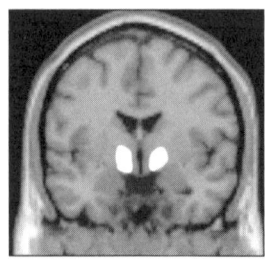

Abb. 3 Gehirnschnitt mit schematischer Darstellung der Aktivierung (weiß) von Nucleus accumbens und ventralem Pallidum.

mäß Aktivierungen in motorischen (M1) und supplementär-motorischen (SMA) Arealen. Es gab keine Überlappung zwischen diesen motorischen Arealen einerseits und den für Motivation zuständigen Arealen andererseits.

Interessant wurde nun die Analyse der „unbemerkten Motivation": Man verwendete hierzu die aus der Bedingung der bewussten Motivation schon bekannten Bereiche und bestimmte deren differenzielle Aktivierung (durch ein Pfund versus einen Penny) unter den Bedingungen 50 und 17 Millisekunden. Hierbei zeigte sich bei 17 Millisekunden kein Unterschied, bei 50 Millisekunden jedoch ein signifikanter Unterschied. Auch bei der Hautleitfähigkeit und bei der Kraft ergab sich ein gradueller Unterschied: Der Unterschied zwischen der Hautleitfähigkeit bei Aufgaben, in denen es um viel Geld ging versus Aufgaben, in denen es um wenig Geld ging war ebenfalls graduell und nahm von 17 ms über 50 ms bis 100 ms zu. Nicht anders die eingesetzte Kraft (Abb. 4). Während also die Schwelle zur bewussten Wahrnehmung zwischen 50 und 100 Millisekunden Darbietungszeit lag (Abb. 2), lag die Schwelle für Auswirkungen der Darbietung zwischen 17 und 50 Millisekunden.

Im Gegensatz zur Bewusstwerdung, die ein „Alles-oder-Nichts-Phänomen" darstellt und zwischen Reizdarbietungszeiten von 50 und 100 Millisekunden auftritt, sind die motivationalen Auswirkungen von Reizen graduell ausgeprägt: Ein kurzer Reiz macht wenig Motivation, ein längerer mehr und ein noch längerer noch mehr. Alternativ könnte es auch sein, dass die Schwelle für die Aus-

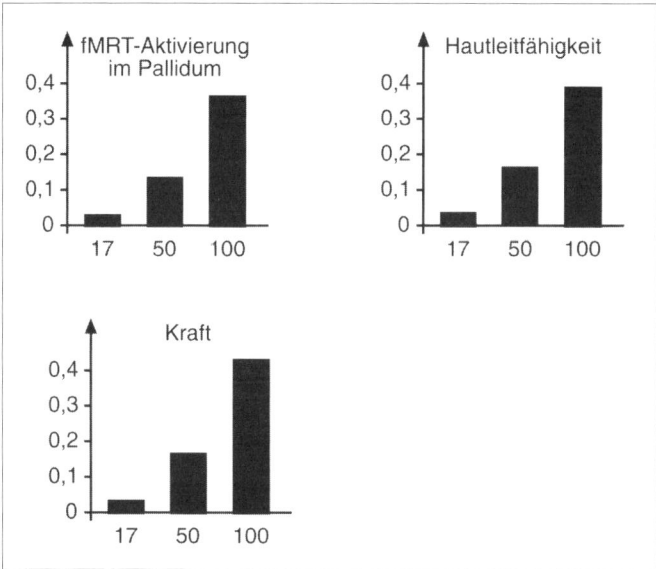

Abb. 4 Auswirkung der Unterschiede in der Motivation (Pfund minus Penny) auf die Aktivierung des Pallidum (links), die Hautleitfähigkeit (Mitte) und die eingesetzte Kraft (rechts) in Abhängigkeit von der Darbietungszeit des motivierenden Reizes, also der jeweiligen Münze. Man sieht deutlich die graduelle Zunahme des Effekts der Motivation.

wirkungen eines maskierten Reizes individuell verschieden ist und insgesamt niedriger liegt als für die Bewusstwerdung (aber auch einem „Alles-oder-Nichts-Gesetz folgt). Vor allem aber wurde gezeigt, dass die gleichen Areale, die für bewusste Motivation zuständig sind, in ihrer Aktivierung auch mit der unbewussten Motivation einhergehen. Das Unbewusste sitzt nicht irgendwo im Gehirn, sondern bedient sich der gleichen Strukturen wie das Bewusste, nur nicht mit der gleichen „Heftigkeit".

Literatur

1. Abler B, Walter H, Erk S. Neural correlates of frustration. Neuroreport 2005; 16: 669–72.
2. Abler B, Walter H, Erk S, Kammerer H, Spitzer M. Prediction error as a linear function of reward probability is coded in human nucleus accumbens. NeuroImage 2006; 31: 790–5.
3. Dehane S, Naccache L, Le Clech G, Koechlin E, Mueller M, Dehaene-Lambertz G, Van de Moortele P-F, Le Bihan D. Imaging unconscious semantic priming. Nature 1988; 395: 597–600.
4. Marcel A. Conscious and unconscious perception: An approach to the relations between phenomenal experience and perceptual processes. Cognitive Psychology 1983; 15: 238–300.
5. Morris JS, Āhman A, Dolan RJ. Conscious and unconscious emotional learning in the human amygdala. Nature 1998; 393: 467–70.
6. Pessiglione M, Schmidt L, Draganski B, Kalisch R, Lau H, Dolan R, Frith C. How the brain translates money into force: A neuroimaging study of subliminal motivation. Science 2007; 316: 904–6.
7. Spitzer M. Vertrauen in Norwegen, in zwei Scannern und im Nucleus Caudatus. Nervenheilkunde 2005; 24: 417–22.
8. Spitzer M. Bedingungen von Kooperation. Nervenheilkunde 2005; 24: 773–7.
9. Spitzer M. Bloß kein Risiko! Nervenheilkunde 2006; 25: 7–8.
10. Spitzer M. Risiko und Ungewissheit. Nervenheilkunde 2006; 25: 184–6.
11. Spitzer M. Entscheiden. Nervenheilkunde 2006; 25: 969–73.

Moral und Mord im Namen Gottes?

Zusammenhänge, deren Abwesenheit und Aufklärung

Als ich noch ein kleiner Junge war, fiel mir auf, dass mein Vater nie in die Kirche ging. Ich fragte ihn also eines Tages, ob er denn nicht an Gott glaube. „Nein", meinte er, er glaube nicht an Gott. Ich ließ nicht locker und in typischer Kindermanier fuhr ich fort: „Warum denn nicht?" Daraufhin erklärte mir mein Vater ganz ruhig Folgendes: Er sei ganz normal erzogen worden und der Kirchgang gehörte für ihn zum Alltag wie das Zähneputzen oder das gemeinsame Abendessen in der Familie. Dann aber kam der Krieg (bei dessen Beginn mein Vater gerade einmal 14 Jahre alt war) und er habe als Soldat miterlebt, wie die Pfarrer auf beiden Seiten der Front die Waffen gesegnet und für den Endsieg gebetet hätten. Da sei ihm klar geworden, dass am Glauben etwas nicht stimmen könne und seither glaube er an gar nichts mehr. – Ich war tief beeindruckt und habe seit diesem Erlebnis nie mehr mit meinem Vater über religiöse Fragen gesprochen. Die Sache war klar.

Seit dem 11. September 2001 denken wir bei religiös motiviertem Terror vor allem an Islamisten und Selbstmordattentäter. Der Bombenterror der katholischen irisch-republikanischen Armee (IRA) im protestantischen Nordirland scheint ebenso vergessen, wie die Rolle der Kirchen in beiden Weltkriegen, von den Kreuzzügen gegen die „Ungläubigen" einmal gar nicht zu reden. Ebenfalls weitgehend unbekannt sind durchaus schon etwas ältere psychologische Studien zum Zusammenhang zwischen Religiosität und Verhalten. Um es gleich zu sagen: Es gibt kaum einen. Betrachten wir einige Beispiele:

Der Zusammenhang zwischen Religiosität und Hilfsbereitschaft wurde an College-Studenten im Alter von 19 Jahren empirisch untersucht (2). Zunächst mussten die Studenten unterschiedliche wirtschaftliche, gesellschaftliche, ästhetische, theoretische, politische und religiöse Aktivitäten daraufhin einschätzen, wie viel diese ihnen wert waren. Man ging ganz einfach davon aus, dass die Rangordnung, welche die Menschen diesen Aktivitäten zuweisen, etwas darüber aussagt, was ihnen wichtig ist. Man hierarchisierte also die Werte der Studenten. Danach wurden diese mit 16 Aussagen der Bibel konfrontiert, deren Realitätsgehalt eingeschätzt werden musste. Schließlich wurden sie danach befragt, wie häufig sie beteten und die Kirche besuchten.

Etwa 2 Wochen nach dem Ausfüllen der Fragebögen wurden die Studenten gebeten, an einem Experiment teilzunehmen. Es wurde ihnen mitgeteilt, dass es lediglich 15 Minuten dauern würde. Diejenigen, die sich freiwillig gemeldet hatten, wurden dann einzeln von einem Versuchsleiter zu einem großen, recht leeren Raum geführt. Dort erklärte der Versuchsleiter ein Geschicklichkeitsexperiment, meinte dann aber, er müsse seine kaputtgegangene Stoppuhr holen, und ließ den Studenten „für ein paar Minuten" alleine. Genau 2 Minuten später betrat eine Frau den Raum, nahm eine an die Wand gelehnte Aluminiumleiter, verschwand damit in einem angrenzenden Raum und schloss die Tür hinter sich. Die Frau war Teil des Experiments. Im angrenzenden Raum stieg sie auf die erste Stufe der Leiter, sprang wieder herunter, schleuderte die Leiter gegen ein Stück Sperrholz, das an die zum Lagerraum angrenzende Wand gelehnt war, und warf eine Bratpfanne aus Metall auf den Fußboden, während sie gleichzeitig laut vernehmbar stöhnte und eine Stoppuhr aktivierte. Danach wartete die Frau für 90 Sekunden in Ruhe, oder so lange, bis die Versuchsperson im anderen Lagerraum die Tür zu ihrem Raum öffnete. Genau darauf kam es an: Man bestimmte die Zeit in Sekunden, innerhalb der die Versuchsperson zu Hilfe eilte.

Zur Auswertung kamen dann alle 3 Datensätze: Die Hilfeleistung auf der einen Seite, und das zuvor angegebene Wertesystem bzw. religiöse Verhalten auf der anderen Seite. Insgesamt zeigte sich Folgendes: 35 der insgesamt 71 Studenten (48 %) öffneten die Tür zum angrenzenden Raum, versuchten also, Hilfe zu leisten. Ein Zusammenhang zwischen Wertesystem, Bibelfestigkeit und Ausmaß des persönlichen Glaubens an die Bibel sowie der Häufigkeit des Kirchgangs bzw. privater Gebete einerseits und der Hilfsbereitschaft für eine fremde Person (die möglicherweise gerade einen Unfall erlitten hat, das heißt, von der Leiter gefallen ist) wurde nicht gefunden.

Diese Ergebnisse lassen sich mit den Überlegungen von Lawrence Kohlberg (23) zur Entwicklung der Moral beim Menschen in Verbindung bringen. Kohlberg nimmt an, dass es insgesamt 7 Stufen gibt, auf denen sich das moralische Verhalten eines Menschen zeigt, vom einfachen „Wie-du-mir-so-ich-dir", zum höheren Einsehen in die Notwendigkeit auch selbstlosen Verhaltens. Nach Kohlberg ist es Ausdruck einer höheren moralischen Entwicklungsstufe, wenn ein Unbeteiligter einem Fremden zu Hilfe eilt. Aus seiner Sicht ist die religiöse Entwicklung eines Menschen von dessen moralischer Entwicklung unabhängig. Das Ergebnis der eben beschriebenen Untersuchung scheint dies zu bestätigen.

Eine frühere Studie zum Thema Hilfsbereitschaft an 82 Studenten der Columbia Universität in New York ergab ebenso keinen Zusammenhang zwischen dem regelmäßigen Besuch einer Kirche oder Synagoge und altruistischen Verhaltensweisen. Die gleiche Studie ergab zudem, dass Einzelkinder signifikant stärker egoistisch (weniger hilfsbereit) sind als der Durchschnitt (7).

Nun könnte man argumentieren, dass sich diese Studien an Studenten keineswegs auf alle Menschen verallgemeinern lassen (26). Denn erstens ist ihr religiöses Empfinden vielleicht noch unreif, noch nicht eingebunden in eine Gesamtpersönlichkeit oder schlichtweg nicht richtig erfasst mit einem Fragebogen, den man auch sehr oberflächlich ausfüllen kann – schließlich geht es ja um nichts. Zweitens ist das Fehlen des Nachweises eines Zusammenhangs nicht zu verwechseln mit dem Nachweis des Fehlens desselben: *Lack of proof is not proof of lack*, wie die Amerikaner kurz und bündig zu formulieren pflegen. Gegen diese Argumente spricht allerdings, dass man durchaus Auswirkungen der Religiosität bei Studenten findet, die Methoden also geeignet sind, tatsächlich vorhandene Effekte aufzudecken. Zudem findet religiöse Erziehung sehr früh im Leben statt, weil diese frühen Erfahrungen prägen, wie alle bedeutenden Religionsführer wussten und deren Nachfolgeorganisationen nur zu gut wissen. Schließlich erfolgten derartige Studien nicht nur an Studenten, sondern auch bei der erwachsenen Normalbevölkerung oder gar bei (sicherlich erwachsenen) Bischöfen.

Eine retrospektive Studie an Menschen, die ihr Leben riskiert hatten, um während des Dritten Reichs Juden vor den Nationalsozialisten zu retten, ergab, dass „die Retter sich nicht signifikant von Zuschauern bzw. allen Nicht-Rettern im Hinblick auf religiöse Einstellung, religiöse Erziehung, ihre eigene Religiosität oder die Religiosität ihrer Eltern unterschieden" (16).

Der fehlende Zusammenhang zwischen Religiosität und Hilfsbereitschaft zeigte sich in einer ganzen Reihe von Studien. Manchmal jedoch ergab sich sogar ein negativer Zusammenhang: In einer Studie an 100 Bischöfen, 259 Priestern und 1 530 Kirchengemeindemitgliedern der episkopalen protestantischen Kirche in den USA, die von deren Hauptquartier in Auftrag gegeben worden war (9), zeigte zunächst keinen Zusammenhang zwischen Religiosität und Hilfsbereitschaft (gemessen als erfragte gemeinnützige Spenden). Bei Aufteilung der Probanden in Untergruppen zeigte sich sogar ein negativer Zusammenhang: So gaben nur 12 % der am stärksten in die Kirche involvierten Gemeindemitglieder an, im letzten Jahr für das Rote Kreuz gespendet zu haben, wohingegen die am wenigsten in die Kirche involvierten Gemeindemitglieder dies in 23 % getan hatten (9).

Ebenfalls kein Zusammenhang zwischen der Ausprägung von Religiosität einerseits und Hilfsbereitschaft sowie der Bereitschaft zum Schummeln andererseits wurde in einer Untersuchung von Smith und Mitarbeitern (19) an 402 Psychologiestudenten (165 männlich und 237 weiblich) festgestellt. Die Gesamtgruppe wurde in vier Gruppen eingeteilt: (1) die sehr religiösen „Jesus-People" (n = 49), die mehr als 15 Minuten täglich mit religiösen Aktivitäten verbrachten; (2) die religiösen Studenten, die bis zu 15 Minuten täglich mit religiösen Aktivitäten verbrachten (n = 125); (3) die nichtreligiösen Studenten (n = 174) und (4) die Atheisten, die dadurch definiert waren, dass sie die Existenz von Gott explizit verneinten (n = 54).

Die Tendenz der Studenten zum Schummeln, also bei Gelegenheit und Möglichkeit zum eigenen Vorteil zu lügen, wurde im Rahmen eines Tests untersucht. Die Studenten hatten 40 Fragen mit Multiple-Choice-Verfahren zu lösen und die Antworten mit einem

Bleistift auf einem Standard-Antwortformular anzukreuzen. Danach wurden die Tests eingesammelt und vom Versuchsleiter wurden (ohne dass die Studenten dies wussten) Fotokopien erstellt. In der nächsten Stunde wurden die Tests wieder ausgeteilt, und der Versuchsleiter sagte den Studenten, dass er ihnen vertrauen würde, und dass sie sich selbst benoten könnten. Den Studenten wurde weiterhin gesagt, dass Tests nicht nur zur Prüfung von Wissen, sondern auch zum Lernen selbst eingesetzt werden könnten, und dass man herausgefunden hätte, Studenten würden besser lernen, wenn ihnen die Möglichkeit gegeben wird, ihre falschen Antworten zu korrigieren. Den Studenten wurde daraufhin die von ihnen selbst geschriebene Klausur, ein Zettel mit den richtigen Antworten, sowie Hinweise zum Auffinden der jeweils für die Frage relevanten Passagen im Lehrbuch mit nach Hause gegeben. Sie hatten die Aufgabe, im Lehrbuch jeweils nachzulesen, wenn sie eine Frage falsch beantwortet hatten. Die korrigierten und benoteten Klausurbögen sollten am nächsten Tag von den Studenten erneut abgegeben werden. Bevor er die Studenten dann entließ, machte der Versuchsleiter noch die Bemerkung, dass er dieses Verfahren bereits früher angewendet und gute Erfahrungen damit gemacht hatte, woran sich noch die folgende Bemerkung anschloss: „Natürlich hängt der Erfolg des Systems von der Ehrlichkeit und moralischen Integrität von Ihnen, liebe Studenten, ab. Ich vertraue Ihnen, und ich denke, Sie können sich selbst vertrauen. Es wird immer ein paar geben, die ihre Integrität als Person dadurch vermindern, dass sie täuschen, aber ich habe immer erlebt, dass die meisten Studenten sich gemäß ihrer eigenen moralischen Standards verhalten, sofern man ihnen die Möglichkeit zur Verantwortung für ihr eigenes Verhalten gibt."

Täuschungen wurden ganz einfach durch Vergleich der Fotokopien mit den danach abgegebenen Klausurbögen ermittelt. Es zeigte sich, dass insgesamt 56 % der Studenten versuchten, ihre Klausur im Nachhinein durch Schummeln zu verbessern, und dass dies in keinerlei Zusammenhang damit stand, zu welcher religiösen Gruppierung die Studenten gehörten.

Um die Hilfsbereitschaft der Studenten zu untersuchen, verlas der Versuchsleiter am Ende des Semesters vor der Abschlussklausur einen Brief, von dem er sagte, dass er ihn am gleichen Morgen von dem Direktor eines Behandlungszentrums für geistig behinderte Kinder bekommen hätte. In dem Brief ging es im Wesentlichen darum, dass der Direktor des Behandlungszentrums die Studenten darum bat, freiwillig 5-mal jeweils eine Stunde mit einem behinderten Kind zu verbringen. Die Studenten sollten dann auf der Klausur im Falle ihrer Hilfsbereitschaft das Wort „ja" und ihre Telefonnummer vermerken, sodass sie kontaktiert werden konnten. Nur 22 % der Studentinnen und 7 % der Studenten (Unterschied signifikant) boten freiwillig ihre Hilfe bei der Betreuung von geistig behinderten Kindern an. Was die Gruppenzugehörigkeit im Hinblick auf Religiosität jedoch anbelangte, zeigte sich abermals kein Zusammenhang mit der signalisierten Hilfsbereitschaft.

Zusätzlich konnte in dieser Studie gezeigt werden, dass Schummeln und Nächstenliebe ebenfalls nichts miteinander zu tun hatten. Die 3 moralischen Dimensionen der Religiosität, der Nächstenliebe und der Tendenz, die Wahrheit zu sagen, erwiesen sich damit als unabhängig voneinander.

Diese Ergebnisse passen zu einer Umfrage, bei der 81 % der befragten College-Studenten angaben, dass es moralisch falsch sei, bei Prüfungen zu täuschen; zugleich gaben jedoch 80 % der Studenten an, dass es erlaubt sei, zu täuschen, wenn andere dies auch täten. Bei der Untergruppe der religiösen Studenten hielten 92 % das Täuschen für moralisch falsch, 87 % waren jedoch wiederum der Auffassung, dass man schummeln dürfe, wenn dies jeder täte (zitiert nach 19).

Eine weitere Untersuchung an 115 Einwohnern der Stadt Indianapolis ging der Frage nach, ob ein religiöser Nachbar ein guter Nachbar ist. Die Befragten waren im Durchschnitt 47 Jahre alt, waren überwiegend Frauen (61 %) und Angehörige der weißen Rasse (81 %). Aus den Interviews wurden verschiedene Variablen isoliert, unter anderem die Ausprägung der Religiosität, gemessen am Gottesdienstbesuch, sowie die Häufigkeit von Besuchen der Nachbarn sowie die Hilfsbereitschaft gegenüber Nachbarn. Wieder gab es keinen Zusammenhang zwischen religiöser Zugehörigkeit, nachbarschaftlicher Hilfe und nachbarschaftlichem Kontakt. Konkret bedeutet dies, dass „wer einmal pro Woche in die Kirche geht, seinem Nachbarn nicht mehr hilft und ihn nicht häufiger besucht als jemand, der überhaupt nicht in die Kirche geht" (8). Hierzu passen übrigens auch neuere Studien, die zeigen, dass religiöse Menschen den Risiken einer drohenden Umweltkatastrophe indifferent gegenüberstehen oder sie sogar eher als geringer einschätzen (18).

Wenn schon Religiosität faktisch weder mit der Liebe zum Nächsten, zur Wahrheit oder zur Erde zusammenhängt, wie steht es dann mit der Toleranz? Die wissenschaftlichen Untersuchungen hierzu zeigen ein ähnliches Bild: Religiosität führt, wenn überhaupt, zu mehr Intoleranz (1).

Eine faktorenanalytische Untersuchung von 77 Männern und 77 Frauen, die mittels verschiedener Verfahren (projektiver Test, Interview und Fragebogen) untersucht worden waren, ergab ebenfalls keinen Zusammenhang zwischen den wesentlichen Maßen für Religiosität (Häufigkeit von Kirchenbesuch, Gebeten und Spenden) und Variablen wie Nächstenliebe, Hilfsbereitschaft und Bescheidenheit (5). Die Autoren kommentieren ihre Ergebnisse wie folgt: „Was dies im Grunde bedeutet, ist, dass die Nichtreligiösen in unserer Stichprobe praktisch genauso oft als gute Samariter, die sich bescheiden um ihre Nächsten kümmern, betrachtet werden, wie diejenigen, die am religiösesten und demütigsten in unserer Gruppe abschnitten. Anders ausgedrückt, gibt es eine Menge devoter, religiöser, zur Kirche gehender ‚Nichtchristen' in unserer Stichprobe, wenn man die Bergpredigt und die 4 Evangelien als Maßstab für christlichen Glauben und christliches Verhalten nimmt. Es scheint damit, dass die christlichen Kirchen zwar einen Einfluss auf ihre Mitglieder haben, sich dieser aber auf das Beten, das Zur-Kirche-Gehen und das Spenden von Geld sowie die persönliche Erlösung beschränkt, und dass die Kirchen offensichtlich darin versagt haben, bei ihren Mitgliedern ein Verantwortungsgefühl für andere Menschen hervorzurufen" (5).

Fragte man sich noch bis vor 10 oder 15 Jahren praktisch ausschließlich im Rahmen empirischer Studien, worin die positiven Auswirkungen von Religiosität liegen könnten, so hat sich der Fokus – wahrscheinlich nicht zuletzt aufgrund der weltpolitischen Ereignisse – gewandelt: Es gehört heutzutage durchaus zu den respektablen Objekten wissenschaftlichen Erkenntnisinteresses, sich zu fragen, worin die negativen Auswirkungen von Religion liegen könnten. Anders gewendet: Wenn es schon keine Zusammenhänge zwischen Religiosität und prosozialen Verhaltensweisen zu geben scheint, so erhebt sich die Frage, wie es um die immer wieder vermuteten negativen Auswirkungen der Religiosität steht. Religion macht aggressiv, so meinen die einen (10); nein, Religion macht Frieden, entgegnen die anderen (15). – Was stimmt?

Um dieser Frage nachzugehen, führte Brad Bushman von der Universität Michigan, USA, zwei Experimente durch (4): das erste an 248 Studenten und Studentinnen einer religiös geprägten US-amerikanischen Universität und das zweite an 242 Studierenden einer niederländischen weltlichen Universität. Von den Studierenden der US-amerikanischen Brigham Young University (BYU) gaben 99 % an, sie glaubten an Gott und die Bibel, wohingegen nur 50 % der Studierenden an der niederländischen Vrije Universität (VU) in Amsterdam an Gott und nur 27 % an die Bibel glaubten, jeweils nach eigenen Angaben.

Den Versuchsteilnehmern wurde zunächst gesagt, dass sie an 2 verschiedenen Studien teilnehmen würden: Eine über Literatur des mittleren Ostens und eine über die Auswirkungen negativer Stimulation auf die Reaktionszeit. Sie mussten zunächst einen Text lesen, wobei der Hälfte der Versuchspersonen gesagt wurde, es handele sich um einen Text aus dem Alten Testament und die andere Hälfte erfuhr, es handele sich um einen Text, der bei archäologischen Ausgrabungen im Jahr 1984 gefunden wurde.

Der zu lesende Text entstammt dem Buch der Richter (Ri 19–21) des Alten Testaments und handelt von der Geschichte eines Israeliten im Lande Kanaan, der mit seiner Geliebten in die Stadt Gibeah im Lande Benjamins reiste. Während der dortigen Übernachtung wurde die Frau vom Pöbel aus religiösen Gründen geschändet und ermordet. Daraufhin kam der Mann mit der Leiche seiner Geliebten wieder nach Hause, und sein Heimatstamm (das Volk Ephraim) war entsetzt über das, was die Mitglieder des anderen Volkes seiner Geliebten angetan hatten. Die eine Hälfte der Versuchspersonen las dann die folgenden 2 Sätze: „Die Versammlung fastete und betete zu Gott und fragt ihn „was soll getan werden im Hinblick auf die Sünden unserer Brüder in Benjamin?" und Gott antwortete ihnen, dass so etwas bei seinem Volk nicht duldbar sei. Gott befahl den Israeliten, gegenüber ihrem Nachbarstamm zu den Waffen zu greifen und sie vor Gott zu bestrafen" (4, Übersetzung durch den Autor).

Der anderen Hälfte der Versuchspersonen wurde der gleiche Text präsentiert, aber ohne diese beiden entscheidenden Sätze. Mit anderen Worten, die Hälfte der Versuchspersonen las einen Text, bei dem Gewalt von Gott als Rache für Mord gerechtfertigt wurde; die andere Hälfte hatte diese Rechtfertigung nicht. Es handelte sich um ein 2×2 Design mit Quelle (Bibel vs. Ausgrabungstext) und Sanktionierung der Gewalt durch Gott (gegeben vs. nicht gegeben) als unabhängige Variablen.

Die Geschichte ging dann weiter dahingehend, dass sich die Israeliten zum Kampf gegen die Benjamiten versammelten, dass im Laufe des Gefechts zehntausende Soldaten auf beiden Seiten getötet wurden, dass am Ende jedoch die Israeliten nicht nur die Stadt Gibeah, sondern weitere Städte zerstörten und jeden töteten, Männer, Frauen und Kinder.

Nachdem die Versuchsteilnehmer die Geschichte gelesen hatten, mussten sie – im Rahmen einer vermeintlich zweiten Studie – eine Reaktionszeitaufgabe ausführen. Ihre Aufgabe bestand darin, dass die Versuchspersonen jeweils einen Knopf schneller drücken mussten, als ihr Gegner in der Aufgabe und dass der jeweils langsamere durch ein lautes Geräusch über Kopfhörer für seine Langsamkeit bestraft wurde. Die Teilnehmer konnten die Lautstärke zur Bestrafung des anderen jeweils auswählen zwischen 60 und 105 Dezibel (dB). Die jeweiligen Spielpartner (Vertraute des Versuchsleiters) stellten die Lautstärke des Geräuschs nach Zufall ein. „Im Prinzip hatten die Versuchspersonen damit, innerhalb der ethischen Grenzen des Labors, eine Waffe unter ihrer Kontrolle, mit der sie ihren Partner schädigen konnten, sofern sie im Reaktionszeittest besser abschnitten" (4, Übersetzung durch den Autor).

Die Ergebnisse der Untersuchungen waren wie folgt: Bei den religiösen Studenten gab es sowohl einen Effekt der Herkunft des Textes (Bibel vs. Ausgrabung) als auch einen Effekt der beiden Sätze, in denen Gott die Gewalt sanktioniert: In beiden Fällen war das Resultat eine vermehrte Aggressivität in der Reaktionszeitaufgabe durch den religiösen Kontext. Eine Analyse nach dem Geschlecht der Teilnehmer zeigte zudem, dass Männer aggressiver waren als Frauen.

Auch bei den weniger religiösen Studenten aus den Niederlanden zeigten sich ähnliche Effekte: Lasen sie zuvor, dass Gott die Gewalt sanktionierte, verhielten sie sich im nachfolgenden Experiment aggressiver. Weiterhin zeigte sich, dass diejenigen, die an Gott glaubten, aggressiver waren, als diejenigen, die zuvor angegeben hatten, dass sie weder an Gott noch an die Bibel glaubten. Es fand sich zudem eine Wechselwirkung zwischen dem Glauben an Gott und dem Lesen der beiden Sätze in denen Gott Gewalt sanktioniert: Wer an Gott glaubt, wird stärker gewalttätig, wenn er zuvor liest, dass Gott die Gewalt sanktioniert hat (Abb. 1).

Auch in der zweiten Studie gab es einen Effekt der Textquelle: Wenn die Studenten erfuhren, dass der Text aus der Bibel stammte, waren sie hinterher aggressiver als wenn der Text vermeintlich bei einer Ausgrabung gefunden worden war. Interessanterweise war dieser Effekt unabhängig von der zuvor berichteten Religiosität. Im Übrigen gab es auch in der zweiten Studie einen geschlechtsspezifischen Effekt: Männer waren gewalttätiger als Frauen. Es zeigte sich jedoch zusätzlich, dass die Männer empfänglicher waren für die Sanktionierung von Gewalt durch Gott: Männer die zuvor gelesen hatten, dass Gott die Gewalt angeordnet hatte, waren im nachfolgenden Experiment gewalttätiger als Männer, welche die entsprechende Textpassage nicht gelesen hatten. Bei Frauen gab es keinen entsprechenden Unterschied.

Die Studie zeigte also insgesamt, dass Gewalt in religiösen Schriften zu Gewalt in der realen Welt führen kann. Der Effekt ist

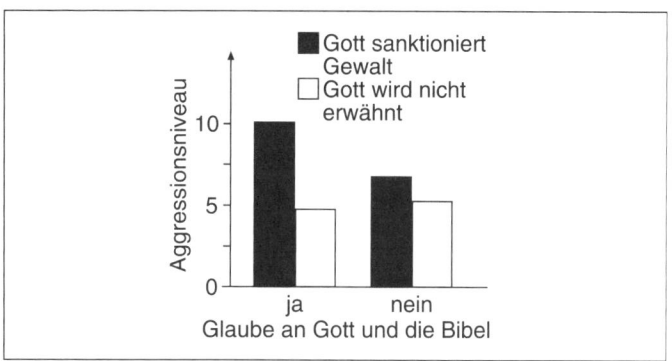

Abb. 1 Einfluss des berichteten Glaubens an Gott und die Bibel und von Gott sanktionierter Gewalt auf das Aggressionsniveau. Dieses wurde wie folgt gemessen: Die Lautstärke des Rauschens, das der Gewinner des Reaktionszeittests dem Verlierer als Strafe für dessen Langsamkeit applizieren konnte, variierte von 0 bis 105 dB. Insgesamt wurden 25 Durchgänge (wer ist schneller?) pro Versuchsperson durchgeführt und die Anzahl der Durchgänge, vor denen die Versuchsperson die Lautstärke maximal einstellte, wurde als Maß des Aggressionsniveaus verwendet. Dieses Maß konnte also zwischen minimal 0 und maximal 25 variieren.

bei Männern ausgeprägter und von der religiösen Grundeinstellung sowie vom Glauben an die Textquelle abhängig. Männer, die ohnehin deutlich gewalttätiger sind als Frauen, sind zudem empfänglicher für die aggressionsfördernden Auswirkungen religiöser Texte.

Meine Großmutter mütterlicherseits war eine tief religiöse Frau. Sie ging jeden Sonntag in die Kirche und war sonntags nachmittags nicht gut drauf, wenn die Kinder (wieder einmal) nicht vollständig in der Kirche gewesen waren. Dann zog sie einen „Flunsch", wie wir ihren subdepressiven Habitus mit Scheid'schem Schuldzeiger in Richtung der anderen damals (psychiatrisch völlig unprofessionell) zu nennen pflegten. Als ich jedoch in der ersten Klasse war, ich erinnere mich noch sehr genau, ging ich mit ihr eines Sonntags sogar in die Kirche der Nachbargemeinde auf einem nahe gelegenen Berg. Das hat meine Großmutter sehr gefreut und sie wollte mir auf dem Nachhauseweg dafür 2 Mark (bei 50 Pfennig Taschengeld im Monat – eine ungeheure Summe!) in die Hand drücken. Ich lehnte zu ihrer großen Überraschung ab. Geld für einen Kirchgang: Nein, das ging nicht.

In der dritten Klasse dann hatte ich noch ein Erlebnis mit der Kirche: Wie landesweit alle dritten Klassen (das weiß ich heute), hatten wir Religionsunterricht beim Kaplan und nicht beim Lehrer, denn es war die Zeit der Erstkommunion, und in dieser Zeit sollen die „Schäfchen gut behütet" (um nicht zu sagen: professionell indoktriniert) werden. Der Kaplan warb um Messdiener. Wer sich zur Verfügung stellte, konnte nicht nur mit einer Eins in Religion fest rechnen. Nein, er durfte auch ins nahe gelegene Spielwarengeschäft gehen und sich für die monströse Summe von 4 Mark und 50 (vom Kaplan spendiert) ein Spielzeugauto aus Metall kaufen. Während des Unterrichts. Wieder widerstand ich der Versuchung. „Bestechung zum Dienen in der Kirche?" – dachte ich damals: Nein, das geht doch nicht!

Spätestens jetzt dürfte dem Leser klar sein, dass in meiner religiösen Erziehung trotz bester Absichten nicht alles (zumindest aus Sicht der Kirche) optimal gelaufen ist.

Dabei halte ich es keineswegs mit Richard Dawkins (6), der den Glauben an Gott ganz einfach mit Wahn gleichsetzt. Warum, muss er sich fragen lassen, sind dann etwa 85 % der Weltbevölkerung (21) wahnkrank (um nicht zu sagen: wahnsinnig)? Zwar ist es ein Ergebnis der empirischen Forschung, dass sowohl Religiosität als auch Wahn mit dem Neurotransmitter Dopamin in Verbindung stehen (20), aber weil alle Dinge sich bei Erwärmung ausdehnen, werden nicht unbedingt im Sommer die Tage länger! Wir wissen noch nicht sehr viel über menschliche Religiosität, trotz (oder vielleicht gerade *wegen*) der unzähligen theologischen und religiösen Traktate und Schriften. Warum sind die Menschen religiös? Und vor allem: Wie gehen wir in Zukunft fruchtbringend damit um?

Als Beispiel sei hier Lessings Ringparabel (Abb. 2) angeführt (25). Nathan der Weise soll einem muslimischen Herrscher die Frage beantworten, welche der 3 monotheistischen Religionen

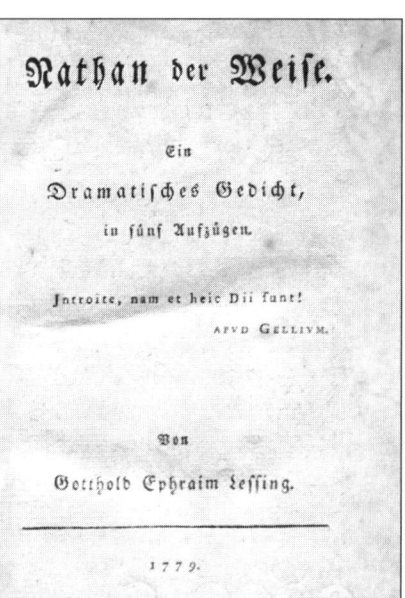

Abb. 2 Titelblatt des Erstdrucks von Lessings *Nathan der Weise* aus dem Jahr 1779. Man kann sie unterschiedlich interpretieren, die Ideen der Toleranz und der Bewertung der Religion an ihren Wirkungen auf die Menschen stecken jedoch unzweifelhaft in dieser genialen Geschichte aus der Zeit der Aufklärung (25).

(Judentum, Christentum und Islam) die Wahre sei. Er tut dies mit einem Gleichnis: Ein Mann hat 3 Söhne und einen Ring demjenigen zu vererben, den er am meisten liebt. Dieser Ring weist die magische Eigenschaft auf, seinen Träger „vor Gott und den Menschen angenehm" zu machen. Weil der Vater sich nicht entscheiden kann, welchem der 3 Söhne er den Ring vererbt, lässt er 2 Duplikate anfertigen und vererbt so jedem der Söhne einen Ring. Diese streiten sich bald danach darum, wer den echten Ring besitzt. Der weise Richter will dies auch nicht entscheiden, erinnert die Söhne aber daran, dass nur der echte Ring die Eigenschaft hat, seinen Träger bei den Menschen beliebt zu machen; es zeige sich also am Verhalten der Söhne sowie der resultierenden Beliebtheit, wer der Träger des echten Ringes ist. Aber wie schaffen wir das wirklich?

Schaut man sich den Konflikt zwischen dem Fundamentalisten George W. Bush (der Forschungsergebnisse aus ideologischen Gründen unterdrücken oder gar fälschen lässt; 3, 11–14, 17, 22) und dem kriminellen Pragmatiker Saddam Hussein an, wird man skeptisch, was die Chancen der Lösung dieses Problems aus der Religion heraus (welcher?) anbelangt.

Hand aufs Herz: Noch vor 20 Jahren galt der Atheist als verdächtig; was war mit diesem „gottlosen" Menschen? Konnte man ihm trauen? Heute kehrt sich die Beweislast um: Dieser Mensch ist religiös – könnte er deswegen gefährlich sein? Kann man ihm trauen? – Ich persönlich bedaure diese Entwicklung sehr.

Wirklich hoffen kann man in dieser Situation im Grunde nur auf die – ja, ich meine das ganz ernst! – Wissenschaft. Wer sich auf sie einlässt, der hat sich schon auf Kommunikation und gemeinsame Standards für die Findung der Wahrheit eingelassen, also unser Streben nach dem Wahren, Schönen und Guten im Grunde schon unterschrieben. Wissenschaft ist so betrachtet das Produkt und die Weiterführung der Gedanken der Aufklärung: Es geht darum, sich nicht auf Autoritäten (Bücher, Ärzte, Seelsorger und man könnte ergänzen: Gurus, Trainer, Psychotherapeuten oder Meditationsmeister), sondern auf seinen eigenen Verstand zu beziehen, wenn es um Erkenntnis geht. Am schönsten hat dies Immanuel Kant (1784) formuliert (Abb. 3), von dem auch der Satz stammt (24): „Die Maxime, jederzeit selbst zu denken, ist die Aufklärung".

In kultureller Hinsicht leisten Erziehung, Bildung (zum selbstständigen Gebrauch des eigenen Verstandes) und die Verbreitung von Wissenschaft viel mehr als nur die Voraussetzungen für unsere moderne, durch Technik (das heißt, die Früchte des wissenschaftlichen Fortschritts) geprägte Gesellschaft. Es gibt (und das haben gerade die entsprechenden Versuche überdeutlich gezeigt) keine kommunistische oder islamistische Wissenschaft im Gegensatz zur westlichen. Vielmehr sind die Standards und die Methoden (und damit die Ergebnisse) unabhängig vom herrschenden Zeitgeist – allen Relativisten zum Trotz. Genau deswegen gelten die Erkenntnisse des wissenschaftlich vorgehenden kritischen Verstandes ja

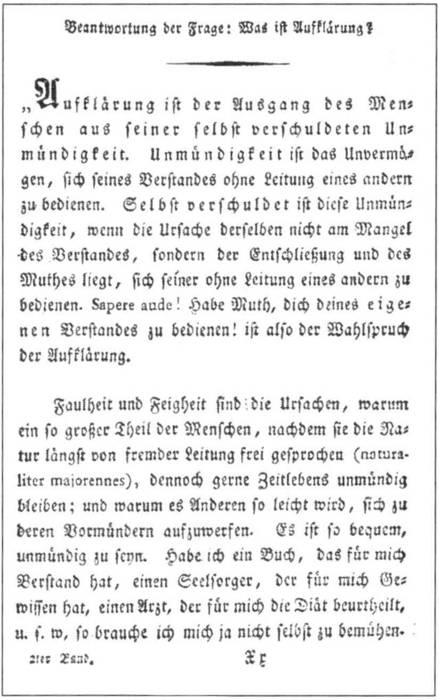

Beantwortung der Frage: Was ist Aufklärung?

„Aufklärung ist der Ausgang des Menschen aus seiner selbst verschuldeten Unmündigkeit. Unmündigkeit ist das Unvermögen, sich seines Verstandes ohne Leitung eines andern zu bedienen. Selbst verschuldet ist diese Unmündigkeit, wenn die Ursache derselben nicht am Mangel des Verstandes, sondern der Entschließung und des Muthes liegt, sich seiner ohne Leitung eines andern zu bedienen. Sapere aude! Habe Muth, dich deines eigenen Verstandes zu bedienen! ist also der Wahlspruch der Aufklärung.

Faulheit und Feigheit sind die Ursachen, warum ein so großer Theil der Menschen, nachdem sie die Natur längst von fremder Leitung frei gesprochen (naturaliter majorennes), dennoch gerne Zeitlebens unmündig bleiben; und warum es Anderen so leicht wird, sich zu deren Vormündern aufzuwerfen. Es ist so bequem, unmündig zu seyn. Habe ich ein Buch, das für mich Verstand hat, einen Seelsorger, der für mich Gewissen hat, einen Arzt, der für mich die Diät beurtheilt, u. s. w. so brauche ich mich ja nicht selbst zu bemühen.

2ter Band. Xx

Abb. 3 Beginn des Beitrags „Was ist Aufklärung", der als Reaktion auf die 1783 in der *Berlinischen Monatsschrift* publizierte entsprechende Frage des Pfarrers Johann Friedrich Zöllner ein Jahr später in der gleichen Zeitschrift erschien. Das Faksimile entstammt der ersten Buchausgabe des Beitrags von 1799 (24).

auch auf dem Mars oder dem Jupitermond Titan ebenso wie bei uns! Wenn wir überhaupt eine Chance auf verbindliche „Weltkultur" haben sowie darauf, uns irgendwann einmal vielleicht sogar über gute/förderliche und schlechte/destruktive Aspekte von Religion zu verständigen (Mutter Teresa ja, Bomben nein), dann – das ist meine feste Überzeugung – nur deswegen, weil es dazu eine gemeinsame Basis in der Wissenschaft gibt. Man könnte dann unter anderem prüfen, welche Effekte die Bahnung mit Sätzen aus der Bergpredigt bei Gläubigen (verschiedener Religionen) und Ungläubigen hat.

Ich danke meinen Mitarbeitern und Freunden, den Herren Dr. Thomas Kammer, Dr. Manfred Neumann und Dr. Carlos Schönfeldt sowie Frau Claudia Lorenz für Kommentare und Kritik. Warum ich meine persönlichen Erfahrungen berichte? Macht das meinen Standpunkt nicht schwächer? – Natürlich ja, und genau das ist der Punkt: Wenn es um Religion geht, hat jeder seine Erfahrungen; und es sind letztlich diese, die unsere Meinungen prägen.

Literatur

1. Allport GW, Ross JM. Personal religious orientation and prejudice. Journal of Personality and Social Psychology 1967; 5(4): 432–43.
2. Annis LV. Emergency helping and religious behavior. Psychological Reports 1976; 39: 151–8.
3. Baltimore D. Science and the Bush administration. Science 2004; 305: 1873.
4. Bushman BJ, Ridge RD, Das E, Key CW, Busath GL. When God sanctions killing. Effect of scriptural violence on aggression. Psychological Science 2007; 18: 204–7.
5. Cline VB, Richards JM. A factor-analytic study of religious belief and behavior. Journal of Personality and Social Psychology 1965; 1(6): 569–78.
6. Dawkins R. The God Delusion. London: Bantam Press 2006.
7. Friedrichs RW. Alter versus ego: An exploratory assessment of altruism. American Sociological Review 1960; 25: 496–508.
8. Georgianna S. Is a religious neighbor a good neighbor? Humboldt Journal of Social Relations 1984; 11(2): 1–16.
9. Glock CY, Ringer BB, Babbie ER. To comfort and to challenge: A dilemma of the contemporary church. Berkeley: University of California Press 1967.
10. Juergensmeyer M. Terror in the mind of God: The global rise of religious violence (3rd ed). Berkeley, CA: University of California Press 2003.
11. Horgan J. Dark days at the White House. Nature 2007; 445: 365–6
12. Kennedy D. Science, information, and power. Science 2007; 315: 1053.
13. Lawler A, Kaiser J. Report accuses Bush administration, again, of ‚politicizing‘ science. Science 2004; 305: 323–4
14. Mooney C. The Republican War on Science. New York: Basic Books 2005.
15. Nepstad SE. Religion, violence, and peacemaking. Journal for the Scientific Study of Religion 2004; 43: 297–301.
16. Oliner SP, Oliner PM. The altruistic personality. New York: Free Press 1988.
17. Shulman S. Undermining Science: Suppression and Distortion in the Bush Administration. Berkeley: University of California Press 2007.
18. Slimak MW, Dietz T. Personal values, beliefs, and ecological risk perception. Risk Analysis 2006; 26: 1689–1705.

19. Smith RE, Wheeler G, Diener E. Faith without works: Jesus People, resistance to temptation, and altruism. Journal of Applied Social Psychology 1975; 5(4): 320–30.
20. Spitzer M. Das Gott-Gen. Nervenheilkunde 2005; 24: 457–62.
21. Spitzer M. Neurotheologie? Nervenheilkunde 2006; 25: 761–5.
22. Stokstad E. Appointee ‚reshaped‘ science, says report. Science 2007; 316: 37.
23. Kohlberg L. Die Psychologie der Moralentwicklung. Frankfurt: Suhrkamp 1996.
24. Kant I. Beantwortung der Frage: Was ist Aufklärung? Berlinische Monatsschrift 1784; 4: 481–94.
25. Lessing GE. Nathan der Weise. Ein dramatisches Gedicht, in fünf Aufzügen. 1779.
26. Spitzer M. Modelle für die Forschung. Nervenheilkunde 2007; 26: 615–7.

Beobachtet werden

„Gott" bahnt Gutes und ein Beitrag zur Psychologie der Kaffeekasse

Dass die Bibel schlimmstenfalls auch nicht besser ist als das Fernsehen, zeigt die im vorausgehenden Kapitel berichtete Studie zu religiös motivierter Gewalt: Gewalt in religiösen Texten kann sehr wohl zu mehr Gewalt in der realen Welt führen (21). Betrachten wir zunächst den Kontext solcher Studien: Warum werden Glaube und Religiosität in letzter Zeit immer häufiger zum Thema wissenschaftlicher Studien? Ein Grund dafür liegt sicherlich in der Tatsache, dass die empirische Sozialforschung über das Thema gar nicht hinwegsehen kann, denn die meisten Menschen sind nun einmal religiös (23).

Aus evolutionsbiologischer Sicht (1, 2, 6, 14, 19, 20) wurde lange schon die Hypothese formuliert, dass die Idee eines allwissenden, omnipräsenten Gottes wesentlich zur Stabilisierung großer menschlicher Gesellschaften beigetragen haben könnte, und dass Religiosität aus *diesem* Grunde ein Phänomen der Anpassung an unsere jüngste Form des Zusammenlebens ist, nach dem Übergang von Horden von Jägern und Sammlern aus maximal 150 Menschen zu größeren Gemeinschaften bis hin zu Staaten von Landwirtschaft betreibenden Bauern (8).

Wer sich von einer großen Macht beobachtet fühlt, verhält sich sozial konformer als jemand, der nicht erwischt zu werden vermeint (31). Vielleicht ist das ja auch der Grund, warum religiöse HIV-Kranke weniger sexuelle Partner haben als nichtreligiöse (32). Ihre religiöse Orientierung bewirkt eine verstärkte Konformität mit prosozialen Normen. Hierbei müssen allerdings nicht die religiösen Inhalte im Einzelnen „nachgebetet" werden, wie das weitere Ergebnis der Studie zeigt, dass katholische HIV-Kranke mit vergleichsweise größerer Wahrscheinlichkeit ein Kondom benutzen, obwohl ihnen dies verboten ist. Sie orientieren sich in dieser Hinsicht also nicht an ihrer „offiziellen" Doktrin, sondern an ihrem persönlichen moralischen Empfinden. Dies mag auch der Grund sein, warum in den USA die Scheidungsraten bei Christen vergleichsweise eher höher sind als bei nicht religiösen Menschen.

Es muss nicht Gott sein, der beobachtet, ein „Geist" tut es auch. Sofern man Studenten beispielsweise vor einem computerisierten Test ihres räumlichen Urteilsvermögens „zufällig" mitteilte, dass der Geist eines toten Studenten noch im Testraum herumspuke[1], schummelten sie beim Test vergleichsweise deutlich weniger als andere Studenten, denen zuvor nichts vom Geist erzählt wurde (5). Terrence Burnham, Harvard, und Brian Hare (7), MPI Leipzig, konnten an 96 Versuchspersonen, davon 47 Frauen, zeigen, dass schon der experimentell variierte und vermeintlich „zufällige" Anblick des Bildes eines Roboters genügt, um die Bereitschaft zur Kooperation in einer Spielsituation, in der es um das freiwillige Geben zum Wohle aller Beteiligten geht (*Public Goods Game*, 28), um 29 % zu erhöhen (Abb. 1).

Noch eindrucksvoller ist allerdings eine Studie, die einfacher nicht sein könnte – aber es sind ja immer die ganz einfachen Ideen, auf die niemand kommt und die uns alle so bestechen – und den

---

1 Wie macht man so etwas? Nun, ich möchte den Leser an dieser Stelle nicht im Unklaren lassen und zitiere daher aus dem entsprechenden Forschungspapier: „Die Teilnehmer wurden per Zufall einer von drei Versuchsbedingungen zugeordnet: Diejenigen in der Kontrollgruppe begannen direkt mit dem Test zur räumlichen Intelligenz. Demgegenüber wurden die Teilnehmer der ‚In Memoriam'-Gruppe gebeten, vor der Testuntersuchung ein kurzes Statement zu lesen: *Dieser Test ist Paul J. Kellogg gewidmet, der im Mai 2004 unerwartet verstarb. Paul war ein Student in unserer Abteilung und leistete einen unschätzbar hohen Beitrag zur Entwicklung dieses Tests.* Die Teilneh-

mer dieser Gruppe erhielten also Informationen zu einem Verstorbenen, erhielten jedoch wie die Kontrollgruppe keine Bahnung im Hinblick auf ein übernatürliches Wesen. Die Teilnehmer der ‚Geistergeschichte'-Gruppe wurden ebenfalls gebeten, das Statement zu lesen. Zusätzlich wurde diesen Teilnehmern vom Versuchsleiter, ganz nebenbei aber dennoch in vollem Ernst, erklärt, dass er kürzlich den Geist des Studenten in dem Raum, wo gleich der Test stattfinden würde, gesehen hatte, und dass auch andere ähnliche übernatürliche Erscheinungen von ‚Paul' hatten" (5; Übersetzung und Hervorhebung durch den Autor, MS).

Effekt zugleich erstmals in einem realen Setting (also nicht in einer künstlichen experimentellen Spielsituation; 15) zeigen konnte. Melissa Bateson und ihre Kollegen (4) von der Newcastle University in Großbritannien erforschten einen der alltäglichsten Kontexte in wissenschaftlichen Einrichtungen überhaupt: die Kaffeekasse.

In ziemlich jeder Abteilung, jedem Labor, gibt es einen Sozialraum; eine Teeküche, meist ein schäbiges kleines „Kabuff"[2] mit Urlaubsgruß-Postkarten an der Wand, einem heruntergekommenen Tisch ohne Tischdecke, zwei bis drei Stühlen und fünf bis acht alten Kaffeetassen. Irgendwo hängt ein Zettel, auf dem vermerkt ist, dass der Kaffee und der Tee nicht einfach vorhanden sind, sondern gekauft werden müssen, und so gibt es eine Kasse, in die der ehrliche Konsument der genannten aufmerksamkeitsfördernden Getränke seinen Obulus entrichten kann. Oder auch nicht, wenn gerade niemand schaut.

Nun weiß man, dass die Menschen ganz allgemein sich weniger „egoistisch" verhalten, als man dies nach den von Standardmodellen der Ökonomie (der Mensch handelt als *homo oeconomicus*

---

2 Der Leser entschuldige diese volkstümliche Vokabel, aber sie trifft folgenden Sachverhalt am besten: Zum einen nämlich ist dieser Raum oft der wichtigste in der ganzen Abteilung: hier trifft man sich zufällig, spricht über Ideen, die einem gerade in den Sinn kommen, frei und ohne die formellen Zwänge auch der informellsten Arbeits- oder Seminardiskussion. Diesem weltweit zweifellos wichtigsten Raum wird – man glaubt es kaum – keinerlei Beachtung geschenkt, weder von Architekten, noch von der Verwaltung noch von den Leuten, die ihn benutzen. Diese Räume sind einfach da, ähnlich wie die Toilette (und oft auch kaum größer) und werden ebenso einfach benutzt, ohne Reflexion auf Funktion oder Gestaltung. Zugleich sind sie kaum weniger intim als das eigene Schlafzimmer und zumeist wahrscheinlich mit mehr bewusst gelebter Zeit gefüllt. Der französische Philosoph Michel Foucault würde sie als Heterotopien bezeichnen, als Orte, in denen sich unterschiedliche Raum-, Zeit- und Sinnschichten überlagern und durchdringen, und dabei eine Vielfalt von Reizen und Bedeutungen hervorbringen, die über die klare Funktionalität der Teeküche weit hinausreichen. Foucault bezeichnet Heterotopien auch als „Gegenplatzierungen", als „Orte, die sich allen anderen widersetzen", gewissermaßen Orte außerhalb aller Orte (11, S. 9–22).

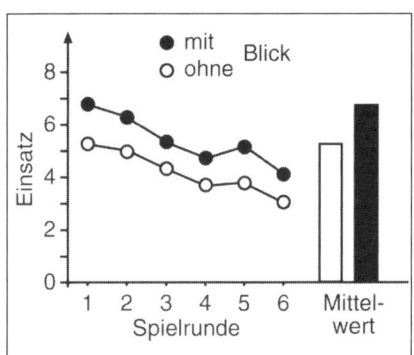

Abb. 1 Ergebnisse der Studie von Burnham und Hare 2005.

nach den Prinzipien von Egoismus und Rationalität; 26) erwarten sollte. Kurz: Menschen helfen einander, sind nicht immer egoistisch und sind sogar großzügig – dies stellte sich in entsprechenden Studien immer wieder heraus. Die bange Frage bleibt jedoch: Warum sind die Menschen eigentlich so?

Ein Grund für Großzügigkeit könnte sein, dass man als großzügig angesehen werden will, um aufbauend auf einem guten Ruf in Zukunft einmal Hilfe zu bekommen, wenn man sie braucht (9, 10, 16). Man merkt sich, wie sich jemand früher verhalten hat, schäbig oder nett, und verhält sich künftig entsprechend. Dazu passend zeigen Laborexperimente zu kooperativem Verhalten, dass die Versuchspersonen dann kooperativer waren, wenn sie davon ausgehen mussten, dass sie beobachtet werden (3, 12, 17, 30). Dass es hierzu ausreicht, in einer experimentellen Spielsituation die Versuchspersonen mit den Augen eines Roboters zu konfrontieren, hatten Burnham und Hare ja schon gezeigt. Es blieb die Frage, ob dies auch in der wirklichen Welt, und nicht nur in den Räumen psychologischer Laboratorien, so ist.

Um dies zu untersuchen, das heißt, um herauszufinden, ob bereits das Bild eines Augenpaares eine Auswirkung auf das Verhalten in der wirklichen Welt hat, hing die bereits erwähnte Melissa Bateson wöchentlich eine andere Preisliste in der Kaffee- und Teeküche auf, mit jeweils denselben freiwillig zu entrichtenden Preisen für die Getränke. Geändert wurde nur ein 3,5-mal-15 cm messendes Bild, das nach Art eines Banners über der Preisliste im DIN-A-5-Format auf dem fotokopierten Blatt mit ausgedruckt war: Auf dem Bild waren entweder Blumen oder ein aus realen Gesichtern stammendes Augenpaar zu sehen (Abb. 2). Die Bilder waren jeweils verschieden, aber in allen Fällen blickten die Augen den Leser der

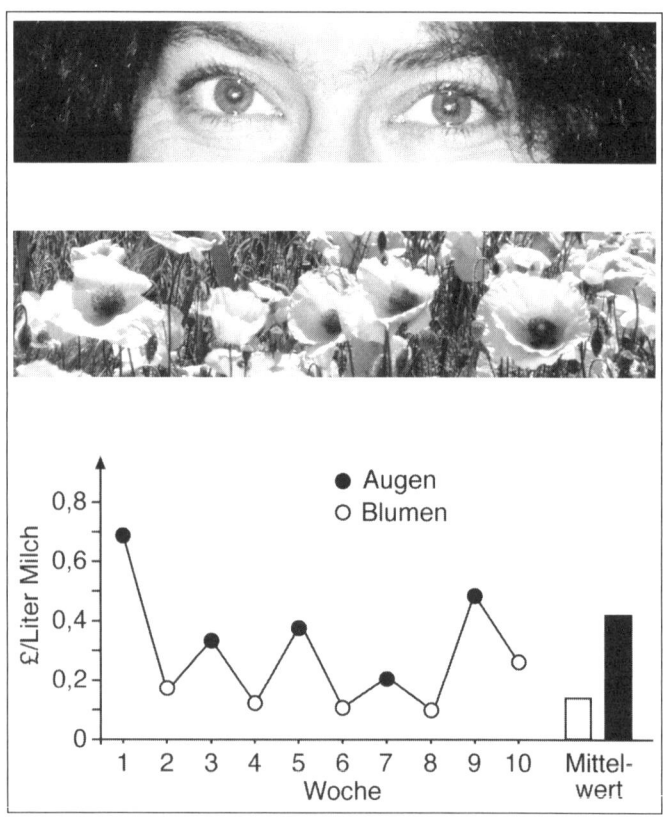

Abb. 2 Stimulus-Material (nachempfundene Beispiele) und Ergebnis der Studie von Bateson und Mitarbeitern.

Liste direkt an. Die Preisliste hing in Augenhöhe direkt über der Kaffeekasse.

Die abhängigen Variablen in diesem Experiment waren zum einen die wöchentlichen Einnahmen in der Kaffeekasse und zum anderen der Verbrauch an Milch. Dieser diente als indirektes Maß für den Getränkekonsum insgesamt (je mehr Kaffee oder Tee getrunken wurde, desto mehr Milch wurde auch verbraucht). Der Quotient aus diesen beiden Variablen (Geld/Milch) diente als Maß für die Ehrlichkeit der insgesamt 48 Mitglieder der psychologischen Abteilung, 25 davon weiblich. Der Verlauf dieses Quotienten über den 10-wöchigen Zeitraum des Experiments ist in Abbildung 2 dargestellt. Insgesamt waren die Mitarbeiter der Abteilung 2,76-fach ehrlicher beim Bezahlen ihrer Getränke, wenn ein Augenpaar über der Preisliste zu sehen war, eine Effektgröße, die selbst die beteiligten Wissenschaftler überraschte: „Um ehrlich zu sein, die Effektgröße hat uns die Sprache verschlagen", kommentierte der Seniorautor Gilbert Roberts (zit. nach 15).

Doch zurück zur angekündigten Studie über positive Auswirkungen durch die Bahnung mit „Gott". Zwei Wissenschaftler von der University of British Columbia im kanadischen Vancouver gingen dieser Frage auf neue Weise nach, indem sie erstens die Idee „Gott" ohne bewusste Reflexion aktivierten und zweitens das Verhalten direkt in einer experimentellen Spielsituation, dem Diktatorspiel, quantitativ beobachteten (18).

Seit knapp 30 Jahren bedient man sich für die unbewusste Bahnung durch einen Gedanken des sogenannten *scrambled-sentence Paradigmas* (29), das wie folgt funktioniert: Die Probanden erhalten die Aufgabe, aus jeweils 5 durcheinander gewürfelten Wörtern einen Satz zu bilden. Vorgegeben ist beispielsweise „das – heute – Wetter – schön – ist"; die Lösung ist in diesem Fall „Heute ist das Wetter schön". Nachdem sie 30 solcher Sätze bearbeitet haben, ist die Bahnungsprozedur zu Ende. Was die Versuchspersonen nicht wissen, ist Folgendes: Sie werden in zwei Gruppen eingeteilt; die eine Gruppe erhält 30 Sätze mit irgendwelchem Inhalt (Kontrollgruppe); die zweite Gruppe erhält ebenfalls 30 Sätze, von denen jedoch jeder zweite Satz ein Wort enthält, das mit einem bestimmten Begriff, im Fall des vorliegenden Experiments mit „Gott", in Beziehung steht. So enthält in dieser Experimentalgruppe also jeder zweite Satz, um beim Beispiel religiös konnotierter Wörter zu bleiben, wie „Geist", „heilig", „Gott" oder „Prophet". Weil diese 30 Sätze ansonsten genau so sind wie die anderen 30, und weil nur jeder zweite Satz ein solches mit Gott assoziiertes Wort enthält, fällt in aller Regel niemandem irgendetwas auf: Jeder erledigt die Aufgabe, liest also die Wörter, überlegt kurz, wie er sie in die richtige Reihenfolge bringt, schreibt den Satz hin und macht weiter. Hat man die 30 Sätze durchgearbeitet, ist dann in der Experimentalgruppe ein bestimmter Gedanke voraktiviert, gebahnt. Diese dem Betreffenden nicht bewusste Voraktivierung hat Auswirkungen, z. B. wer mit „Alter" gebahnt ist, läuft langsamer; wer mit „Geld" gebahnt ist, hilft weniger (22, 24, 25).

Im Experiment von Shariff und Norenzayan wurde nicht mit 30, sondern nur mit 10 Sätzen und in der Kontrollgruppe gar nicht gebahnt. Direkt nach der Bahnungsprozedur (bzw. ohne Bahnungsprozedur) hatten die insgesamt 50 Versuchspersonen (34 weiblich, 16 männlich; 26 bezeichneten sich als religiös, 24 nicht) die Gelegenheit zum Spielen eines anonymen Diktatorspiels. Sie erhielten 10 Dollar (in Form von 10 Ein-Dollar-Münzen) und es wurde ihnen gesagt, dass sie als Geber in einer ökonomischen Spielsituation ausgewählt wurden. Die Rolle des Gebers in diesem Spiel besteht ganz einfach darin, die Münzen zu nehmen und so viele wie man will zu behalten; den Rest bekommt der Empfänger, der diese Summe dann seinerseits behalten kann. Im Spiel geht es also letztlich darum, wie großzügig jemand ist.

Man weiß schon seit einigen Jahren, dass die meisten Menschen in einem solchen Spiel meistens nur wenig geben, 10 oder 15 %, also einerseits nicht gar nichts (wie der *homo oeconomicus* es tun sollte) und andererseits nicht 50 %, wie ein sehr altruistischer Mensch dies vielleicht tun würde (13, 26). Die Ergebnisse der Untersuchung sind in Abbildung 3 dargestellt.

Die durch „Gott" bzw. religiös konnotierte Wörter gebahnten Versuchspersonen gaben im Mittel 4,22 Dollar, wohingegen die nicht mit der Idee „Gott" gebahnten Probanden lediglich 1,88 Dol-

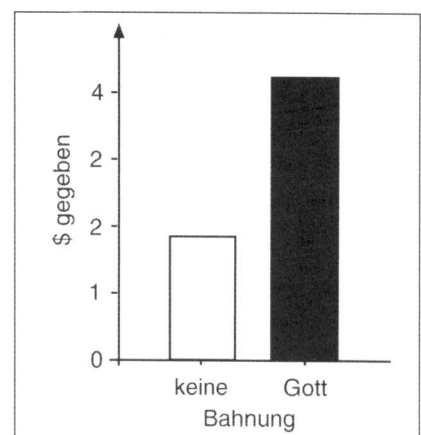

Abb. 3 Freiwillig gegebene Geldmenge (von insgesamt 10 Dollar) im Diktatorspiel, bei dem die Versuchspersonen einer anonymen anderen Person Geld geben können in Abhängigkeit von der Bahnung mit „Gott".

lar gaben ($p < 0{,}001$). Der Effekt war bei den Versuchspersonen, die sich selbst als gläubig einstuften, nicht größer als bei den Atheisten. Betrachtete man nur das Geben in der Kontrollbedingung (ohne Bahnung), so ergab sich interessanterweise kein Effekt der Religiosität auf die Großzügigkeit (passend zu den im vorhergehenden Kapitel bereits an dieser Stelle zitierten Studien; 21).

Ein zweites Experiment sollte diese Befunde zugleich verallgemeinern und spezifizieren. Es wurde erstens nicht an den (üblichen) Studenten, sondern in der allgemeinen Bevölkerung durchgeführt, beinhaltete zweitens statt der Bedingung „keine Bahnung" eine neutrale Bahnungsbedingung und enthielt drittens zusätzlich eine weltlich-moralische Bahnungsbedingung. Als vierte Erweiterung wurde eine Befragung nach dem Experiment eingeführt, die darauf abzielte, die Bewusstheit der religiösen Bahnung zu eruieren. Insgesamt 75 Teilnehmer wurden also entweder neutral (mit irgendwelchen Wörtern, wie anfangs beschrieben) oder religiös oder weltlich-moralisch (mit den Wörtern „bürgerlich", „Jury", „Gericht", „Polizei" und „Vertrag") gebahnt. Dann wurde das Diktatorspiel wie im ersten Experiment durchgeführt, und dann wurden noch einige Fragen gestellt, unter anderem diese beiden: „Bitte

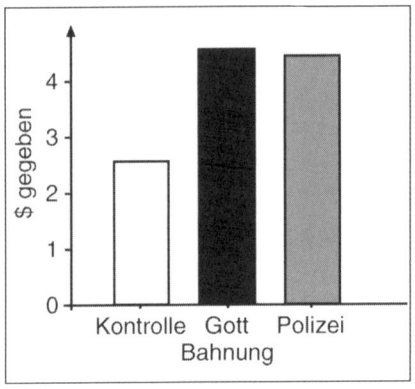

Abb. 4 Großzügigkeit im Diktatorspiel in Abhängigkeit von einer neutralen Bahnung, einer weltlichen Bahnung und der Bahnung mit der Idee „Gott".

spekulieren Sie darüber, was wohl der Sinn dieses Experiments war!" und „Gab es irgendetwas, das Sie bei dem Experiment nicht verstanden haben oder das Ihnen eigenartig vorkam?" Die Ergebnisse dieses Experiments zeigt Abbildung 4.

Wieder gaben die religiös gebahnten Versuchspersonen mit 4,56 Dollar signifikant (p < 0,02) mehr als die Kontrollgruppe (neutrale Bahnung) mit 2,56 Dollar. Wieder zeigte die Analyse der Daten keinen Zusammenhang zwischen der berichteten Religiosität und der Großzügigkeit (r = -0,12).

Überhaupt sind die empirischen Befunde zum Zusammenhang zwischen Religiosität und Moralität eher spärlich. *Gegen* einen solchen Zusammenhang spricht auch sicherlich die vom Philosophen Daniel Dennett in seiner Monografie über das Phänomen Religion berichtete Tatsache, dass beispielsweise in den USA die Verteilung der religiösen Ausrichtung der Gefängnisinsassen der Verteilung in der Normalbevölkerung entspricht: „Bei den in US-amerikanischen Gefängnissen Einsitzenden handelt es sich um Katholiken, Protestanten, Juden, Muslime und andere – einschließlich Menschen ohne Religion – im etwa gleichen Anteil wie in der Gesamtbevölkerung auch" (33; Übersetzung durch den Autor, MS).

Von besonderer Bedeutung erscheint jedoch das Ergebnis, dass die Bahnung mit Ideen weltlicher Moral ebenso gut wirkt wie die mit „Gott“: Die Probanden gaben in dieser Bedingung 4,44 Dollar.

Wie die Nachbefragung zeigte, hatten die Teilnehmer des Experiments (bis auf drei bzw. fünf, je nach Frage) keine bewusste Ahnung von dem, worum es im Experiment wirklich ging. Die Effekte waren also durch unbemerkte (unbewusste) Mechanismen zustande gekommen. Die prosozialen Auswirkungen einer Bahnung durch die Idee „Gott“ sind zudem weder auf Studenten beschränkt, noch sind sie auf „Gott“ beschränkt. Politische Philosophen der Aufklärung wie Voltaire und Rousseau scheinen also Recht mit ihrer Behauptung zu haben, dass moralisches Verhalten nicht religiös motiviert sein muss, sondern auch weltlich motiviert werden kann. Da die Idee „Gott“ auch Aggressivität bahnen kann, kommt diesem Befund gerade in der heutigen Zeit besondere Bedeutung zu. Aber auch der „Blick“, also die Abbildung von Augen, fördert nicht nur prosoziales Verhalten, sondern auch Angst (27).

Dass die Effekte bestimmter Wahrnehmungen auf moralisches Verhalten emotional vermittelt sind, wurde bereits durch bildgebende Verfahren nahe gelegt (28), ließe sich jedoch noch besser untermauern, wenn sich andere Emotionen außer Angst fänden, die ebenfalls moralische Entscheidungen beeinflussen. Dies scheint der Fall zu sein, wie zwei Experimente an 64 bzw. 94 Studenten zeigten (34). Man induzierte unter Hypnose eine Verbindung von bestimmten inhaltlich neutralen Wörtern („oft“, „nehmen“) mit dem Gefühl von Ekel. Wurden diese Wörter dann bei der Beschreibung bestimmter moralischer Dilemmata verwendet, so führten sie zu einer Verschiebung der Entscheidung (im Vergleich zu Kontrollen ohne Hypnose). Hierbei wurden nur diejenigen Versuchspersonen ausgewertet, die sich an die hypnotische Suggestion nicht bewusst erinnern konnten (45 in Experiment 1, 63 in Experiment 2). Das Ekel-Gefühl veränderte also die moralische Bewertung (Abb. 5).

Die moralischen Wirkungen von Augenpaaren oder religiösen Ideen scheinen allerdings vor allem über die Emotion der Angst vermittelt zu sein: „Der Glaube der Massen an Gott basiert vor allem auf Furcht und Angst vor unzureichender finanzieller Sicher-

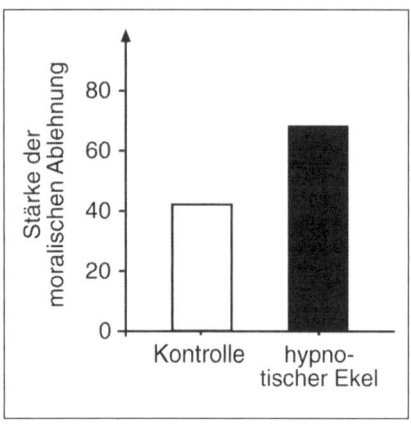

Abb. 5 Stärke der moralischen Ablehnung (gemessen mit einer von 1 bis 100 reichenden visuellen Analogskala) von insgesamt 6 unmoralischen Handlungen wie z. B. Inzest, Diebstahl oder Bestechung in Abhängigkeit von der zuvor erfolgten hypnotischen Suggestion von Ekel in Verbindung mit einem Wort, das in der Fall-Vignette vorkam. Der Unterschied ist mit $p < 0,001$ hoch signifikant (nach 34, Experiment 1).

heit" bemerkt Gregory Paul (36, Übersetzung durch den Autor, MS), Autor einer Studie zum Zusammenhang von religiösen Überzeugungen einerseits und ökonomischen sowie sozialen Variablen in 18 hoch entwickelten Ländern (35)[3].

---

3   Die Schlüsse sind im Hinblick auf die USA besonders brisant und seien auszugsweise hier wiedergegeben: „In reichen Demokratien gehen ein stärker ausgeprägter Glaube und vermehrte Religiosität ganz allgemein mit höheren Raten von Mord, Sterblichkeit in der Jugend und im jungen Erwachsenenalter, Geschlechtskrankheiten, Teenager-Schwangerschaften und Abtreibung einher. Die gläubigste reiche Demokratie, die USA [...] funktioniert fast in jeder Hinsicht am schlechtesten von allen entwickelten Demokratien, zuweilen spektakulär, und schneidet fast ausschließlich schlecht ab. Das Bild der USA als leuchtende Stadt auf einem Berg, die dem Rest der Welt ein Beispiel ist, wird durch ganz grundlegende Maße gesellschaftlicher Gesundheit eindeutig widerlegt" (35, Übersetzung durch den Autor, MS). So ist beispielsweise die Lebenserwartung in den USA geringer als in 41 anderen Ländern der Welt, obgleich dort das meiste Geld pro Kopf der Bevölkerung (bzw. als Prozentsatz des Bruttosozialprodukts) für Gesundheit ausgegeben wird. „Im Hinblick auf die Umwandlung von Reichtum in kulturelle und körperliche Gesundheit sind die USA die uneffektivste westliche Nation" (35, Übersetzung durch den Autor, MS).

Angst hemmt jedoch kreative Prozesse (26, 27). In der Studie von Bateson und Mitarbeitern hätte man also mindestens auch den wissenschaftlichen Output (genauer gesagt, dessen Verhältnis zum Milchkonsum) in den Wochen mit Augenpaaren im Vergleich zu den Wochen mit Blumen untersuchen sollen, zumal die Bahnung mit Blumen in anderen Experimenten (im Vergleich zur Bahnung mit Geld) weniger einsam zu machen scheint. Vielleicht stehen ja Kreativität und prosoziales Verhalten in einem wechselseitigen hemmenden Verhältnis, und vielleicht sind wir deshalb nur manchmal kreativ und ebenso nur manchmal freundlich und großzügig. Weitere experimentelle Studien zur Klärung dieser Zusammenhänge sind also dringend angesagt!

Literatur

1. Atran S. In gods we trust: The evolutionary landscape of religion. Oxford, UK: Oxford University Press 2002.
2. Atran S, Norenzayan A. Religion's evolutionary landscape: Counterintuition, commitment, compassion, communion. Behavioral and Brain Sciences 2004; 27: 713–30.
3. Barclay P. Trustworthiness and competitive altruism can also solve the "tragedy of the commons". Evol Hum Behav 2004; 25: 209–20.
4. Bateson M, Nettle D, Roberts G. Cues of being watched enhance cooperation in real-world setting. Biology Letters 2006; 2: 412–4.
5. Bering JM, McLeod K, Shackelford TK. Reasoning about dead agents reveals possible adaptive trends. Human Nature 2005; 16: 360–81.
6. Boyer P (2001) Religion explained: The evolutionary origins of religious thought. New York, NY: Basic Books 2001.
7. Burnham TC, Hare B. Engineering Human Cooperation. Human Nature 2005; DOI 10.1007/s12110–007–9012–2.
8. Cauvin J (1999) The birth of the gods and the origins of agriculture (T. Watkins, Trans.). Cambridge, UK: Cambridge University Press 1999.
9. Fehr E. Don't lose your reputation. Nature 2004; 432: 449–50.
10. Fehr E , Fischbacher U. The nature of altruism. Nature 2003; 425: 785–91.
11. Foucault M. Die Heterotopien/ Der utopische Körper. Zwei Radiovorträge. Zweisprachige Ausgabe, übersetzt von Michael Bischoff. Mit einem Nachwort von Daniel Defert. Frankfurt am Main: Suhrkamp 1966/2005.

12. Haley KJ, Fessler DMT. Nobody's watching? Subtle cues affect generosity in an anonymous economic game. Evolution and Human Behavior 2005; 26: 245–56.
13. Henrich JR, Boyd S, Bowles H, Gintis H, Fehr E, Camerer C. „Economic man" in cross-culturel perspective: Ethnography and experiments from 15 small-scale societies. Behavioral and Brain Sciences 2005; 28: 795–815.
14. Irons W. How did morality evolve? Zygon: Journal of Religion and Science 1991; 26: 49–89.
15. MacKenzie D. Big Brother' eyes make us act more honestly. New Scientist 28.6.2006.
16. Milinski M, Semmann D Krambeck HJ. Donors to charity gain in both indirect reciprocity and political reputation. Proc R Soc B 2002; 269: 881–3.
17. Milinski M, Semmann D, Krambeck HJ. Reputation helps solve the 'tragedy of the commons'. Nature 2002; 415: 424–6.
18. Shariff AF, Norenzayan A. God is watching you. Priming God concepts increases prosocial behavior in an anonymous economic game. Psychological Science 2007; 18: 803–9.
19. Sosis R, Alcorta C. Signaling, solidarity, and the sacred: The evolution of religious behavior. Evolutionary Anthropology 2003; 12: 264–74.
20. Sosis R, Ruffle BJ. Ideology, religion, and the evolution of cooperation: Field tests on Israeli kibbutzim. Research in Economic Anthropology 2004; 23: 89–117.
21. Spitzer M. Mord und Moral im Nahmen Gottes. Nervenheilkunde 2007, 26: 545–52.
22. Spitzer M. Geld macht einsam. Nervenheilkunde 2007; 26: 119–24.
23. Spitzer M. Neurotheologie? Nervenheilkunde 2006; 25: 761–5.
24. Spitzer M. Das neue Unbewusste. Nervenheilkunde 2006; 25: 615–22.
25. Spitzer M. Das neue Unbewusste II. Nervenheilkunde 2006; 25: 701–8.
26. Spitzer M. Bedingungen von Kooperation. Nervenheilkunde 2005; 24: 773–7.
27. Spitzer M (2005b) Angst und Untergang. Nervenheilkunde 2005; 24: 257–62.
28. Spitzer M. Neuroökonomie. Nervenheilkunde 2003; 22: 325–29.
29. Srull TK, Wyer RS Jr. The role of category accessibility in the interpretation of information about persons: Some determinantss and implications. Journal of Personality and Social Psychology 1979; 37: 1660–72.
30. Wedekind C, Braithwaite VA. The long-term benefits of human generosity in indirect reciprocity. Curr Biol 2002; 12: 1012–5.
31. Woods V. Pay up, you are being watched. New Scientist 2005; 2491: 12.

32. Galvan FG et al. Religiosity, denominational affiliation, and sexual behaviors among people with HIV in the United States. Journal of Sex Research 2007; 44: 49–58.

33. Dennett DC. Breaking the spell. Religion as a natural phenomenon. New York: Viking 2006, 279.

34. Wheatley T, Haidt J. Hypnotic disgust makes moral judgments more severe. Psychological Science 2005; 16: 780–4.

35. Paul GS. Cross-national correlations of quantifiable societal health with popular religiosity and secularism in the prosperous democracies. A first look. Journal of Religion & Society 2005; 7: 1–17.

36. Phillips H (2007) Is God good? New Scientist 2007; 2619 (195): 32–6.

Gleichheit

Freiheit, Gleichheit, Brüderlichkeit – so heißt der Wahlspruch der heutigen französischen Republik. Die Freiheit findet sich auch in der amerikanischen Verfassung (Abb. 1) und die Brüderlichkeit bzw. Solidarität ist Teil unserer christlichen Kultur. Wie ist es aber mit der Gleichheit? Handelt es sich hier um eine Fiktion kommunistisch gesinnter ideologischer Träumer? – Glaubt man der über uns permanent hereinprasselnden Propaganda für einen ungehemmten Wildwest-Kapitalismus, so möchte man diese Frage fast mit ja beantworten. Interessanterweise sind es in jüngster Zeit die Politwissenschaftler, Anthropologen und Wirtschaftswissenschaft-

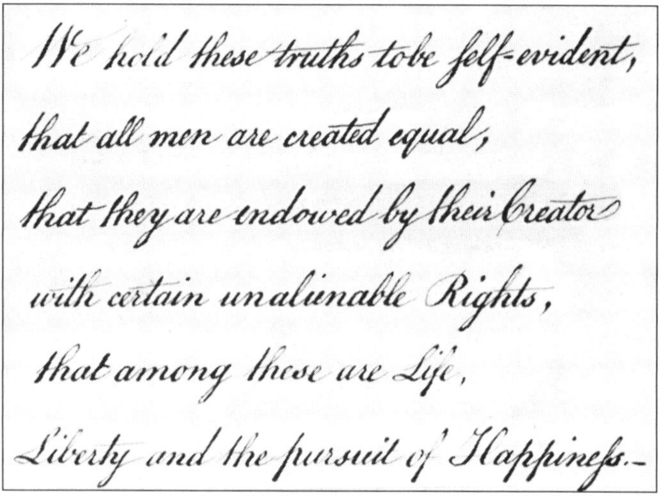

We hold these truths to be self-evident,
that all men are created equal,
that they are endowed by their Creator
with certain unalienable Rights,
that among these are Life,
Liberty and the pursuit of Happiness.–

Abb. 1 Faksimile der amerikanischen Unabhängigkeitserklärung, wo jedem Bürger das Recht auf Leben, Freiheit und dem Streben nach Glück garantiert wird. Wir Deutschen leben in der „freiheitlich demokratischen Grundordnung" und haben die „soziale Marktwirtschaft" – Freiheit und Brüderlichkeit sind somit auch hierzulande als Grundprinzipien fest etabliert. Von der Gleichheit ist allenfalls im Sinne der Chancengleichheit die Rede. Alles andere wäre ja „Gleichmacherei", und die ist ein Schimpfwort.

ler, die aufgrund experimenteller Erkenntnisse zu einem ganz anderen Ereignis kommen.

Will man untersuchen wie die Menschen zur Gleichheit stehen, will man also die Psychologie der Gleichheit experimentell in den Blick nehmen, so fällt auf, dass dies gar nicht so einfach ist. Betrachten wir ein Beispiel: In amerikanischen Kindergärten hört man die Väter und Mütter oft zu ihren Kleinen sagen „You have to share". Ganz offensichtlich möchten sie ihren Kindern den Egoismus austreiben und sie das Teilen lehren. Kooperatives Verhalten wird so, wenn es denn funktioniert, über Lernprozesse – das heißt, letztlich über Belohnung und Bestrafung – bewirkt. Wenn dies dann an den Tag gelegt wird, hat das mit einem Bedürfnis nach Gleichheit nichts zu tun. Man hat vielmehr durch Belohnung und Bestrafung gelernt, kooperativ zu sein. Wie aber lässt sich ein Bedürfnis nach Gleichheit, wenn es dieses denn gibt, experimentell abbilden?

Hierzu konstruierten die Autoren einer an insgesamt 120 Studenten durchgeführten Studie eine experimentelle Spielsituation, in der es letztlich nur um das Bedürfnis nach Gleichheit gehen konnte, weil andere motivationale Aspekte systematisch ausgeschlossen wurden. Man rekrutierte die Studenten aus unterschiedlichen Abteilungen der Universität, sodass sie sich mit großer Wahrscheinlichkeit nicht kannten. Jeweils 20 Studenten nahmen an einer experimentellen Sitzung teil, die ihrerseits aus je 5 Perioden bestand. In jeder dieser Perioden wurden die Versuchspersonen zufällig in 5 Gruppen zu 4 Personen eingeteilt. Eine Spielrunde bestand dann darin, dass jede der 4 Versuchspersonen zunächst eine per Zufall bestimmte Menge an Geld erhielt (eine Art Lotteriegewinn ohne vorherigen Einsatz). Wie viel Geld jeder bekam, wurde für alle sichtbar angezeigt. Danach hatten die Versuchspersonen die Gelegenheit, auf das Ergebnis der Lotterie einzuwirken: Jeder konnte für die jeweils 3 anderen Spieler positive oder negative Ausgleichszahlungen bewirken. Diese Zahlungen mussten mit dem zuvor gewonnen Geld erkauft werden: Mit jedem Cent, den man für einen bestimmten Mitspieler ausgab, konnte dieser entweder 3 Cent erhalten oder es wurden ihm 3 Cent abgezogen.

Die Versuchspersonen waren gegenseitig anonym und wechselten nach jeder Runde. Es war also nicht möglich, Verabredungen zu treffen oder beispielsweise einen guten Ruf aufzubauen. Durch die Tatsache, dass die Versuchspersonen sowohl Geld verteilen als auch Geld wegnehmen konnten, entfallen weiterhin mögliche Anforderungseffekte, die zum Beispiel bei alleiniger Erlaubnis von Bestrafungen darin bestehen könnten, dass die Versuchspersonen dächten, sie könnten nur bestrafen und müssten dies in diesem Experiment eben dann auch tun. Sie konnten also schlichtweg Geld umverteilen, wie auch immer sie dies mochten. Dieses Umverteilen kostete sie Geld, sodass man davon ausgehen muss, dass es jemand nur dann tut, wenn ihm oder ihr wirklich daran liegt. Wenn es also ein Bedürfnis nach Gleichheit geben sollte, dann müsste sich dies an den im Experiment beobachteten Umverteilungen zeigen.

Und so war es: Die Probanden waren durchaus bereit, Geld dafür zu bezahlen, dass jemand anderem Geld gegeben oder genommen wurde. Und dieses Verhalten war zudem systematisch in dem Sinne, dass durch die Ausgleichszahlungen die Gleichheit der Spielergebnisse zunahm: 48% der Versuchspersonen reduzierten das Einkommen einer anderen Person mindestens einmal und 28% der Versuchspersonen taten dies 5-mal oder öfter, 6% der Versuchspersonen sogar 10-mal oder öfter.

Seliger als das Nehmen war jedoch in diesem Experiment das Geben (6), wenn auch dieser Effekt nicht besonders ausgeprägt war: 74% der Versuchspersonen erhöhte das Einkommen eines Mitspielers mindestens einmal, 33% taten dies mindestens 5-mal und 10% mindestens 10-mal. Von besonderer Bedeutung war die Systematik der Umverteilungen: 71% der Abzüge wurden denjenigen „erkauft", die durch Zufall zuvor besonders viel erhalten hatten und 62% der erkauften Zuschläge wurde denjenigen gewährt, die durch Zufall unterdurchschnittlich viel Geld erhalten hatten.

Mehr noch: Das von den Versuchspersonen den anderen zugebilligte oder abgezogene Geld variierte mit dem relativen „Einkommen" aus der zufälligen Geldverteilung: Versuchspersonen, die per Zufall mehr als 10 Geldeinheiten mehr erhalten hatten als

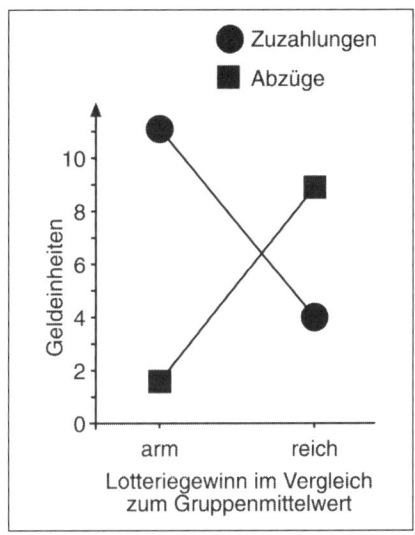

Abb. 2 Abhängigkeit der Ausgleichszahlungen vom Ergebnis der vorherigen Lotterie. Wer in der Lotterie 10 % oder noch deutlicher unter dem Durchschnitt lag (also vergleichsweise „arm" war), erhielt im Durchschnitt mehr Geld als der vergleichsweise „Reiche", der 10 % oder noch deutlicher über dem Durchschnitt lag (Kreise). Diesem gönnte man wenig Zuzahlungen. Bei den Abzügen (Quadrate) war es umgekehrt: Den nach der Lotterie „Reichen" wurde deutlich mehr abgezogen als den „Armen".

der Durchschnitt, bekamen im Mittel 8,9 Geldeinheiten abgezogen, wohingegen sich die Abzüge derjenigen, die 10 % oder mehr unter dem Durchschnitt erhalten hatten, auf nur 1,6 Geldeinheiten beliefen (Abb. 2). Und wieder war nicht nur das Nehmen, sondern auch das Geben durch das Bedürfnis nach Gleichheit bestimmt: Versuchspersonen, die bei der Zufallsgeldverteilung 10 % oder noch deutlicher unter dem Durchschnitt lagen, erhielten 11,1 Geldeinheiten als Ausgleichszahlungen, wohingegen die Gutverdiener in der Lotterie (mindestens 10 % mehr als der Durchschnitt) im Durchschnitt 4 Geldeinheiten als Ausgleichszahlung erhielten.

Analysierte man die Daten auf andere Weise, kam man wiederum zu dem Ergebnis, dass ein Bestreben nach Gleichheit herrschte: Derjenige in der Gruppe, der durch die Lotterie am wenigsten erhielt, verwendete sein bisschen Geld vor allem für Abzüge bei den anderen, denn sie gaben 96 % mehr Geld für Abzüge aus als der Spitzengewinner in der Gruppe. Dieser wiederum gab 77 % mehr für positive Ausgleichszahlungen aus als das Lotterieschlusslicht (beide Ergebnisse sind mit p < 0,0008 hochsignifikant).

Es könnte nun sein, dass die Teilnehmer des Experiments erst mit der Zeit die Regeln des Spiels erkannten, also beispielsweise bemerkten, dass die von ihnen erkauften Abzüge und Gutschriften für die anderen ja keine weitere Auswirkung hatten, da sie diese während des Experiments nicht mehr trafen. Wenn dem so wäre, würde sich das Verhalten der Teilnehmer im Verlauf der 5 Sitzungen ändern. Dies war jedoch nicht der Fall.

Interessanterweise gab es durchaus auch Zahlungen an Gutverdiener und Abzüge für Arme. Die Gründe hierfür sind in diesem und auch anderen Experimenten nicht Thema der Untersuchung gewesen. Man versteht beispielsweise nicht, warum jemand, der in der Lotterie arm abschnitt, Geld dafür bezahlt, dass einem ebenfalls in der Lotterie schlecht weggekommenen Geld abgezogen wird (in 12,2 % der Fälle) oder gar dafür, dass ein Reicher noch mehr erhält (geschah in 16,9 % der Fälle): Vielleicht mag der oder die eine den anderen oder die andere; vielleicht gab es auch Gedanken über die Genugtuung durch die Verschlechterung des Loses des anderen (was wünscht der arme chinesische Bauer seinem ebenso armen Nachbarn? – den Tod dessen einziger Kuh!); oder aber ein Armer gibt dem Reichen in der vagen Hoffnung auf künftigen großmütigen Ausgleich ... – Was immer einem in den Sinn kommt, man kann hier nichts weiter als feststellen, dass die Menschen aus anderen Gründen als dem Wunsch nach Gleichheit Geld in die Hand nehmen, um (auf jeweils eigene Kosten) Geld umzuverteilen.

Weiterhin ist von Bedeutung, dass die Gleichheit hier nicht dadurch bewirkt wird, dass jemand irgendeine Gleichheitsnorm zu erfüllen sucht. Um solches durch die Randbedingungen (z. B. die strafend blickende Mutter am Sandkasten) bewirkte, also gewissermaßen von außen erzwungene, normgerechte Verhalten (7) ging es in der vorliegenden Studie nicht. Die mit 36,1 % häufigste Umverteilung bestand im Geben eines „Reichen" an einen „Armen", die mit 30,4 % zweithäufigste in Abzügen für einen „Reichen", erkauft durch einen „Armen" (Angaben aus der Supplementary Information).

Schließlich ist von Interesse, dass die Daten auch dahingehend betrachtet wurden, ob die Abweichung vom Gruppenmittel oder ganz einfach der Unterschied zwischen dem jeweiligen Gewinn des die Zahlungen festlegenden Teilnehmers zum Gewinn der Empfänger der Zu- oder Abschläge eine größere Rolle spielten. Mit anderen Worten: Ging es den Teilnehmern eher um einen Gesamtausgleich in der Gruppe oder ging es ihnen um eine Korrektur ihrer jeweiligen Stellung in der Gruppe? – Hierzu lässt sich anhand der Daten sagen, dass sich bei Zugrundelegung des Gruppenmittelwertes ein klareres Bild des Bedürfnisses nach Gleichheit ergab. „Dies legt nahe, dass der Mittelwert des Einkommens der Gruppe einen etwas besseren Bezugpunkt für egalitäres Verhalten darstellt als das eigene Einkommen" (1, suppl. information, S. 2, Übersetzung durch den Autor).

Warum bezahlen die Menschen Geld für die Herstellung von Gleichheit nach einer zufällig (durch Lotterie) auftretenden Ungleichheit? – Da in anderen Experimenten bereits gezeigt werden konnte, dass die Menschen es nicht mögen, wenn jemand sich auf Kosten der Gemeinschaft bereichert (3; vgl. 5, 9), untersuchte man die emotionalen Reaktionen der Teilnehmer. Wenn in einer Spielsituation (z. B. Ultimatum-Spiel) beispielsweise die Teilnehmer nicht nur durch monetäre Transaktionen andere Teilnehmer bestrafen können, sondern ihnen auch erlaubt, ihre Emotionen auszudrücken, ändern sich die Geldbeträge, ganz nach dem Motto: Wenn ich ihn schon ausgeschimpft habe, brauche ich nicht noch dafür zu bezahlen, dass ihm etwas abgezogen wird, denn Luft gemacht habe ich mir schon.

Weil in diesen Spielen jedoch der Gewinn der Teilnehmer durch ihr (antisoziales) Verhalten bedingt ist, könnte es sein, dass diese Emotionen genau darauf zurückzuführen sind, also gerade nichts mit dem Bedürfnis nach Gleichheit zu tun haben. Um diese Frage zu klären, wurden die Versuchspersonen mit hypothetischen Lotterieausgängen konfrontiert, bei denen sie wenig, andere jedoch viel erhalten hatten (Tab. 1), und es wurde nach ihren Emotionen auf einer 7-stelligen Likert-Skala gefragt. Bei großer Ungleichheit zeigten sich 75 % der Teilnehmer zumindest etwas verärgert, 41 %

Tab. 1 Lotterie-Ausgänge mit viel oder wenig Ungleichheit. Die Versuchspersonen wurden gebeten, den Grad ihrer Verärgerung gegenüber dem Gruppenmitglied Nummer 4, für beide Szenarien getrennt, auf einer Skala von 1 (gar nicht) bis 7 (sehr/stark) zu beschreiben.

Szenario mit großer Ungleichheit	Szenario mit geringer Ungleichheit
Sie erhalten 23 Geldeinheiten. Das 2. Gruppenmitglied erhält 25, das 3. 21. Nehmen wir an, das 4. erhält 37 Einheiten und Sie treffen dieses Gruppenmitglied hinterher zufällig. Wie würden Sie ihre Gefühle gegenüber dieser Person beschreiben?	Sie erhalten 19 Geldeinheiten. Das 2. Gruppenmitglied erhält 21, das 3. 17. Nehmen wir an, das 4. erhält 22 Einheiten und Sie treffen dieses Gruppenmitglied hinterher zufällig. Wie würden Sie ihre Gefühle gegenüber dieser Person beschreiben?

waren ziemlich bis sehr ärgerlich, das heißt, hatten einen Wert von 4 oder mehr auf einer Skala von 1 (gar nicht) bis 7 (sehr). Bei geringer Ungleichheit waren hingegen nur 46 % etwas und nur 27 % sehr verärgert. Zunehmende Ungleichheit zufällig verteilter Lotteriegewinne sorgt also für zunehmenden Ärger. Und dieser Ärger drückte sich im Verhalten aus: Probanden, die im Szenario mit großer Ungleichheit zumindest einigen Ärger angaben, gaben 26 % mehr (p < 0,05) Geld für Abzüge des Spitzenverdieners in der Lotterie aus und sogar 70 % mehr (p < 0,001) für Zuwendungen an diejenigen mit unterdurchschnittlichem Lotteriegewinn.

So lässt sich der Schluss kaum vermeiden, dass Ungleichheit (auch dann, wenn sie durch den Zufall und nicht absichtlich oder gar durch antisoziales Verhalten bedingt ist) negative Emotionen hervorruft und dass diese Emotionen dafür sorgen, dass wir freiwillig Geld für Ausgleich bezahlen. Umgekehrt wurde kürzlich experimentell gezeigt, dass gerechtfertigte Ungleichheit die negativen Emotionen und die damit verbundenen Umverteilungswünsche dämpft (8).

Menschen mögen Gleichheit, und dieses Bedürfnis unterliegt wahrscheinlich einer ganzen Reihe von Verhaltensweisen, vom gemeinsamen Essen bis hin zur Ethik des „Wie Du mir, so ich Dir" (2, 4). Ungleichheit macht ärgerlich. Und dieser Ärger dämpft unseren Drang nach mehr, nach Einzigartigkeit, nach einer höheren Stufe auf der sozialen Leiter. Ja, auch dies gibt es. Aber es muss in sich stimmig sein, gerechtfertigt. Gleichheit und Ungleichheit treiben uns an, sind 2 widerstreitende und im konkreten Leben immer real zu vermittelnde Prinzipien unseres Lebens.

Literatur

1. Dawes CT, Fowler JH, Johnson T, McElreath, Smirnov O. Egalitarian motives in humans. Nature 2007; 446: 794–6.
2. Falk A, Fehr E, Fischbacher U. Driving forces behind informal sanctions. Econometrica 2006; 73: 2017–30.
3. Fehr E, Gächter S. Altruistic punishment in humans. Nature 2002; 415: 137–40.
4. Jones M. Feast: Why humans share food. Oxford, UK: Oxford University Press 2007.
5. Spitzer M. Strafe muss (vielleicht manchmal) sein. Nervenheilkunde 2002; 21: 116–8.
6. Spitzer M. Geben ist seliger denn Nehmen (p < 0,05). Nervenheilkunde 2006; 25: 994–6.
7. Spitzer M, Fischbacher U, Herrnberger B, Grön G, Fehr E. The Neural Signature of Social Norm Compliance. Neuron 2007; 56: 185–96.
8. Wakslak CJ, Jost JT, Typer TR, Chen ES. Moral outrage mediates the dampening effect of system justification on support for redistributive social policies. Psychological Science 2007; 18: 267–74.
9. Xiao E, Houser D. Emotion expression in human punishment behaviour. Proceedings of the National Academy of Science USA 2005; 102: 7398–401.

Aktives Vergessen

Unser Gedächtnis ist komplizierter als unsere Art und Weise, wie wir darüber sprechen. Wir tun nicht selten so, als sei das Gedächtnis eine Art Schuhkarton, in den man Inhalte hineinlegt und sie später wieder herausholt: „Hast Du das behalten?" – „Nein, mir ist das entfallen." Solche Redewendungen beziehen sich auf ein statisches Gedächtnis, eben nach Art eines Behälters. Man sagt auch manchmal, man habe ein löchriges Gedächtnis und meint damit, dass manche Inhalte durch die Löcher aus dem Gedächtnis herausfallen und dann nicht mehr drin sind. Andere reden von einem Gedächtnis wie ein Schweizer Käse und meinen damit Löcher im Gedächtnisapparat selbst, in den Inhalten, die mit dem Käse gleichgesetzt werden. Nichts davon ist richtig. Unser Gedächtnis ist weder ein Behälter, in den man Inhalte hineintun und wieder herausholen kann, noch ist es eine Substanz, die so ist wie sie ist und allenfalls im Alter von einer Art Mottenfraß befallen werden kann. Wenn Sie schon gerne eine Naturmetapher für das Gedächtnis haben möchten, dann sei es mit einem Ameisenhaufen verglichen. Auch er hat Struktur und auch in ihm steckt die Vergangenheit in Form seiner Gebrauchsgeschichte. Aber wenn man genau hinsieht, dann ist der Ameisenhaufen in beständiger Veränderung: Nicht nur wuseln auf und in ihm tausende von Ameisen, sie bauen ihn vielmehr auch dauernd an und um. Je nach den Anforderungen der Umgebung. – Ja, Ihr Gedächtnis ist viel eher wie ein Ameisenhaufen als wie ein Schuhkarton! Und das Vergessen ist nicht einfach das Verlieren von Inhalten aus einem löchrigen Behälter oder das Verlieren durch Löcher im Speichermedium. Vielmehr ist das Vergessen – wie das Behalten auch – ein *aktiver* Vorgang. „Na, dann wäre ich gern ein bisschen passiver" – wer jetzt so denkt, lese bitte weiter.

Ihr Gehirn enthält viel mehr Informationen als Ihre Bibliothek oder Ihr Computer. Und deswegen gibt es dort auch prinzipiell die gleichen Probleme: Je mehr drin steckt, desto länger muss Ihr Gehirn danach suchen. Deshalb wäre es günstig, wenn das Gehirn eine Möglichkeit hätte, Dinge, die nicht behalten werden sollen, aktiv zu vergessen: Was nicht drin ist, stört nicht bei der Sucherei.

Dass unser Gehirn tatsächlich über einen solchen aktiven Mechanismus des Vergessens verfügt, wurde kürzlich in einer sehr eleganten Studie nachgewiesen (1). Versuchspersonen mussten zunächst eine ganz normale Gedächtnisaufgabe bewältigen, wie sie seit über hundert Jahren in der Gedächtnisforschung verwendet wird, nämlich sich unverbundene Wortpaare merken: „Haus-Wolke"; „Stuhl-Maus", etc. Die Besonderheit des Experiments bestand darin, dass zunächst jeweils sechs Mal das gleiche Wort mit jeweils einem anderen verbunden wurde. Beispielsweise lernten die Versuchspersonen die Haus-Wort-Familie „Haus-Wolke; Haus-Taste; Haus-Element; Haus-Reh; Haus-Strich; Haus-Plastik", indem sie jedes Wortpaar zunächst einmal gezeigt bekamen. Man musste also jeweils ein Wort mit einer ganzen Familie von sechs weiteren Wörtern verbinden lernen. Danach wurde zur Einübung der Hälfte der Wortpaare aus dieser Familie eine Erinnerungsaufgabe durchgeführt: Man zeigte dazu beispielsweise „Haus-T..." und die Versuchspersonen mussten auf das richtige, zuvor gelernte Wort kommen (in diesem Fall also „Taste" erinnern). Diese Erinnerungsaufgabe wurde mit nur drei der sechs Wortpaare durchgeführt, also beispielsweise mit „Haus-W...", „Haus-T..." und „Haus-E...". Das ganze geschah pro Wortpaar dreimal *im Magnetresonanztomografen*, sodass die Aktivität des Gehirns dabei gemessen werden konnte. Die anderen drei Paare (also in diesem Fall „Haus-Reh; Haus-Strich; Haus-Plastik") wurden nicht mehr erwähnt und damit auch nicht eingeübt. Zudem wurden (als Kontrolle) andere Wortfamilien, z. B. die Stuhl-Familie „Stuhl-Katze; Stuhl-Mond; Stuhl-Auto; Stuhl-Zahl; Stuhl-Licht; Stuhl-Blech", jeweils einmal dargeboten und kamen (wie die zweite Hälfte der Haus-Wortfamilie) im Scanner nicht vor.

Insgesamt wurden 240 Wortpaare gezeigt, das heißt, 40 „Wortfamilien", von denen jeweils 20 (Wortpaare der Gruppe B) als Kontrolle dienten und 20 (Wortpaare der Gruppe A jeweils zur Hälfte) weiter bearbeitet wurden. Das ganze Experiment erfolgte mit 20 gesunden Versuchspersonen im Alter von 18 bis 32 Jahren (12 davon weiblich).

Warum ein so eigenartiges Experiment? – Der Witz bestand darin, dass man ganz am Schluss, etwa 15 Minuten nach der Sitzung im Scanner, noch einmal alle Wortpaare abfragte, also u.a. die Behaltensleistung für die geübten und die nicht geübten Wörter aus der Haus-Wortfamilie sowie die allesamt nicht geübten Wörter aus der Stuhl-Wortfamilie überprüfte. Hierbei zeigte sich wie erwartet, dass die geübten Wortpaare besser behalten worden waren als die nicht geübten. Nichts Besonderes also, was das Behalten nach dem Merktraining anbelangt. Interessant war jedoch das Vergessen ohne Training: Es zeigte sich nämlich, dass die Behaltensleistung für die nicht-trainierten Wörter aus der Haus-Wortfamilie, (in der die andere Hälfte trainiert worden war), schlechter war als die Behaltensleistung für die Wörter aus der Stuhl-Wortfamilie, von der keines der Wörter trainiert worden war (Abb. 1). „Haus-Reh" oder

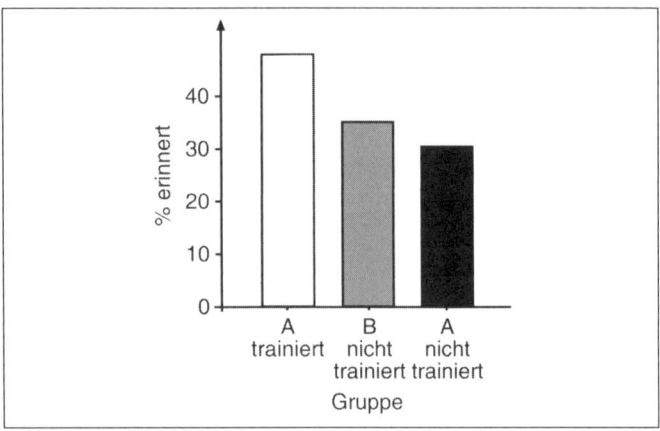

Abb. 1 Behaltensleistung für die trainierten Wörter aus der Gruppe A, in der jeweils die Hälfte der Wörter einer Familie trainiert wurden (links), für die Wörter aus der Kontrollgruppe B der Wortfamilien, von denen keines der sechs Wörter trainiert wurde (Mitte) und für die nicht trainierte andere Hälfte aus den Wortfamilien aus der Gruppe A (rechts). Der Unterschied der linken und mittleren Säule ist signifikant, aber trivial: Üben bringt einen Behaltenseffekt. Der Unterschied zwischen der mittleren und der rechten Säule ist ebenfalls signifikant, aber keineswegs trivial: Es handelt sich in beiden Fällen um Wortpaare, die nicht trainiert wurden.

„Haus-Plastik" war also eher vergessen worden als „Stuhl-Mond" oder „Stuhl-Blech".

In Abbildung 2 ist dargestellt, wie sich diese Befunde mit einem einfachen Netzwerkmodell des Gedächtnisses in Einklang bringen und verstehen lassen.

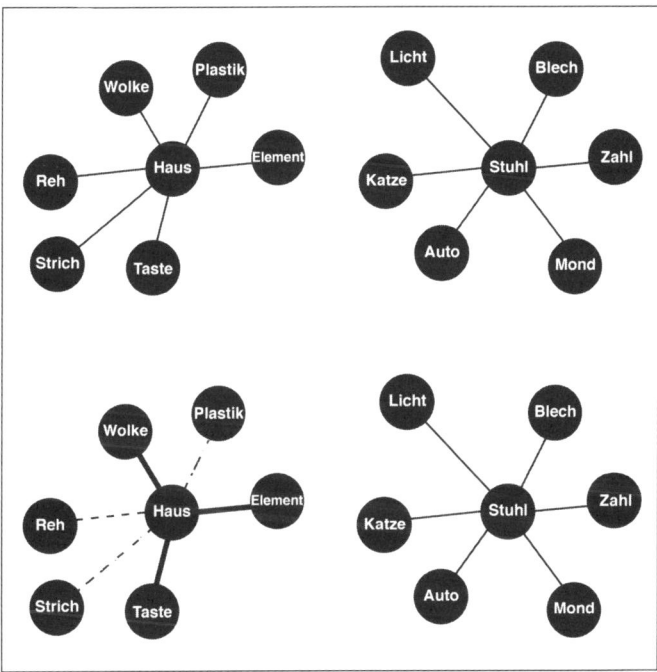

Abb. 2 Zunächst werden neue assoziative Verbindungen hergestellt, die sich als Netze darstellen lassen („Haus-Netz" oben links und „Stuhl-Netz" oben rechts). Dann werden im Haus-Netz einige der Verbindungen besonders trainiert. Dies führt nicht nur zu deren Verbesserung, sondern zugleich auch zur Abschwächung der anderen Verbindungen im Haus-Netz. Im Stuhl-Netz dagegen geschieht nichts, weder Verstärkung noch Abschwächung. Werden nun die Inhalte abgefragt, zeigt sich daher nicht nur eine (triviale) Verbesserung der wiederholten Assoziationen, sondern auch eine Verschlechterung der nicht wiederholten Assoziationen, die zuvor gelernt worden waren und die zum Umfeld der gelernten Assoziationen gehören.

Weil mit allen nicht-trainierten Wortpaaren während des gesamten Experiments nichts mehr geschehen war, lässt sich dieses Ergebnis nur mit einem *automatisch* ablaufenden *aktiven* Vergessensprozess erklären (3). Der sorgt beim Training der drei Wortpaare aus der Haus-Wortfamilie dafür, dass die anderen, zuvor gelernten Verknüpfungen dieser Familie wieder rückgängig gemacht oder zumindest abgeschächt werden, also die zuvor geknüpften Verbindungen aktiv wieder vergessen werden, weil sie ganz offensichtlich in weiteren Erfahrungen keinen Bestand hatten. Als Mechanismen hierfür kommen Hemmprozesse in Betracht. Man kann sich Prozesse wie die *long term depression* (LTD) vorstellen. Hierbei werden synaptische Verbindungen systematisch in ihrer Stärke reduziert, wenn Signale nicht gleichzeitig am Neuron einlaufen. Auch der Prozess der *lateralen Hemmung* ist denkbar, bei dem in der näheren, aber nicht in der unmittelbaren Umgebung einer kortikalen Säule gelegene weiter benachbarte kortikale Säulen aktiv über hemmende Interneurone gehemmt werden. Schließlich kommen auch Prozesse der Normierung in Betracht, die dafür sorgen, dass die Gesamtaktivität eines Systems trotz lernbedingter Aktivitätszunahme nicht zunimmt (5). Es dürfte einerseits schwierig sein, diese Prozesse zu differenzieren, andererseits muss hervorgehoben werden, dass dieses Modell eine große Plausibilität hat und mit bekannten Mechanismen kortikaler Informationsverarbeitung unschwer in Verbindung zu bringen ist. Letztlich geht es darum, dass der Kortex Karten von statistischen Regularitäten raum-zeitlicher Input-Muster produziert (2, 4), und dass hierzu sowohl Aktivierungs- als auch Hemmprozesse nötig sind.

Die Ergebnisse aus dem MR-Scanner stützten diese Interpretation, denn während des Trainings waren der Hippocampus und gedächtnisrelevante Bereiche der Großhirnrinde umso aktiver, je besser das aktive Vergessen geklappt hatte. Unser Gehirn räumt also auf, sortiert nach dem Lernen, was zu behalten ist und wirft aktiv weg, was nicht mehr gebraucht wird. Und deswegen findet es meistens, was es sucht.

Erinnern und Vergessen sind überaus aktive Vorgänge, deren Mechanismen im Gehirn wir langsam zu verstehen beginnen. Das

Wenige, was wir schon wissen, lässt uns erstaunen über die enorme Kreativität unseres Geistes, dessen Aufgabe es nicht ist, alles „auf Band" oder „auf Platte" zu speichern, sondern uns das Überleben zu sichern. Durch den Prozess der Evolution wurde unser Gedächtnis *nicht* im Hinblick auf Wiedergabetreue optimiert, sondern im Hinblick auf Geschwindigkeit des Abrufs und innere Konsistenz der Inhalte mit dem Rest unseres allgemeinen Weltwissens und unserer individuellen Erfahrungen. Es liegt an uns, diese Erkenntnisse zu berücksichtigen und vielleicht sogar kreativ zu nutzen.

Literatur

1. Kuhl BA, Dudukovic NM, Kahn I, Wagner AD. Decreased demands on cognitive control reveal the neural processing benefits of forgetting. Nature Neuroscience 2007; 10: 908–14.
2. Spitzer M. Geist im Netz. Heidelberg: Spektrum Akademischer Verlag 2000.
3. Spitzer M. Falsche Erinnerungen. Nervenheilkunde 2004; 23: 300–4.
4. Spitzer M. Normierung im Gehirn. Nervenheilkunde 2007; 26: 200–2.
5. Spitzer M. Unbewusste Logik. Nervenheilkunde 2007; 26: 79–82.

Unbewusste Logik

Mit Schlafmittel und ohne Hippocampus besser schließen

Himbeereis schmeckt Ihnen besser als Erdbeereis, Erdbeereis besser als Schoko, Schoko besser als Nuss und Nuss besser als Vanille. Daraus folgt, dass Sie sich bei der Wahl zwischen Himbeer und Vanille für Himbeer entscheiden. „Logisch", werden Sie sagen und haben damit auch Recht: Die Regeln der Logik und die Transitivität der Relation „schmeckt mir besser als" erlauben die genannte Schlussfolgerung. Wie aber leisten Sie diese Aufgabe?

Ganz prinzipiell haben Sie hierfür 2 Möglichkeiten: Sie können sich entweder die einzelnen Eispaare merken, mitsamt der Verknüpfung „schmeckt mir besser als"; Himbeer ist dann immer mit „besser als" verknüpft und Vanille ist immer damit verknüpft, dass irgendeine andere Sorte besser ist. Daher ist der Schluss recht einfach. Sie können aber auch eine interne Hierarchie unterschiedlicher Bewertungen gebildet haben, also jeder Eissorte einen bestimmten Belohnungswert zugeordnet haben: Himbeer 5, Erdbeer 4, Schoko 3, Nuss 2, Vanille 1. In beiden Fällen haben Sie etwas gelernt, aber die Art der Repräsentation des Gelernten ist verschieden: Im ersten Fall haben Sie Verknüpfungen von Informationen zu Ereignissen gelernt, im zweiten Bewertungen und eine daraus folgende Regel.

Nun sind für diese beiden Funktionen – das Lernen von Ereignissen und das Lernen von Regeln – in Ihrem Kopf ganz unterschiedliche Module zuständig: Der Hippocampus verknüpft einzelne Items; er tut dies schnell und macht damit aus Einzelheiten ein *Ereignis*. Die Basalganglien hingegen sind für das (positive) Bewerten zuständig und lernen – wenn auch etwas langsamer – *Regeln* (Abb. 1).

Will man herausfinden, auf welche der beiden Arten Sie im konkreten Einzelfall Ihre Eissorten im Kopf haben, muss man Sie vor eine neue Wahl stellen, und zwar vor genau die folgende: „Erdbeereis oder Nusseis?" Warum? – Haben Sie eine Hierarchie ge-

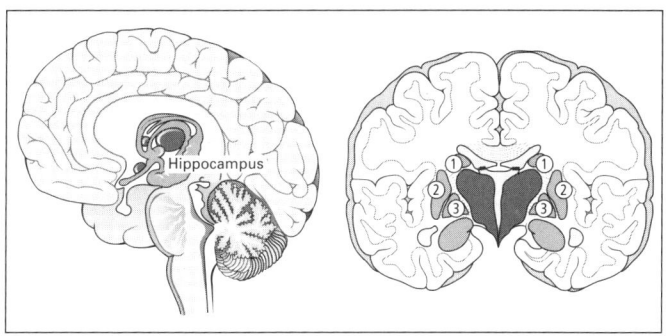

Abb. 1 Der Hippocampus (links, schematische Aufsicht) lernt Ereignisse (= episodisches Gedächtnis), die Basalganglien (rechts, Schnittbild; 1–3 Basalganglien: 1 Nucleus caudatus, 2 Putamen, 3 Pallidum) lernen Regeln (= prozedurales Gedächtnis) (12).

lernt, ist der Fall klar: Erdbeereis ist besser als Nusseis. Haben Sie jedoch nur einzelne Paarungen im Kopf, also jeweils 2 Eissorten und die Verknüpfung „besser als", dann ist nicht unmittelbar klar, wie Sie auf die Auswahl reagieren. Sowohl Erdbeer als auch Nuss kommen mit jeweils negativeren und positiveren Assoziationspartnern vor, rein assoziativ sind Ihre Verknüpfungen also nicht allzu unterschiedlich.

Unser Gehirn bewerkstelligt Lernprozesse dauernd und verwendet dazu beide Module, Hippocampus und Basalganglien, zugleich: Wir überlegen nicht lange, ob wir uns Verknüpfungen von Einzelheiten (Ereignisse) merken sollen oder Bewertungen und deren zugrunde liegenden allgemeinen Regeln. Wir lernen einfach, mit Hippocampus *und* den Basalganglien. Der Hippocampus ist *schneller*, die Basalganglien liefern dagegen die *allgemeinere* Repräsentation.

All dies lässt sich mit den Methoden der *Computational Neuroscience* recht gut modellieren, d. h., man kann die beteiligten Lernprozesse mit Computersimulationen neuronaler Netzwerke nachvollziehen (5, 6, 12). In solchen Modellen lassen sich Parameter ändern, wodurch man ein „Gefühl" für deren Einfluss auf den Gesamtprozess bekommt. Während sich noch vor wenigen Jahren die Modellierer und die Physiologen jeweils skeptisch gegenüber standen, ist diese wechselseitige Skepsis mittlerweile einer fruchtbaren Zusammenarbeit gewichen: Vorbei sind die Zeiten, in denen die einen Spike-Raten „wirklicher" Neuronen untersuchten (und die anderen „nur mit Computern herumspielten") bzw. die anderen neuronale Funktionen auf mathematische Grundprinzipien der linearen Algebra brachten und dadurch „wirklich" verstanden (während die einen „nur blind in Neuronen herumstocherten"). Man unterhält sich, die Spike-Daten werden den Modellierern und die Programme zu den Modellen den Experimentatoren zur Verfügung gestellt (2).

Zurück zum Eis: Beide Lernsysteme, Hippocampus und Basalganglien, sind nicht nur beteiligt am Lernen, welchem Eis wir den Vorzug geben, sie konkurrieren auch miteinander. Mit anderen Worten, was der eine lernt, braucht der andere nicht zu lernen und umgekehrt. Dies lässt sich nicht nur anhand von Modellen zeigen (1, 3), sondern auch im Tierexperiment und beim Menschen nachweisen (7–9). Je besser also gesunde Probanden rasch und mit ihrem Hippocampus Ereignisse (also Verknüpfungen von Eissorten mit „besser als" oder „schlechter als") lernen, desto schlechter werden sie eine allgemeine Bewertungshierarchie für die Sorten lernen. Je rascher also gelernt wird, desto schlechter sollten neue Entscheidungen wie „Erdbeer oder Nuss?" getroffen werden.

Umgekehrt lässt sich folgende sehr eigenartige („kontraintuitive", wie man auch sagt) Voraussage machen: Wird der Hippocampus lahm gelegt, sollten einzelne Bewertungen besser gelernt werden. Damit sollten neue Entscheidungen, zu denen man mittels logischen Schließens unter Verwendung von Hierarchien gelangt, besser vonstatten gehen. Nun weiß jeder, der schon einmal das Schlafmittel Midazolam (Dormicum®) verwendet hat und danach nicht mehr wusste, wo er war oder was mit ihm geschah, dass dieses Medikament das Einspeichern neuer Informationen massiv beeinträchtigen kann. Es wirkt auf GABA-A-Rezeptoren (die im Hippocampus besonders dicht vorhanden sind) hemmender Synapsen und führt so zu einer deutlichen Beeinträchtigung des expliziten Gedächtnisses.

Vor diesem Hintergrund führten Frank und Mitarbeiter (4) ein Experiment durch, dessen Hypothese wie folgt lautete: Lernen und anschließendes logisches Schließen geht *besser*, wenn zuvor der Hippocampus mittels des Schlafmittels Midazolam gleichsam *abgeschaltet* wurde. „Im Lichte" der allseits bekannten Lehrbuchweisheit, dass der Hippocampus ganz wesentlich am Lernen und Denken beteiligt ist, könnte die Hypothese nicht eigenartiger und damit kaum interessanter sein.

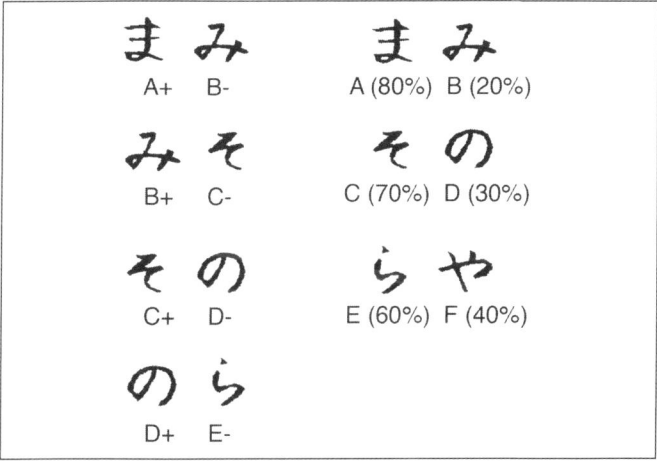

Abb. 2 Beispiele von Reizpaaren in den beiden Lernaufgaben (4, S. 702). In der Aufgabe links ist jeweils einer der beiden Reize richtig (belohnend), der andere falsch (bestrafend). Der Witz dabei ist, dass der gleiche Reiz, je nachdem, mit welchem anderen er gepaart ist, sowohl richtig als auch falsch (belohnend oder bestrafend) sein kann. Die Aufgabe erlaubt jedoch Schlussfolgerungen, die über die Reize hinausgehen. Man spricht daher auch von einer *transitiven Inferenz* Aufgabe (TI). In der Aufgabe rechts waren die beiden Reize mit einer gewissen Wahrscheinlichkeit richtig oder falsch. Auch hier war also ein Reiz nicht in allen Fällen richtig (wie in der TI-Aufgabe), sondern nur mit einer gewissen Wahrscheinlichkeit (*probabilistische Selektion*, PS-Aufgabe). Hieraus lässt sich aber nichts weiter schließen.

Im Rahmen einer Placebo-kontrollierten Doppelblindstudie mit Messwiederholung erhielten 23 gesunde Probanden (15 weiblich, 8 männlich; Durchschnittsalter 21 Jahre) entweder Midazolam (0,03 mg/kg Körpergewicht) oder Placebo i. v. (in zufälliger balancierter Reihenfolge) und mussten 20 Minuten danach jeweils eine von 2 Lernaufgaben durchführen. In diesen ging es zum Leidwesen der Studenten nicht um Eis, denn das mag jeder bereits irgendwie, ist also schon gelernt. Man verwendete stattdessen japanische Hiragana-Schriftzeichen, die jedem Durchschnittsamerikaner gleich chinesisch vorkommen mussten (Abb. 2). Die Probanden erhielten die folgende Instruktion: „Zwei schwarze Schriftzeichen werden zugleich auf dem Bildschirm erscheinen. Wählen Sie bitte das richtige Zeichen so schnell und genau wie möglich aus." Die Probanden wussten natürlich nicht, welches Zeichen das richtige war, aber sie konnten es im Verlauf der Aufgabe lernen, denn nach ihrer Wahl (durch Drücken einer von 2 Tasten) wurde ihnen entweder das Wort „Richtig" in blauer Schrift oder das Wort „Falsch" in roter Schrift dargeboten.

Die beiden Lernaufgaben waren geschickt so gewählt, dass sie äußerlich zwar sehr ähnlich waren, die ihnen zugrunde liegende „Logik" war jedoch völlig verschieden. Zum einen entsprachen die beiden Zeichen den Eissorten, d. h. eines war besser als das andere, und es gab eine in den Durchgängen versteckte Reihenfolge: A war besser als B, B besser als C, C besser als D und D besser als E. Dies wurde den Probanden jedoch nicht gesagt. Vielmehr konnten sie diese Information daran lernen, welches Zeichen mit welchem anderen Zeichen zusammen jeweils das „Richtige" war. Bei A mit B war A richtig und B falsch, bei B mit C war B richtig und C falsch etc. Das Lernen wurde dadurch erleichtert, dass die Probanden zunächst nur Durchgänge der Form „A mit B" sahen. Wer also in diesem Fall B für korrekt hielt, lag falsch, dürfte beim nächsten Mal A für richtig halten, bekommt dies auch gesagt und bleibt wahrscheinlich bei A. Dann hat er gelernt, dass A richtig und B falsch ist. Nach 5 „A mit B"-Durchgängen wurde B mit C gezeigt, und plötzlich war B richtig und C falsch. Wiederum nach 5 „B mit C"-Durchgängen wurde C mit D gezeigt, und jetzt war plötzlich C nicht mehr falsch, sondern richtig und D war falsch. Und so weiter. In weiteren Lernphasen wurden die Durchgänge gemischt, was (wie man aus Vorstudien wusste) verhindert, dass den Probanden die dahinter steckende hierarchische Regel (A > B > C > D > E) bewusst wurde. Dennoch lernten die Probanden, in über 75 % der Fälle das „richtige" Zeichen auszuwählen. Erst nachdem dieses zuvor festgelegte Kriterium erreicht war, wurde mit dem Lernen aufgehört.

In der Testphase des Experiments wurden die Paare in zufälliger Reihenfolge gezeigt, und es gab zusätzlich noch neue Durchgänge der Formen „B mit D" sowie „A mit E".

Bei der zweiten Lernaufgabe sahen die Probanden ebenfalls 2 Zeichen, wobei das eine mit einer bestimmten vorher definierten Wahrscheinlichkeit von 60, 70 oder 80 % immer richtig war. Wieder wurde mittels zuvor definierter Kriterien festgelegt, wann eine bestimmte Aufgabe als gelernt galt. In der Testphase (ohne Rückmeldung bezüglich richtig oder falsch) wurden den Probanden neben den Trainingsstimuli auch neue Kombinationen gezeigt, wobei gesagt wurde, dass die Entscheidung einfach „aus dem Bauch" zu fällen war.

Als zusätzlicher Gedächtnistest wurde den Probanden eine Reihe von 10 Namen (jeweils für 4 Sekunden) gezeigt. Nach einer halben Stunde sollten sie dann innerhalb von 2 Minuten so viele dieser Namen wie möglich aufschreiben.

Hierbei zeigte sich zunächst, dass die Probanden unter Midazolam signifikant weniger Namen (im Mittel 4,5) erinnern konnten als unter Placebo (im Mittel 6,4). Midazolam beeinträchtigt also das Gedächtnis, wie oben bereits diskutiert. Besonders wichtig aber war das folgende Ergebnis: Unter Midazolam waren die Probanden bei den – neuen – „B mit D"-Durchgängen signifikant *besser* als unter Placebo (Abb. 3). Keinen Effekt von Midazolam versus Placebo gab es hingegen bei der probabilistischen Entscheidungsaufgabe. Hier waren die Probanden unter beiden Bedingungen praktisch gleich.

„Dieses Ergebnis ist konsistent mit den Hypothesen, dass (a) Midazolam hippocampal vermittelte explizite Gedächtnisprozesse

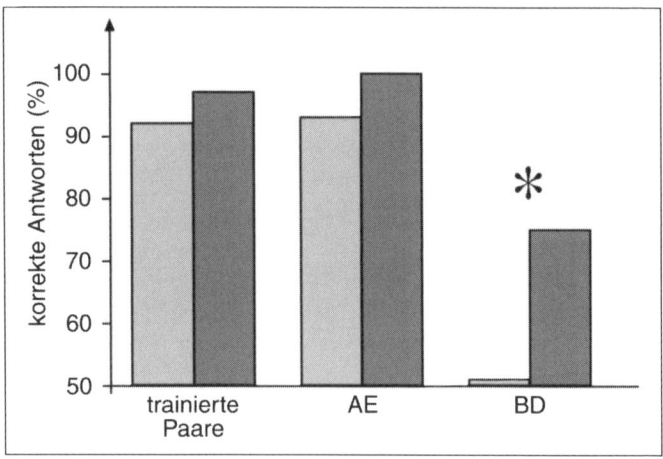

Abb. 3 Ergebnisse des Lernens der Aufgabe der transitiven Inferenz (des logischen Schließens) unter Placebo (hellgraue Säulen) und unter Midazolam (dunkelgraue Säulen; 4, S. 704). Links sind die korrekten Durchgänge der zuvor gelernten Stimuluspaare (A+-B−, B+-C−, C+-D−, D+-E−) in Prozent dargestellt, in der Mitte die korrekten neuen Durchgänge A+-E− (in beiden Fällen kein signifikanter Unterschied). Rechts sind die Ergebnisse für die neuen Durchgänge des Typs B+-D− zu sehen: Unter Midazolam findet sich eine signifikante *Zunahme* der richtig erschlossenen Durchgänge!

beeinträchtigt, (b) der Hippocampus für transitives Schließen in assoziativen Lernaufgaben nicht gebraucht wird und dieses sogar behindert und dass (c) der Hippocampus beim Lernen von Wahrscheinlichkeiten nicht beteiligt ist", folgern die Autoren (4, S. 703) messerscharf.

Es gibt sogar noch weitere Hypothesen, die sich anhand der Daten prüfen ließen: Zu Beginn des Trainings sollte Midazolam das Zusammenbinden von Einzelheiten zu Ereignissen – eine typische hippocampal vermittelte Aufgabe – besonders stark beeinträchtigen. Im Gegensatz zu den Durchgängen A+-B− und D+-E−, die man allein mittels Bewertung (also mit den Basalganglien) lernen kann (denn A ist immer positiv, E immer negativ), sind die einzelnen Stimuli B, C und D in den Durchgängen B^+-C^- und C^+-D^- vom jeweils anderen Stimulus abhängig, müssen also durch ihre Verknüpfung zu Ereignissen im Hippocampus gelernt werden. Daraus folgt: In den Durchgängen A^+-B^- und D^+-E^- waren die Probanden unter Midazolam besser als unter Placebo, in den Durchgängen B^+-C^- und C^+-D^- hingegen schlechter. Genau dies war der Fall, allerdings nur zu Beginn in der ersten Trainingsphase. Die Autoren (4, S. 704) kommentieren wie folgt: „Zusammengenommen stützen diese Ergebnisse die Hypothese, dass die Verabreichung von Midazolam beim Erlernen einzelner Stimuli (A bis E) zu einer vermehrten Nutzung des Belohnungslernens führt, was sich in einem besseren Abschneiden bei den Durchgängen A^+-B^- und D^+-E^- im Vergleich zur Placebobedingung zeigt und zugleich zu einer Verminderung der Fähigkeit, Stimuli rasch zu Paaren zusammenzubinden, was sich in einer Beeinträchtigung bei den Durchgängen B^+-C^- und C^+-D^- zeigt." Dieser Effekt war jedoch, wie bereits gesagt, nur anfangs vorhanden. In den späteren Trainingsdurchgängen waren dann die Durchgänge an den jeweiligen Enden der Reihe (A^+-B^- und D^+-E^-) gleich gut (knapp 90 % korrekt) und die in der Mitte (B^+-C^- und C^+-D^-) schlechter (mit nur etwa 70 % korrekt).

Zum Schluss noch einmal das Wichtigste: Für logisches Schließen in Aufgaben der Bewertung wird der Hippocampus nicht nur nicht gebraucht, er stört ganz offensichtlich sogar. Er ist schnell und kommt den Basalganglien, die langsam Bewertungsregeln bzw. -hierarchien lernen, gleichsam zuvor. Legt man ihn vorübergehend lahm, haben die Basalganglien keine Lernkonkurrenz mehr und machen ihre Aufgabe besser.

Bevor wir Managern und Börsenmaklern, die es dauernd mit zu lernenden (weil sich dauernd verändernden) komplizierten Bewertungshierarchien zu tun haben, Schlafmittel (jeweils *am Morgen vor der Arbeit* einzunehmen) verschreiben, sollten vielleicht weitere Forschungsergebnisse abgewartet werden. Wenn Sie jedoch das nächste Mal nach „Himbeer oder Erdbeer" gefragt werden, können Sie das Ereignis expliziter Lernprozesse abrufen und sich damit eine gelernte Entscheidung bewusst machen. Sie müssen aber nicht. Sie können sich vielmehr auch ohne bewusstes Denken „aus dem Bauch" heraus entscheiden. Dann liegen Sie manchmal sogar besser!

Literatur

1. Atallah J, Passannante A, Hirshman E. Hippocampus, cortex and basal ganglia: Insights from computational models of complementary learning systems. Neurobiology of Learning and Memory 2004; 82: 253–67.
2. Bloom F. Prying open the black box. Science 2006; 314: 17.
3. Frank MJ, Rudy JW, O'Reilly RC. Transitivity, flexibility, conjunctive representations and the hippocampus: II. A computational analysis. Hippocampus 2003; 13: 341–54.
4. Frank MJ, O'Reilly RC, Curran T. When memory fails, intuition reigns. Midazolam enhances implicit inference in humans. Psychological Science 2006; 17: 700–7.
5. Herz AVM, Gollisch T, Machens CK, Jaeger D. Modeling single-neuron dynamics and computations: A balance of detail and abstraction. Science 2006; 314: 80–5.
6. O'Reilly RC. Biologically based computational models of high-level cognition. Science 2006; 314: 91–4.
7. Packard MG, McGaugh JL. Inactivation of hippocampus or caudate nucleus lesions with lidocaine differentially affects expression of place and response learning. Neurobiology of Learning and Memory 1996; 65: 65–72.
8. Poldrack RA, Packard MG. Competition among multiple memory systems: Converging evidence from animal and human brain studies. Neuropsychologia 2003; 41: 245–51.
9. Seger CA, Cincotta CM. The roles of the caudate nucleus in human classification learning. Journal of Neuroscience 2005; 25: 2941–51.
10. Spitzer M. Das neue Unbewusste. Nervenheilkunde 2006; 25: 615–22.
11. Spitzer M. Das neue Unbewusste II. Nervenheilkunde 2006; 25: 701–8.
12. Stern P, Travis J. Of bytes and brains. Science 2006; 314: 75.

Meditieren im Kopf

Meditation, das klingt für manchen zunächst nach Räucherstäbchen, ausgestiegenen Managern, ausgeflippten Lehrerinnen auf dem Selbstfindungstrip oder Sportlern, die das Dopen satt haben und es mit etwas Nicht-Stofflichem versuchen (9). Es klingt nicht nach Wissenschaft.

Wer meditiert, der vergisst den Kleinkram um sich herum und überhaupt die Umgebung, in der er sich „verortet", und entsprechend fand man bei meditierenden Menschen *weniger* Gehirnaktivierung – vor allem in Bereichen, die mit der Verarbeitung räumlicher Informationen zu tun haben. Das ist im Grunde trivial und sagt wenig über die langfristigen Wirkungen von Meditation aus. Auch die Tatsache, dass eine Konzentrationsübung, wie es die Meditation nun einmal ist, zu einer Verbesserung von Messwerten bei Konzentrationsleistungstests führt, ist aus dieser Sicht nicht verwunderlich (2, 3, 7).

Geht man davon aus, dass es sich bei Meditation in jedem Fall um einen bewusst herbeigeführten Zustand handelt, der über längere Zeiträume besteht und sich damit – wie jede andere Erfahrung auch – im Gehirn niederschlägt, dann sollten sich solche Veränderungen im Gehirn nachweisen lassen. Vor zwei Jahren fand beispielsweise die Arbeitsgruppe um Scott Rauch am Massachusetts General Hospital in Boston eine Zunahme der Dicke der Gehirnrinde bei meditierenden Versuchspersonen (4, 5).

Um die Auswirkungen von langfristig praktizierter Meditation zu untersuchen, verwendeten Wissenschaftler am *Keck Institut für funktionelle Gehirnbildgebung und Verhalten* in Wisconsin, Madison, die funktionelle Magnetresonanztomografie bei einer Gruppe von 14 erfahrenen buddhistischen Meditierenden (expert meditators; EM), die im Scanner eine konzentrative Meditation durchführten (1). Sie waren im Durchschnitt kapp 47 Jahre alt und hatten mit 10 000 bis 54 000 Stunden tibetanisch-buddhistischer Meditation eine sehr große Meditationserfahrung. Eine Gruppe von altersentsprechenden Meditationsanfängern diente zur Kontrolle. Zur Prüfung der Auswirkungen unterschiedlicher Motiviertheit diente eine weitere Kontrollgruppe aus Anfängern, die Geld dafür erhielten, wenn sie in aufmerksamkeitsbezogenen Gehirnregionen besonders viel Aktivität zeigten (sich also besondere Mühe gaben).

Die aus der tibetanischen Meditationspraxis abgeleitete Übung bestand im Konzentrieren auf einen kleinen Punkt auf einem grauen Hintergrund. „Man versucht, seine gesamte Aufmerksamkeit auf diesen Punkt zu konzentrieren, auf ihm zu belassen und zu ihm zurück zu bringen, falls man durch äußere Wahrnehmungen oder innere Gedanken davon abgelenkt war" hieß es hierzu in den Instruktionen für die Probanden, die sowohl der Tendenz zum Einschlafen als auch der Tendenz, in inneres „schwatzhaftes" Nachdenken abzuschweifen, entgegenwirken sollten. Stattdessen ging es um das Erreichen eines neutralen Ruhezustands, mit offenen Augen und weder mit positiven noch negativen Emotionen behaftet.

Die Aufgabe der Versuchspersonen bestand immer darin, im Wechsel sich entweder auf einen kleinen Punkt zu konzentrieren (Bedingung: Meditation) oder nichts zu tun (Bedingung: Ruhe). Um die Auswirkungen der Meditation zu untersuchen, wurden teilweise während der Meditation bzw. Ruhe positive, negative oder neutrale akustische Reize dargeboten.

Die Auswertung der Daten zeigte zunächst, dass die in der Meditation erfahrenen Versuchspersonen während der Meditation eine im Vergleich zur Ruhebedingung stärkere Aktivierung in sehr vielen Bereichen der Gehirnrinde aufwiesen (Abb. 1).

Es zeigte sich aber auch, dass die besonders erfahrenen Meditierenden (im Mittel 44 000 Stunden) weniger Aktivierung aufwiesen als die (mit im Mittel 19 000 Stunden) etwas weniger erfahrenen Meditierenden. Die Autoren werten dies als Hinweis auf eine mögliche und auch schon in anderen Bereichen beobachtete umgekehrt-u-förmigen Beziehung zwischen Lernerfahrung und kortikaler Aktivierung, etwa nach dem Motto: Wer nichts kann, kann auch nicht viel aktivieren, wer gelernt hat, hat zu aktivieren gelernt, und wer ganz viel gelernt hat, der kann es mit weniger Aufwand (und damit Aktivierung).

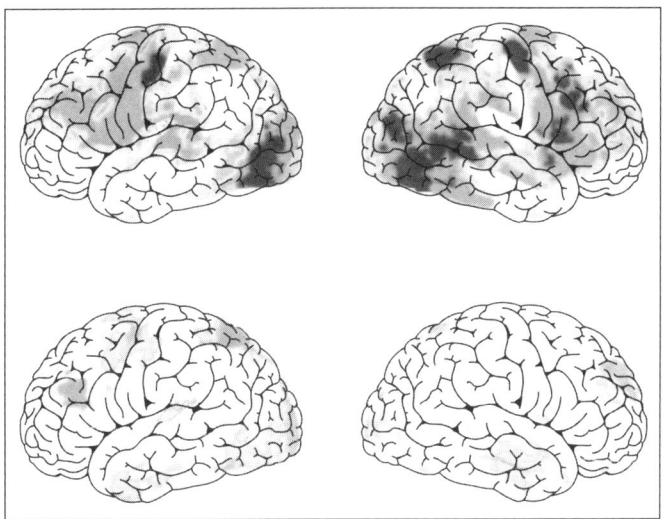

Abb. 1 Kortikale Aktivierung durch Meditation bei in der Meditation erfahrenen Versuchspersonen (oben). Vergleich der Aktivierung zwischen den Erfahrenen und den Anfängern: Dargestellt sind die Areale, in denen Erfahrene stärker aktivieren (unten). Die Signifikanz der Ergebnisse: Je dunkler, desto stärker.

Die Aktivierungen in der Gruppe der hochmotivierten Anfänger waren ähnlich wie die der erfahrenen Meditierenden, was zeigt, dass motivationale Effekte bei Aufmerksamkeitsprozessen eine sehr große Rolle spielen.

Nun wurden die Versuchspersonen während zwei Dritteln der Zeit beim Meditieren oder in der Ruhe durch positive (Baby Gegluckse), neutrale (Hintergrundgeräusche in einem Restaurant) und negative (Schrei einer Frau) Geräusche abgelenkt. Das aktivierte Areal der akustischen Informationsverarbeitung im Temporalhirn war bei Meditation weniger aktiv, das heißt, die Meditation hatte tatsächlich den Effekt der Unterdrückung von Aktivierung durch ablenkende akustische Reize. Dieser Effekt war wiederum bei erfahrenen Meditierenden insgesamt stärker. Besonders interessant war zudem der Befund, dass negative akustische Reize (der Schrei) bei erfahrenen Meditierenden vergleichsweise weniger Aktivierung im Mandelkern hervorriefen. Hierbei zeigte sich sogar eine negative Korrelation mit der Meditationserfahrung. Wer einige tausend Stunden mehr Meditation „auf dem Buckel" hatte, reagierte schwächer im Mandelkern, hatte also seine Angstreaktion besser im Griff.

Insgesamt zeigte die Studie, dass konzentrative Meditation sowohl bei Anfängern als auch bei in der Meditation erfahrenen Menschen zur Aktivierung von Aufmerksamkeitsnetzwerken führt. Meditationserfahrung spielt hierbei insofern eine Rolle, als Anfänger und ganz erfahrene Meditierende weniger Aktivierung zeigen, Menschen mit mittlerer Erfahrung dagegen mehr. Dies wird von den Autoren mit Erfahrungsberichten von Meditierenden in Verbindung gebracht:

„Texte zur konzentrativen Meditation beschreiben, dass diese zunächst einer größeren Anstrengung zur Konzentration bedarf, später hingegen dann weniger anstrengend wird, sodass von späten Stadien dieser Meditation gesagt wird, dass sie nur geringste Anstrengung brauchen, weil der Meditierende sich in einen Zustand der verminderten geistigen Anspannung aber aufmerksamen Fokussierung ‚versetzt' hat" (1, S. 11487).

Dass es jedoch keine Jahrzehnte intensiven Trainings bedarf, bis positive Auswirkungen von Meditation manifest werden, zeigt eine erst kürzlich publizierte Studie zu den Auswirkungen eines fünftägigen Meditationstrainings (8). Diese Studie ist insofern von großer Bedeutung, als sie methodische Standards befolgt, die anderswo (z. B. bei der Prüfung von Arzneimitteln) allgemein üblich und anerkannt sind, in der Meditationsforschung jedoch bislang kaum verwendet wurden.

Zudem wurde eine in China entwickelte Meditationstechnik verwendet (integrative body-mind training, IBMT), die einerseits auf der Traditionellen Chinesischen Medizin basiert, andererseits jedoch erst in den 90er-Jahren entwickelt wurde, um speziell den Einstieg dadurch zu erleichtern, dass der Aspekt der kognitiven Kontrolle reduziert und der des Körpererlebens hervorgehoben wurde. Um nichts falsch wiederzugeben, sei hier die Methode durch die Autoren selbst kurz charakterisiert:

„Die Methode hebt nicht darauf ab, willentlich seine Gedanken zu kontrollieren; es geht vielmehr darum, einen Zustand von ruhiger Aufmerksamkeit zu erlangen, der ein hohes Bewusstsein des Körpers und der Atmung, sowie der Anweisungen von der CD mit sich bringt. Die Betonung liegt also auf einem Zustand, der Entspannung mit fokussierter Aufmerksamkeit verbindet. Die Kontrolle über das eigene Denken wird in zunehmendem Maße durch Körperhaltung und Entspannung, Geist-Körper-Harmonie und Balance mit der Unterstützung eines Trainers erzielt, anstatt den Übenden mit einem inneren Kampf um die Kontrolle seiner Gedanken nach Maßgabe der Anweisungen allein zu lassen" (8, S. 17151, Übersetzung durch den Autor, MS).

Nach dem Training absolvierten die Versuchspersonen für fünf Tage weitere Übungen in Gruppen, wobei ein Trainer „Coach" sowohl Fragen beantwortete als auch durch Beobachtung der Gesichter und Körper der Probanden diejenigen identifizierte, die Probleme beim Meditieren hatten.

Die Studie wurde mit 80 Probanden durchgeführt, die randomisiert einer von zwei Gruppen zugewiesen wurden. Die Experimentalgruppe erhielt das Meditationstraining, die Kontrollgruppe hingegen erhielt ein Entspannungstraining. Alle Versuchspersonen wurden einer ganzen Batterie von Tests eine Woche vor Beginn der Studie und direkt nach Beendigung der Studie unterzogen. Die Tests bezogen sich auf Aufmerksamkeit, exekutive Funktionen, Intelligenz, Stimmung sowie auf die Reaktion auf Stress. Diese wurde dadurch erfasst, dass die Versuchspersonen Kopfrechnen mussten (was diesen Stress bereitet), wobei zugleich die Konzentration des Stresshormons Cortisol als auch die Sekretion von Immunglobulin A (sIgA) gemessen wurde.

Es zeigte sich in dieser Studie, dass das Meditationstraining keinen Effekt auf die automatischen Komponenten der Aufmerksamkeit (alerting und orienting), wohl aber auf die exekutive Komponente der Auflösung von Konflikten (conflict resolution) hatte. Hierzu passt, dass das Meditationstraining Aspekte der Selbstregulation, einschließlich der Regulation der eigenen Emotionen, verbesserte: Im Wesentlichen waren die Probanden durch die Meditation besser gelaunt (gestimmt), weniger ängstlich, aktiver und weniger müde. Selbst auf den verwendeten kulturfreien Intelligenztest (Raven's progressive matrices) zeigte die Meditation einen signifikanten ($p < 0{,}001$) positiven Einfluss.

Auch auf den Stress, der auf die Provokation mit drei Minuten Kopfrechnen folgt, hatte das Meditationstraining einen positiven Einfluss: Der stressbedingte Anstieg des Stresshormons Cortisols war signifikant geringer als in der Kontrollgruppe, wohingegen der entsprechende Anstieg des sIgA (als Maß für die Immunabwehr) in der Meditationsgruppe höher als in der Kontrollgruppe war.

In ihrer Diskussion der Daten heben die Autoren hervor, dass die Studie randomisiert ausgeführt wurde, und dass die Wissenschaftler bei den Tests nicht wussten, zu welcher Gruppe die jeweilige Versuchsperson gehörte, also diesbezüglich verblindet waren. Trotz dieser hohen methodischen Standards der Randomisierung und Verblindung zeigten sich sehr klare Effekte des nur fünftägigen Meditationstrainings auf exekutive Funktionen, affektive Selbstregulation und auf die Reaktion auf äußeren Stress. Hätte man statt zu meditieren ein Medikament gegeben, würde man folgern, dass es sich um ein sehr wirksames Medikament handelt. Da man weiß, dass Stress zum Absterben von Neuronen führen kann und dass sogar eine sehr kurze Darbietung emotionsgeladener Wörter zur langfristigen Aktivierung des Mandelkerns mit entsprechenden emotionalen Auswirkungen führen kann (6), sind die Effekte der Meditation durchaus lebenspraktisch bedeutsam. Und die bereits dargestellte Studie verdeutlicht eindrucksvoll, dass sich die Auswirkungen langfristigen Meditationstrainings auf das Gehirn durchaus mit Methoden der Neurobiologie nachweisen lassen. Insgesamt zeigt die Studie, was gute Philosophen und Psychotherapeuten schon lange wissen: Das bewusste Leben in jedem Moment, ein offener, aufmerksamer Geist und ein hohes Maß an Kontrolle der eigenen Gefühle sind wichtige Ziele im Leben eines Menschen; und man kommt ihnen durch entsprechendes Training tatsächlich näher.

Literatur

1. Brefcynski-Lewis JA, Lutz A, Schaefer HS, Levinson DB, Davidson RJ. Neural correlates of attentional expertise in long-term meditation practitioners. PNAS 2007; 104: 11483–8.

2. Carter OL, Presti DE, Callistemon C, Ungerer Y, Liu GB, Pettigrew JD. Meditation alters perceptual rivalry in Tibetan Buddhist monks. Curr Biol 2005; 15: R412–R413.

3. Jha A, Klein R, Krompinger J, Baime M. Mindfulness training mod- ifies subsystems of attention. Cogn Affect Behav Neurosci 2007; 7: 109–19.

4. Lazar SW, Kerr CE, Wassermann RH, Gray JR, Greve DN et al. Meditation experience is associated with increased cortical thickness. NeuroReport 2005; 16: 1893–7.

5. Lutz A, Greischar LL, Rawlings NB, Ricard M, Dav idson RJ. Long-term meditators self-induce high-amplitude gamma synchrony during mental practice. PNAS 2004; 101: 16369–73.

6. Naccache L, Gaillard RL, Adam C, Hasboun D, Clemenceau S, Baulac M, Dehaene S, Cohen L. A direct intracranial record of emotions evoked by subliminal words. PNAS 2005; 102: 7713–7.

7. Slagter HA, Lutz A, Greischar LL, Francis AD, Nieuwenhuis S, Davis JM, Davidson RJ. Mental Training Affects Distribution of Limited Brain Resources. PLoS Biol 2007; 5: e138.

8. Tang Y-Y, Ma Y, Wang J, Fan Y, Feng S, Lu Q, Yu Q, Sui D, Rothbart MK, Fan M, Posner MI. Short-term meditation training improves attention and self-regulation. PNAS 2007; 104: 17152–6.

9. Thimm K. Im Kopf zum Sieg. Der Spiegel 2007; 43: 218–23.

Zeige mir Deine Hand und ich sage Dir…

Hand- und Gehirnentwicklung

Die menschliche Hand gehört zu den komplexesten Organen der Motorik in der belebten Natur. Sie ist in der Großhirnrinde sowohl motorisch als auch sensorisch durch einen jeweils großen Teil der entsprechenden Gehirnkarten repräsentiert. Als Organ kommt ihr somit eine Sonderstellung sowohl für (sensorischen) Input als auch für motorischen Output zu. Der Handknopf – eine Ausbuchtung der motorischen Gehirnkarte (Abb. 1) – gehört zu den wenigen, erst in jüngster Zeit entdeckten neuroanatomischen Strukturen (34).

Über die Hand laufen also sehr viele sensorische und motorische Erfahrungen eines Individuums, was die Hand zu einem ähnlichen für die Individualität eines Menschen spezifischen Organ macht, wie das Gesicht. Schwielen an den Händen verraten körperliche Arbeit, die sprichwörtlichen „Waschfrauenhände" zeigen den Kontakt mit Wasser, Seemannshände können zupacken, Bergmannshände ebenfalls, zierliche Hände eher nicht.

Wie man am Gesicht eines Menschen einiges über diesen ablesen kann (neben Alter und Geschlecht auch manche Krankheiten, und am psychomotorischen Minenspiel auch das Temperament), so kann man aus der Hand so manches lesen.

Bekanntermaßen hat dieses Handlesen (Abb. 2) eine alte Tradition; man hat ihm jedoch häufig zu viel an Aussagekraft zugemutet, sodass es sich im Bewusstsein der meisten Menschen irgendwo zwischen dem Kaffeesatzlesen (völliger Unsinn) und der Grafologie, dem Handschriftenlesen (ziemlicher Unsinn), befindet.

Wie man aber aus einem handschriftlich verfassten Text durchaus Aussagen über den Schreiber mit einiger Wahrscheinlichkeit ableiten kann (Geschlecht, Alter, Intelligenz sowie Persönlichkeitsvariablen wie Spontaneität, Expressivität oder Schüchternheit), kann man auch z. B. eine Vierfingerfurche („Affenfurche"; Abb. 3) als Hinweis auf ein Down-Syndrom (bzw. eine Reihe weiterer gene-

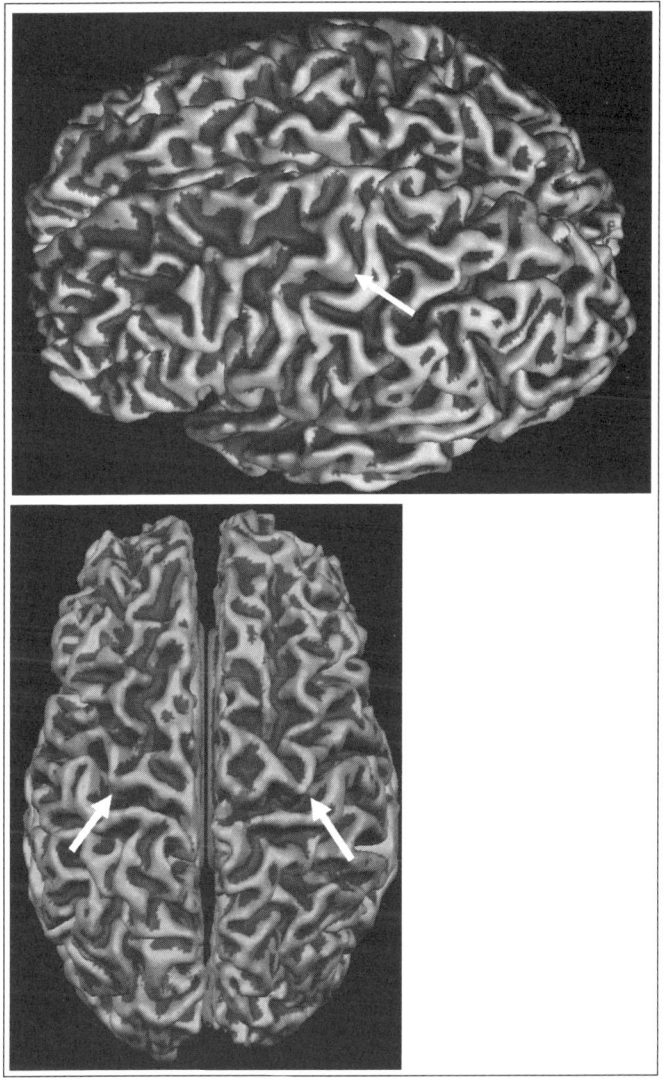

Abb. 1 Der Handknopf, eine „Windung" der Präzentralwindung. Die Ausbuchtung für die Repräsentation der Hand entsteht wahrscheinlich aufgrund der durch die Feinmotorik erforderlichen größeren kortikalen Rechenfläche.

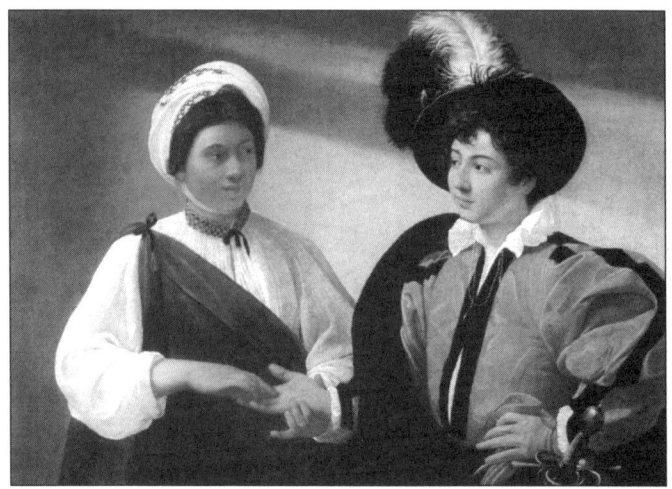

Abb. 2 Das Handlesen hat eine alte Tradition. Dieses Bild *Der Wahrsager* von Caravaggio stammt aus den Jahren 1594–1595 und hängt im Louvre in Paris.

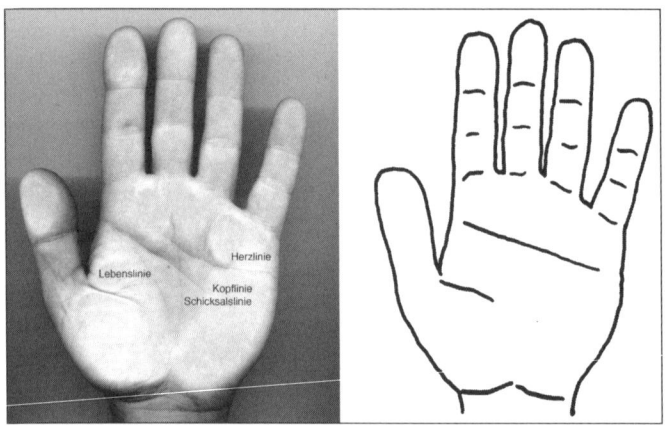

Abb. 3 Normale Handlinien (links) und Vierfingerfurche (rechts).

tischer Defekte) und eine damit einhergehende Intelligenzminderung werten. Aber von alledem sei hier nicht weiter die Rede.

Es geht im Folgenden vielmehr um eine Eigenart der Hand, die zwar bereits vor über 100 Jahren erstmals beschrieben wurde (3, 9), die jedoch erst in den vergangenen 5 bis 10 Jahren größere Aufmerksamkeit fand: Das Verhältnis der Längen des Zeigefingers und des Ringfingers. Bei Frauen ist der Zeigefinger etwa so lang wie oder länger als der Ringfinger (das Verhältnis von Zeigefinger zu Ringfinger beträgt also etwa 1,0); bei Männern hingegen ist der Zeigefinger in der Regel etwas kürzer als der Ringfinger (18) und das Verhältnis liegt, je nach untersuchter Population, bei z. B. 0,97. Schon bei Feten lässt sich dies nachweisen (22) und der Befund ist zeitlebens intraindividuell stabil (18).

Diese zunächst eigenartig oder nebensächlich erscheinende Kuriosität der menschlichen Anatomie brachte es in den vergangenen Jahren zu einiger Bekanntheit, denn das Fingerlängenverhältnis des Zeigefingers (second digit; 2D) zum Ringfinger (fourth digit; 4D), auch als *2D:4D* ratio bezeichnet, korreliert mit Aspekten der Sexualität, der Anzahl der Kinder, der Persönlichkeit bzw. des Charakters, mit Begabungen sowie manchen Krankheitsdispositionen, einschließlich psychiatrisch relevanter Erkrankungen.

Warum ist dies so? – Sexualhormone wirken nicht erst während der Pubertät auf die körperliche Entwicklung des Menschen, sondern bereits im Mutterleib (vgl. die Übersicht im nächsten Kapitel). Dort wird von den Keimdrüsen des männlichen Fetus etwa ab der 8. Schwangerschaftswoche Testosteron gebildet, das in den kindlichen Organismus gelangt. Und in je mehr Testosteron das sich entwickelnde Gehirn während der Schwangerschaft gleichsam badet, desto männlicher wird es. Es geht hier nicht nur um die insgesamt ohnehin geringen grob-anatomischen Unterschiede, sondern vielmehr um die Unterschiede in der Feinverdrahtung und damit auch in der Funktion. Unser Wahrnehmen, Denken und Fühlen wird durchaus von der hormonell mitbestimmten neuronalen Hardware beeinflusst.

Wüsste man also die Menge an Testosteron im Gehirn des sich entwickelnden Säuglings, könnte man Aussagen über dessen

„Männlichkeit" im Sinne männlicher Verhaltensweisen machen. In der Praxis geht das nicht, denn wie sollte man die Testosteronkonzentration eines Menschen während dessen Embryonalentwicklung nachträglich bestimmen? Sie liegt 2, 3 oder noch mehr Jahrzehnte zurück! Und gemessen wurde damals sowieso nichts.

Hier kommt ein Umstand ins Spiel, der trivial ist und zugleich für die weitere Forschung wegweisend war: Sexualhormone wirken nicht nur im Gehirn. Sie kontrollieren auch bestimmte Gene (die auf den Namen Hox-Gene hören), die für das Wachstum der Finger und Zehen sowie die Ausbildung der Genitalien bis etwa um die 14. Schwangerschaftswoche verantwortlich sind. Fehlt beispielsweise das Hox-D-Gen, werden weder Finger noch Penis ausgebildet. Die hormonell gesteuerte Aktivität dieser Gene bestimmt die Länge der Finger, wobei man vor allem beobachtet hat, dass die Länge des Zeigefingers und des Ringfingers unterschiedlich beeinflusst werden: Östrogen macht wahrscheinlich den Zeigefinger länger; und Testosteron macht den Ringfinger länger und damit den Zeigefinger im Vergleich zum Ringfinger kürzer (18). Bei Männern liegt daher das Verhältnis der Längen von Zeigefinger zu Ringfinger meist unter 1, bei Frauen dagegen liegt es bei 1 oder darüber (Abb. 4). Die Gruppe der Hox-Gene ist zudem evolutionär sehr stabil, weswegen sich die hier diskutierten Unterschiede auch bei anderen Spezies nachweisen lassen (7, 15, 19, 26).

Dies alles bedeutet letztlich, dass sich aus dem Längenverhältnis von Zeigefinger und Ringfinger auf die Menge des Testosterons schließen lässt, dem der sich entwickelnde Fötus im Mutterleib ausgesetzt war. Und da Testosteron eine Vermännlichung des Gehirns bewirkt, steht das Fingerlängenverhältnis mit männlichen Verhaltensweisen in Zusammenhang.

So wundert nicht, dass Männer mit vergleichsweise kürzerem Zeigefinger mehr Kinder haben. Bei Frauen hingegen sind diejenigen mit dem vergleichsweise längeren Zeigefinger die fruchtbarsten (18). Die Varianz der Daten ist allerdings groß, sodass es sich hier um statistische Effekte an großen Kollektiven handelt. Einer der Gründe der höheren Fruchtbarkeit der Männer legt eine Studie

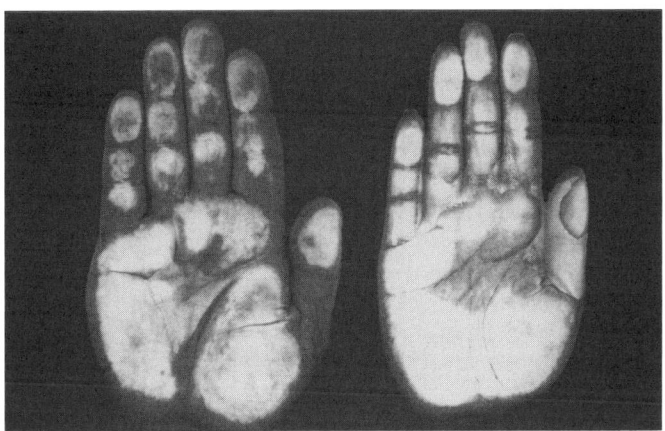

Abb. 4 Fotokopie einer männlichen (links) und einer weiblichen Hand. Man sieht deutlich den (im Vergleich zum Ringfinger) kürzeren Zeigefinger beim Mann und den etwas längeren Zeigefinger bei der Frau.

an 360 Dänen nahe, bei denen das Fingerlängenverhältnis als Indikator der Qualität der Samenflüssigkeit gefunden wurde (4).

Das Verhältnis der Fingerlängen zeigt insgesamt Männlichkeit an – mit allen guten und schlechten Konsequenzen. Männer mit kürzerem Zeigefinger sind mathematisch und musisch begabter, aber sie haben auch eine größere Chance, an Autismus zu leiden und aggressiv zu sein (8, 11, 16, 18, 28, 29). Männer mit eher weiblichem Fingerlängenverhältnis weisen dagegen eine erhöhte Neigung zu depressiven Syndromen auf (2).

Nach Benderlioglu und Nelson (6) ist Aggressivität nur bei Frauen mit einem eher „männlichen" Fingerlängenverhältnis korreliert. Dies mag damit zu erklären sein, dass das ohnehin bei Männern deutlich höhere Aggressionsniveau vor allem mit den aktuellen Testosteronkonzentrationen in Verbindung steht, was die Effekte des pränatalen Testosteronspiegels gleichsam maskieren könnte.

Personen mit weiblichem Fingerlängenverhältnis sind insgesamt emotionaler, sozial verträglicher und verbal intelligenter

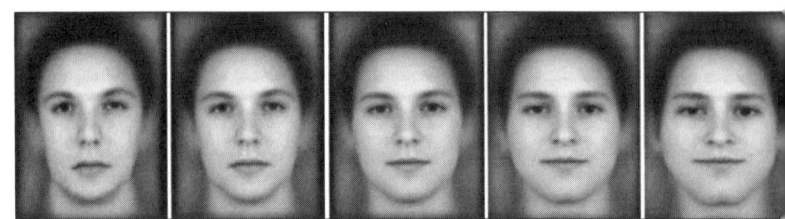

Abb. 5 Durchschnittsgesicht aus 106 Männern und Frauen (Mitte) sowie statistische Formregression von weiblichem (links) und männlichem Fingerlängenverhältnis auf die Gesichter (aus 11). Weibliche Gesichtszüge wie schmaleres Kinn, schmale Nase und breitere Lippen sowie deren männliche Gegenstücke sind somit durch pränatales Testosteron (bzw. dessen Fehlen) mit beeinflusst.

(20). Auch die Präferenzen für männliches und weibliches Spielzeug (33) gehen mit entsprechenden Fingerlängenverhältnissen einher: Ein kürzerer Zeigefinger signalisiert also eine Vorliebe eher für Autos (1).

Es könnte nun sein, dass die durch das Testosteron im Mutterleib bedingte höhere Kinderzahl von Männern nicht nur auf das männliche Gehirn zurückgeht, sondern auf ein mehr männliches Gesicht. Dafür spricht zunächst, dass sich auch das Gesicht unter dem Einfluss von Testosteron im Mutterleib anders, männlicher, entwickelt. Und es gibt einen Zusammenhang zwischen männlichen Gesichtszügen einerseits und männlicher Attraktivität andererseits. Um diesem weiter nachzugehen, wurde aus Fotografien der Gesichter von 106 Männern und Frauen im Computer ein Durchschnittsgesicht berechnet. Zudem wurde das Fingerlängenverhältnis bestimmt und dann auf statistischem Wege dessen Zusammenhang mit der Gesichtsform ermittelt. So erhält man nicht nur ein Durchschnittsgesicht, sondern mehrere in Abhängigkeit vom Fingerlängenverhältnis. Wie Abbildung 5 zeigt, konnte in dieser Studie nachgewiesen werden, dass Menschen mit männlichen bzw. weiblichen Händen auch ein männliches bzw. weibliches Gesicht haben.

Haben also die männlicheren Männer deswegen mehr Kinder, weil sie männlicher aussehen oder sich männlicher verhalten (13, 14)? Um dies herauszufinden, führten Wissenschaftler an der Universität von Chicago die folgende Studie an 39 Männern im Alter von 18 bis 36 Jahren durch (von ursprünglich 41 Teilnehmern wurden 2 wegen Homosexualität ausgeschlossen). Die Versuchspersonen trafen scheinbar zufällig im Rahmen des Experiments mit einem Mann oder einer Frau zusammen und wurden in ein Gespräch verwickelt. Danach beurteilten diese (zuvor entsprechend im Hinblick auf ihre eigene Neutralität instruierten) Interviewpartner die Attraktivität, das Verhalten, die Dominanz der Männer, sowie deren Begehrtheit als Partner in einer Liebesbeziehung. Zudem wurden bei den Versuchspersonen die Testosteronkonzentration im Speichel (vor und nach dem Zusammentreffen mit dem Gesprächspartner) und das Fingerlängenverhältnis gemessen. Hierbei zeigte sich kein Einfluss der aktuellen Testosteronkonzentration auf das Aussehen oder Verhalten, wohl aber ein Zusammenhang mit dem Fingerlängenverhältnis: Ein männliches Fingerlängenverhältnis war sowohl mit höherer äußerlicher Attraktivität als auch mit mehr „Brautwerbeverhalten" (Flirten) verbunden, und beides wirkte sich auf die Erwünschtheit als potenzieller Partner in einer Liebesbeziehung positiv und unabhängig voneinander aus (Abb. 6): „In diesem Model ist die Erwünschtheit als Partner in einer romantischen Liebesbeziehung letztlich der Endpunkt, denn es ist diese Variable, die logisch am direktesten mit dem Fortpflanzungserfolg in Zusammenhang steht" (27, S. 277; Übersetzung durch den Autor). Mit anderen Worten: Der größere Reproduktionserfolg von Männern mit vergleichsweise kürzerem Zeigefinger ist nicht nur auf deren Samenqualität zurückzuführen, sondern auch auf deren Attraktivität und Verhalten. Die eingeschätzte Dominanz der Männer hatte in dieser Studie übrigens keinen Einfluss auf die Erwünschtheit als Partner.

Gewiss, die hier beschriebenen Effekte sind statistischer Natur. Wer also bei der Lektüre dieser kleinen Übersicht gelegentlich verstohlen auf seine Finger geschaut hat (mit welchem Ergebnis auch immer), sei daran erinnert, dass die *2D-4D-ratio* nur einer von

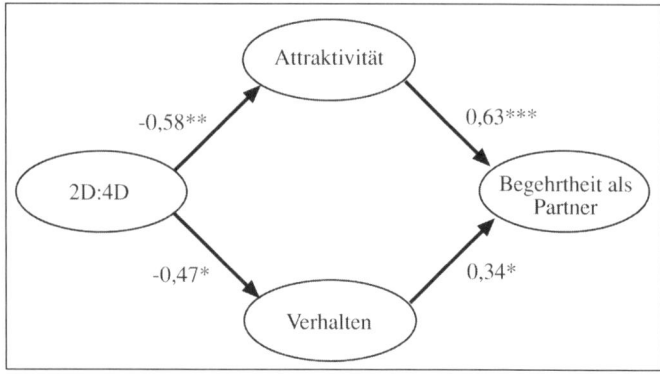

Abb. 6 Statistisches Modell (Pfadanalyse) des Einflusses des Fingerlängenverhältnisses auf die äußere Attraktivität einerseits und das Flirten (Verhalten) andererseits bei Männern, eingeschätzt durch Frauen. Je kleiner das Fingerlängenverhältnis (2D:4D), desto größer die Attraktivität und desto ausgeprägter das Flirten. Diese beiden Variablen wiederum beeinflussen Erwünschtheit der Männer als potenzielle Partner in einer Liebesbeziehung und damit deren Fortpflanzungserfolg (nach 27, Fig. 1, S. 277).

vielen Faktoren ist, die sich – vollkommen ohne unser bewusstes Zutun (30–32) – auf unser Verhalten auswirkt. Wer hätte gedacht, dass der Ringfinger – der unwichtigste Finger, denn er hat die wenigsten Muskelansätze und ist am unbeweglichsten – die Fruchtbarkeit eines Mannes anzeigt? Ist das der Grund, warum wir Symbole der Fruchtbarkeit wie den Ehering seit den Zeiten der Römer an diesem Finger tragen?

Literatur

1. Alexander GM. Associations among gender-linked toy preferences, spatial ability, and digit ratio: evidence from eye-tracking analysis. Arch Sex Behav 2006; 11: 699–709.
2. Bailey AA, Hurd PL. Depression in men is associated with more feminine finger length ratios. Personality and Individual Differences 2005; 39(4): 829–36.

3. Baker F. Anthropological notes on the human hand. American Anthropologist 1888; 1: 51–76.

4. Bang AK, Carlsen E, Holm M, Petersen JH, Skakkebaek NE, Jorgensen N. A study of finger lengths, semen quality and sex hormones in 360 young men from the general Danish population. Hum Reprod 2005; 20: 3109–13.

5. Beech JR, Beauvois MW. Early experience of sex hormones as a predictor of reading, phonology, and auditory perception. Brain Lang 2006; 96: 49–58.

6. Benderlioglu Z, Nelson RJ. Digit length ratios predict reactive aggression in women, but not in men. Horm Behav 2004; 46: 558–64.

7. Burley NT, Foster VS. Digit ratio varies with sex, egg order and strength of mate preference in zebra finches. Proc Biol Sci 2004; 271: 239–44.

8. Burton LA, Henninger D, Hafetz J. Gender differences in relations of mental rotation, verbal fluency, and SAT scores to finger length ratios as hormonal indexes. Dev Neuropsychol 2005; 28: 493–505.

9. Ecker A. Einige Bemerkungen über einen schwankenden Charakter in der Hand des Menschen. Archiv für Anthropologie (Braunschweig) 1875; 8: 67–75.

10. Fink B, Brookes H, Neave N, Manning JT, Geary DC. Second to fourth digit ratio and numerical competence in children. Brain Cogn 2006; 61: 211–8.

11. Fink B, Grammer K, Mitteroecker P, Gunz P, Schaefer K, Bookstein FL. Second to fourth digit ratio and face shape. Proc R Soc Lond B Biol Sci 2005; 272: 1995–2001.

12. Gruning J. Über die Länge der Finger und Zehen bei einigen Völkerstämmen. Archiv für Anthropologie (Braunschweig) 1886; 16: 511–7.

13. Honekopp J, T Manning J, Muller C. Digit ratio (2D:4D) and physical fitness in males and females: Evidence for effects of prenatal androgens on sexually selected traits. Horm Behav 2006; 49: 545–9.

14. Honekopp J, Voracek M, Manning JT. 2nd to 4th digit ratio (2D:4D) and number of sex partners: evidence for effects of prenatal testosterone in men. Psychoneuroendocrinology 2006; 31: 30–7.

15. Leoni B, Canova L, Saino N. Sexual dimorphism in metapodial and phalanges length ratios in the wood mouse. Anat Rec A Discov Mol Cell Evol Biol 2005; 286: 955–61.

16. Lippa RA. Finger lengths, 2D:4D ratios, and their relation to gender-related personality traits and the Big Five. Biol Psychol 2006; 71: 116–21.

17. Luxen MF, Buunk BP. Second-to-fourth digit ratio related to verbal and numerical intelligence and the big five. Personality and individual differences. Corrected Proof, available online 22 June 2005.

18. Manning JT. Digit ratio. A pointer to fertility, behavior, and health. New Brunswick, New Jersey: Rutgers University Press 2002.

19. Manning JT, Callow M, Bundred PE. Finger and toe ratios in humans and mice: implications for the aetiology of diseases influenced by HOX genes. Med Hypotheses 2003; 60: 340–3.
20. Millet K, Dewitte S. Second to fourth digit ratio and cooperative behavior. Biol Psychol 2006; 71: 111–5.
21. Paul SN, Kato BS, Cherkas LF, Andrew T, Spector TD. Heritability of the second to fourth digit ratio (2d:4d): A twin study. Twin Res Hum Genet 2006; 9(2): 215–9.
22. Phelps VR. Relative index finger length as a sex-influenced trait in man. American Journal of Human Genetics 1952; 4: 72–89.
23. Putz DA, Gaulin SJC, Sporter RJ, McBurney DH. Sex hormones and finger length: What does 2D:4D indicate? Evolution and Human Behavior 2004; 25: 182–99.
24. Rahman Q, Korhonen M, Aslam A. Sexually dimorphic 2D:4D ratio, height, weight, and their relation to number of sexual partners. Personality and Individual Differences 2005; 39: 83–92.
25. Romano M, Leoni B, Saino N. Examination marks of male university students positively correlate with finger length ratios (2D:4D). Biol Psychol 2006; 71: 175–82.
26. Romano M, Rubolini D, Martinelli R, Bonisoli Alquati A, Saino N. Experimental manipulation of yolk testosterone affects digit length ratios in the ring-necked pheasant (Phasianus colchicus). Horm Behav 2005; 48: 342–6.
27. Roney JR, Maestripieri D. Relative digit length predict men's behavior and attractiveness during social interaction with women. Human Nature 2004; 15: 271–82.
28. Sanders G, Bereczkei T, Csatho A, Manning J. The ratio of the 2nd to 4th finger length predicts spatial ability in men but not women. Cortex 2005; 41: 789–95.
29. Sluming VA, Manning JT. Second to fourth digit ratio in elite musicians: Evidence for musical ability as an honest signal of male fitness. Evolution and Human Behavior 2000; 21: 1–9.
30. Spitzer M. Symmetrie und Tanz. Nervenheilkunde 2006; 25: 295–8.
31. Spitzer M. Das Neue Unbewusste. Nervenheilkunde 2006; 25: 615–22.
32. Spitzer M. Das Neue Unbewusste II. Nervenheilkunde 2006; 25: 701–8.
33. Spitzer M. Das starke Gehirn des schwachen Geschlechts. Nervenheilkunde 2007; 26: 339–41.
34. Yousry TA, Schmid UD, Alkadhi H, Schmidt D, Peraud A, Buettner A, Winkler P. Localization of the motor hand area to a knob on the precentral gyrus – A new landmark. Brain 1997; 120: 141–57.

Das starke Gehirn des schwachen Geschlechts

Es gibt eine genetische Veranlagung, die den Körper und vor allem das Gehirn der Menschen schwächt und einen schwerwiegenden gesundheitlichen Risikofaktor darstellt, von der Wiege bis zur Bahre: Sie bewirkt eine höhere Säuglingssterblichkeit, in der Kindheit führt sie zu Aufmerksamkeits- und Leserechtschreibstörungen und später in der Jugend zu Drogenkonsum und Gewaltbereitschaft. Wer als Twen diese Veranlagung hat, erkrankt etwa 5 Jahre früher an Schizophrenie als jemand, der sie nicht hat. Im Alter betrifft die Veranlagung vor allem körperliche Krankheiten: Wer sie hat, leidet wesentlich häufiger an Herz-Kreislauf-Störungen bis zum Infarkt. In der Kindheit und Jugend jedoch führt diese Veranlagung vor allem zu Aggression und mangelnder Verhaltenssteuerung: 19 von 20 Mördern weisen hierzulande diese Veranlagung auf. Aber auch anderswo macht sie sich bemerkbar: Bei manchen Volksstämmen des Amazonasgebiets werden mehr als die Hälfte der Träger dieser Veranlagung Opfer von Morden. Insgesamt wundert letztlich nicht, dass die Träger dieser Veranlagung im Durchschnitt 5 Jahre früher sterben als die Glücklichen, die sie nicht haben. „Die gibt es doch nicht!" werden Sie sagen – und haben Unrecht. Die genetische Veranlagung, von der hier die Rede ist, gibt es tatsächlich; sie besteht im Vorhandensein eines Y-Chromosoms oder kurz gesagt: im männlichen Geschlecht. Wer als Mann geboren wird, hat schon in Kindheit und Jugend schlechte Karten, lebt risikoreicher und stirbt früher.

„Es sind die Hormone", sagt man gerne, vor allem, wenn es um das Fehlverhalten junger Männer geht. „Er leidet unter einem verkrüppelten Chromosom", könnte man auch sagen. Entwicklungsgeschichtlich ist das (männliche) Y-Chromosom nämlich aus dem (weiblichen) X-Chromosom entstanden. Es mutierte, und immer mehr fiel weg: Männer sind sozusagen Frauen mit Defektmutationen. Sie sind dadurch spezialisierter, aber auch anfälliger. Männer sind von der Evolution auf Leistung getrimmte Menschen, mit

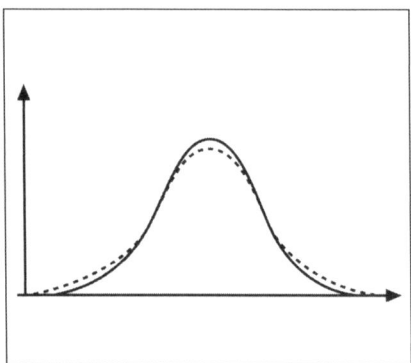

Abb. 1 Schematische Darstellung der Verteilung des Merkmals der Begabung (Intelligenz) bei Männern und Frauen. Die sogenannte Streuung, also die Variationsbreite des Merkmals um den Mittelwert, ist bei Männern größer. Es gibt also mehr Extremfälle als bei Frauen, in beide Richtungen. (Durchgezogene Linie: Frauen; gestrichelte Linie: Männer).

dem Risiko, dass 1. mehr Ausschuss dabei entsteht und 2. auf Haltbarkeit nicht so viel Wert gelegt werden konnte. Das klingt grausam, lässt sich aber mit Daten gut belegen.

Neben denen, die oben bereits angeführt wurden, gilt ganz allgemein Folgendes: Die Verteilung vieler Merkmale ist bei Männern flacher, d.h. die Extremwerte sind stärker ausgeprägt als bei den Frauen; mehr Hochbegabte, aber auch mehr Behinderte (Abb. 1), mehr Väter mit ganz vielen Kindern, aber auch viel mehr Männer ganz ohne Frau und Kinder (als Frauen ohne Mann und Kinder), mehr Leistung und mehr Risiko – und damit auch eher tot.

Sind Frauen wirklich von der Venus und Männer vom Mars, also sind sie wirklich so verschieden? Welche Unterschiede im Hinblick auf Gehirn und Geist gibt es wirklich zwischen den Geschlechtern? Und wie kommt es dazu? Welche Rolle spielen die Hormone?

Achtung: Vermintes Gelände! Wenn man über die Unterschiede zwischen Frauen und Männern reflektiert, wird man leicht zum Elefant im Porzellanladen. Und die Diskussion über Unterschiede zwischen dem Gehirn des Mannes und dem Gehirn der Frau ist so alt wie die Neurowissenschaft selbst. Das Gehirn des Mannes ist etwa 100 bis 150 Gramm schwerer als das der Frau und die Gehirnrinde des Mannes enthält etwa 4 Milliarden mehr Nervenzellen.

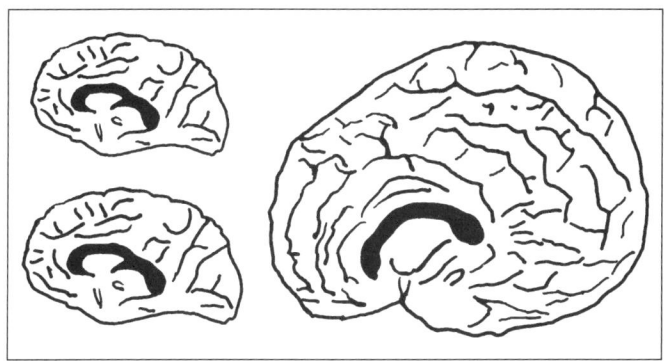

Abb. 2 Schematisierte Darstellung eines Schnitts durch das Gehirn einer Frau (links oben), eines Mannes (links unten) und eines Killerwals (rechts; 6). Wer mit Blick auf das größere Gehirn des Mannes sich mit macho-ähnlichen Äußerungen nicht zurückhalten kann, sollte sich einmal fragen, was wohl der Killerwal so den ganzen Tag denkt …

Ganz allgemein erklärt man Unterschiede in der Gehirngröße oft mit Unterschieden in der Körpergröße. Ein großer Körper braucht mehr „Steuerungshardware" als ein kleiner, was über die sonstige Leistungsfähigkeit – die „Intelligenz" des Tieres, wenn man will – noch gar nichts sagt. Gemäß dieser Überlegung sind Elefant oder Killerwal nicht automatisch schlauer als der Mensch, obwohl sie deutlich größere Gehirne besitzen (Abb. 2).

Der französische Neurologe Paul Broca, dessen Name als Bezeichnung des motorische Sprachzentrums in die Geschichte der Gehirnforschung einging, meinte hierzu: „Wir können uns fragen, ob die geringe Größe des weiblichen Gehirns ausschließlich auf ihren kleineren Körper zurückgeht", setzte aber sexistisch hinzu: „Aber wir dürfen auch nicht vergessen, dass Frauen im Durchschnitt etwas weniger intelligent sind als Männer …"

Diese Vorurteile hat wohl keiner deutlicher formuliert als der deutsche Philosoph Friedrich Nietzsche, der 1844 schrieb: „Wenn ein Weib gelehrte Neigungen hat, dann ist gewöhnlich etwas an ihrer Geschlechtlichkeit nicht in Ordnung." Was Mitte des 19. Jahrhunderts gelehrt klang, ist heute peinlich, wie der – nun ehemalige – Rektor der Harvard Universität Larry Summers zur Kenntnis nehmen musste, als er in einer Rede sagte, den Frauen „fehle das nötige Gen für wissenschaftliches Talent". Er wurde (nicht nur deswegen) von seinen Kollegen, den Professoren, zum Rücktritt gezwungen. Lassen wir die Vorurteile einmal beiseite und betrachten die wissenschaftliche Literatur zu den Unterschieden von Geist und Gehirn bei Venus und Mars nüchtern und sachlich.

Im Hinblick auf die meisten Bereiche der Wahrnehmung – Berührung, Gehör, Geruch und Geschmack – sind Frauen sensibler als Männer; nur bei manchen Aspekten des Sehens sind Männer im Vorteil: Sie sehen schärfer und schneller, was für das Jagen wichtig ist. Frauen dagegen können besser mit beiden Augen räumlich sehen, was beispielsweise bei Arbeiten am eigenen Körper – um nicht zu sagen im Haushalt oder beim Umgang mit Babys – von Vorteil ist. Hierzu passt, dass Frauen feinmotorisch geschickter sind, Männer hingegen sind nicht nur ganz allgemein größer und kräftiger, sie können tatsächlich besser zielen, werfen und fangen, sind also grobmotorisch und auf die Entfernung gegenüber Frauen im Vorteil (9).

Wären die Unterschiede zwischen Mann und Frau auf Wahrnehmung und Motorik beschränkt, ließen sich keine Bestseller schreiben (3). Dass Frauen und Männer unterschiedlich *Denken* und *Fühlen* bewegt die Gemüter und interessiert irgendwie jeden. Was ist dran?

Die Erforschung von Lernprozessen bei Tieren und Menschen (Behaviorismus) in den 50er-Jahren sorgten zusammen mit den ideologisch geprägten Emanzipationsbestrebungen in den 60er-Jahren dafür, dass nach der damals gängigen Meinung der Mensch nahezu beliebig formbar sei. Was wir sind, tun und mögen sei kulturell bestimmt und daher letztlich beliebig und von uns selbst frei wählbar. Vom Verhaltenspsychologen B. F. Skinner stammt der berühmte Ausspruch, er könne aus jedem Baby einen Fabrikarbeiter, Rechtsanwalt oder Arzt machen, je nachdem, wie man die Lerngeschichte des Menschenkindes organisiere, d. h. für welche Erfahrungen man sorge. Und viele Studenten versuchten sich während der 60er-Jahre in neuen Formen des Zusammenlebens, um nach kurzer Zeit leidvoll zu entdecken, dass Gruppenleben und freie Liebe nicht ohne Intrigen und Eifersüchteleien zu haben sind.

Es brauchte lange, bis sich – gerade in „intellektuellen" Kreisen – die Erkenntnis durchsetzte, dass der Mensch nicht als Tabula rasa auf die Welt kommt. Dies gilt auch für seine Existenz als Mann oder Frau. So dachte man lange, dass die Jungen deswegen mit Autos und die Mädchen deswegen mit Puppen spielen, weil wir ihnen das entsprechende Spielzeug schenken. Und aufgeschlossen-moderne Eltern versuchten daher entsprechend, diese „sexistische" Erziehung (von Jungen zu Macho-Männern und vor allem von Mädchen zu vermeintlich braven und zeitlebens unterdrückten Hausmütterchen) zu vermeiden: So bekam dann an Weihnachten das Mädchen Ritterburg und Eisenbahn, der Junge Kochherd und Puppe samt Kinderwagen. Diese Eltern machten dann nicht selten die Beobachtung, dass die Jungen mit den Kinderwagen Rennen veranstalteten, wohingegen die Mädchen die Burgen in Puppenhäuser verwandelten. War die Gesellschaft Schuld, also die anderen, von den Nachbarn, bei denen die Kinder sexistisch beschenkt wurden, bis hin zu den tradierten Märchen, in denen die Mädchen jung und schön sind und die Männer tapfer, und in denen das Endziel aller jungen Frauen in der Eheschließung mit (d.h. „Unterwerfung" durch) einem schönen Prinzen besteht?

Nicht zuletzt, um hier mehr Klarheit zu schaffen, gingen Wissenschaftler extreme Wege: Man ließ beispielsweise Affenkinder (Meerkatzen, *Ceropithecus arthiops sabaeus*), 33 Affen-Jungen und 30 Affen-Mädchen, mit einem Spielzeugauto, einem Ball, einer Puppe und einem Kochtopf spielen und bestimmte die Zeit, die sie jeweils mit dem Spielzeugtyp verbrachten. Hierbei zeigte sich, dass die Affenbuben lieber (d.h. länger) mit den männlichen Spielzeugen (Auto und Ball) spielten, die Affenmädchen lieber mit den weiblichen (Puppe und Kochtopf; vgl. Abb. 3). Als Kontrolle dienten zwei Spielzeuge, die von Menschenkindern beiderlei Geschlechts etwa gleich bevorzugt werden, nämlich ein Bilderbuch und ein Plüschhund (1).

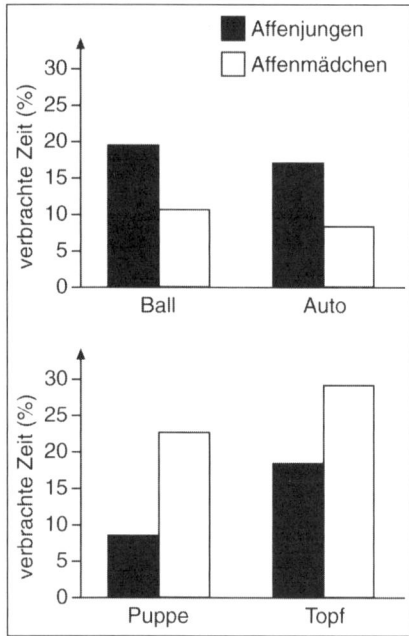

Abb. 3 Prozentualer Anteil der mit einem typisch männlichen oder typisch weiblichen Spielzeug verbrachten Zeit bei Affenjungen und Affenmädchen (1). Jungen spielten signifikant länger mit den männlichen Spielzeugen (p < 0,05), die Mädchen dagegen länger mit den weiblichen Spielzeugen (p < 0,01). Bei geschlechtsneutralen Spielzeugen wie Bilderbuch und Plüschhund gab es keine signifikanten Unterschiede.

Da die Nachbarn und die Gesellschaft hier als Erklärung entfallen, muss man annehmen, dass es biologisch verankerte Präferenzen für soziale Interaktion bei weiblichen und für alles was saust bei männlichen Primaten (also auch beim Menschen) gibt. Auch das Studium von Märchen rund um den Globus legt nahe, dass die These der Bedingtheit von hierzulande typisch weiblichen Verhaltensweisen durch kulturell vermittelte Traditionen nicht zu halten ist (7).

Betrachtet man das weibliche Gehirn aus dem Blickwinkel eines Mannes, dann ist das ähnlich, wie wenn man(n) mit einer blauen Brille nach Edelsteinen sucht: Man findet Lapislazuli, aber keine Rubine, denn diese sehen durch einen blaue Brille nur fade und schwarz aus. Wer nun folgert, es gäbe nur eine Sorte von Halbedelsteinen – eben blaue – oder gar folgert, dass Männer besonders geeignet sind, Halbedelsteine zu finden (Frauen, so stellte sich heraus, können sich noch so bemühen, sie finden einfach keine), liegt falsch. Wie nämlich die Wissenschaft festgestellt hat (und das war ein sehr langwieriger Prozess, an dem u. a. Frauen beteiligt waren), haben alle Frauen rote Brillen auf der Nase und sehen damit zwar keine Lapislazuli, aber Rubine, die von den Männern bislang vollkommen übersehen wurden und welche die Männer auch nach ihrer Entdeckung nicht so besonders schätzen. Aber Kinder (die, wie weitere Forschungen mittlerweile gezeigt hatten, noch gar keine Brillen auf der Nase haben) mögen diese roten Halbedelsteine sehr und freuen sich mehr über sie als über die blauen von den Vätern …

Sagen wir es noch mal anders: Wer – wie mancher Mann – Einparken und Mathematik für das Wichtigste im Leben hält, wird Menschen, die damit Probleme haben, für weniger intelligent halten. Obendrein wird er gar nicht zur Kenntnis nehmen, dass es wesentliche (und vielleicht noch viel wichtigere) Bereiche gibt, in denen er selbst sich nicht gut zurechtfindet, die anderen aber durchaus. Hierzu gehören beispielsweise soziale, emotionale und sprachliche Fähigkeiten, die bei Jungen bzw. Männern deutlich schlechter ausgeprägt sind als bei Mädchen bzw. Frauen.

Lassen wir die Fakten sprechen: Mädchen erkennen schon als Säugling Gesichter besser und interessieren sich stärker für andere Menschen. Und ihr Gehirn ist auf Kommunikation getrimmt, sodass Mädchen mit 16 Monaten auf Nachfrage im Durchschnitt 13 Wörter mehr wissen als gleichaltrige Jungen, mit 20 Monaten 51 und mit 2 Jahren 115 Wörter mehr. Im Alter von 20 bis 30 Monaten sprechen sie häufiger spontan als Jungen und sie verwenden auch komplexere grammatische Strukturen wie das Passiv oder Partizipien häufiger und fehlerfreier als Jungen. Auch das verbale Gedächtnis von Frauen ist zeitlebens besser als das von Männern, nicht umsonst sind die Großmütter die besten Erzähler von Geschichten.

Im Gehirn des Mannes dagegen sterben unter dem Einfluss des männlichen Sexualhormons Testosteron vor allem in den Zentren für Kommunikation und Sozialverhalten mehr Nervenzellen ab.

Nur ein kleines Areal, welches ihren Sexualtrieb steuert, wächst unter eben diesem Hormon auf die 2,5fache Größe im Vergleich zu Frauen.

Nicht von der Hand zu weisen ist in diesem Zusammenhang die Überlegung, dass die spezifischen steinzeitlichen Lebensbedingungen währen der letzten 2 Millionen Jahre die Evolution des Menschen und damit auch seines Gehirns beeinflussten. Da eine Art Arbeitsteilung zwischen Mann und Frau herrschte, kam es zu einer geschlechtsspezifischen Differenzierung von Leistungsvermögen, Problemlösestrategien bzw. Denkstilen. Als Paar ergänzen sich damit Mann und Frau, ohne dass einer dem anderen überlegen wäre.

Männer und Frauen gingen also arbeitsteilig ihren jeweiligen Geschäften nach, jeder auf seine Art: Die Männer mussten Beute finden, genau treffen und mit der Jagdbeute nach Hause finden. Frauen dagegen brauchten daheim vor allem soziale Fähigkeiten sowie ein gutes Gedächtnis für das Sammeln von Nahrungsmitteln. Bis heute sind sie den Männern daher sozial und beim *Memory* spielen überlegen.

Aber nicht nur das! So lassen sich bei der visuellen Wahrnehmung das magnozelluläre und das parvozelluläre System unterscheiden (man spricht auch vom P- und vom M-System). Das M-System ist entwicklungsgeschichtlich älter, ist für Bewegungs- und Ortswahrnehmung zuständig (man spricht auch vom „Wo-System") und operiert im Blau-Gelb-Kanal, das P-System hingegen leistet die Erkennung von Objekten („Was-System") und operiert im Rot-Grün-Kanal. Beim Jagen ist das M-System wichtiger, beim Sammeln reifer Früchte das P-System. Rot-Grün-Blindheit stört das Erkennen reifer Früchte, ist jedoch mit einem Vorteil beim Sehen in der Dämmerung (also beim Jagen) verbunden – und es gibt sie fast nur beim Mann. Männer sind also eher auf Blau spezialisiert, Frauen eher auf Rot. – Die oben erwähnten Brillen sind also gar nicht so sehr ein Produkt der Fantasie wie man zunächst meinen möchte! Und dass man den Buben etwas Blaues und den Mädchen etwas Rotes anzieht, liegt nicht nur an den Nachbarn (8)!

Auch die immer wieder popularisierten Unterschiede im Lernverhalten von Mädchen und Jungen sind keineswegs nur Ergebnis unserer Kultur. Man dachte lange, dass die Mädchen schlechter lernen und aus diesem Grund in Fächern wie Mathematik oder Physik nicht so gut abschneiden wie die Jungen, wie sich vor allem in den Klassen der Unter- und Mittelstufe zeigt. In den Leistungskursen der Oberstufe (Naturwissenschaften und Mathematik) sind dann die Mädchen schon zahlenmäßig deutlich abgeschlagen vertreten. Hierzu ist zu sagen, dass Studien an Schimpansen gezeigt haben, dass die Jungen fast 2,5 Jahre später und zudem deutlich langsamer lernen als die Mädchen, Werkzeuge zum Stochern nach Termiten zu benutzen (5). Jungen lernen also keineswegs grundsätzlich besser als Mädchen, auch und gerade, wenn es um Werkzeuggebrauch geht.

Fassen wir zusammen: Das Gehirn des Mädchens badet im Mutterleib nicht in Testosteron und entwickelt sich genau deswegen zu einem enorm starken und leistungsfähigen Organ.

Es mag sein, dass mathematische Hochbegabung unter Männern häufiger ist als unter Frauen, aber schon bei einer traditionellen Männerdomäne wie dem Schachspiel scheinen Selektionseffekte wichtiger zu sein als angeborene Begabungen, wie erst kürzlich die Analyse von gut einer *viertel Million* Schachspielen aus 13 Jahren Schachturnier in den USA zeigte (4). „Wie sich in wissenschaftlichen Untersuchungen gezeigt hat, wechseln sich Mädchen 20-mal häufiger ab als Jungen und in ihren Spielen geht es meist um fürsorgliche oder pflegerische Beziehungen" schreibt die US-amerikanische Psychiaterin Louann Brizendine (3, S. 50), was in deutlichem Kontrast zu den eingangs erwähnten 20-fach häufigeren Mördern unter den Männern steht. Wir sollten endlich damit aufhören, das weibliche Gehirn unter dem Gesichtspunkt zu betrachten, was es weniger kann als das männliche. Aus der Sicht der Gehirnforschung und vor dem Hintergrund der globalen Probleme mit Aggression und Gewalt wird es vielmehr höchste Zeit, die starken Gehirne aus dem Schatten des starken Geschlechts zu befreien.

Literatur

1. Alexander GM, Hines M. Sex differences in response to children's toysin nonhuman primates (Ceropithecus aethiops sabeus). Evolution and Human Behavior 2002; 23: 467–79.

2. Bjorklund DF, Pellegrini AD. Origins of Human Nature. Washington DC: Evolutionary Developmental Psychology 2002.

3. Brizendine L. Das weibliche Gehirn. Warum Frauen anders sind als Männer. Hamburg: Hoffmann & Campe 2007.

4. Chabris CF, Glickman ME. Sex differences in intellectual performance. Psychological Science 2006; 17: 1040–6.

5. Lonsdorf EV, Eberly LE, Pusey AE. Sex differences in learning in chimpanzees. Nature 2004; 428: 715–6.

6. Spitzer M. Musik im Kopf. Stuttgart: Schattauer 2002.

7. Spitzer M. Vom Sinn des Lebens. Nervenheilkunde 2006, 25: 513–20.

8. Alexander GM. An evolutionary perspective of sex-typed toy preferences: Pink, blue, and the brain. Archives of Sexual Behavior 2003; 32: 7–14.

9. Wietasch A-K, Kiefer M, Spitzer M. Neuropsychologie. In: Rhode A, Marneros A (Hg). Geschlechtsspezifische Psychiatrie und Psychotherapie. Stuttgart: Kohlhammer 2007, 305–23.

Geschlecht und Gehirn

Frauen wissen durchaus, wo es langgeht

Frauen reden und Männer wissen, wo es langgeht. So dachte man lange und die Ergebnisse der Gehirnforschung zu Unterschieden in den Begabungen bei den Geschlechtern schienen dies zu bestätigen: Männer sind besser, wenn es um räumliche Aufgaben geht, Frauen hingegen sind im Hinblick auf Sprache und soziale Intelligenz den Männern überlegen.

Durch den direkten Zugang der Neurowissenschaft auf Prozesse der Informationsverarbeitung im Gehirn haben sich die Möglichkeiten, Ursachen auch für Geschlechterunterschiede dingfest zu machen, ganz wesentlich geändert. Betrachten wir als Beispiel eine Untersuchung aus unserer Ulmer Abteilung mithilfe der funktionellen Magnetresonanztomografie (fMRT). Jeweils 12 Männer und 12 Frauen mussten sich im Magnetresonanztomografen in einem virtuellen Irrgarten zurechtfinden und (von einem Ort im Irrgarten ausgehend) den Ausgang finden, ähnlich wie man sich auch im täglichen Leben oft räumlich orientieren und zurechtfinden muss (2). Wie sich zeigte, fanden die Männer den Ausgang im Mittel nach 142 Sekunden, wohingegen die Frauen mit 196 Sekunden deutlich länger brauchten. Dies bestätigt den bereits genannten Befund, dass Männer gegenüber Frauen im Hinblick auf räumliche Aufgaben überlegen sind.

Bis hierher hätte man die ganze Studie auch ohne den Aufwand im Scanner durchführen können. Richtig spannend wurde es allerdings erst, als wir die Gehirnaktivierung bei Männern und Frauen im Vergleich betrachteten: Die gleiche Aufgabe – sich zurecht zu finden – führte bei Männern und Frauen zum Teil zur Aktivierung völlig unterschiedlicher Bereiche des Gehirns: Während es bei Männern zur Aktivierung des linken Hippocampus kommt, wird bei Frauen das rechte Frontalhirn aktiviert (Abb. 1).

Diese unterschiedlichen Aktivierungsmuster von Männern und Frauen könnten durchaus unterschiedliche Strategien bei der Lösung der Aufgabe widerspiegeln: Aus Verhaltensexperimenten ist

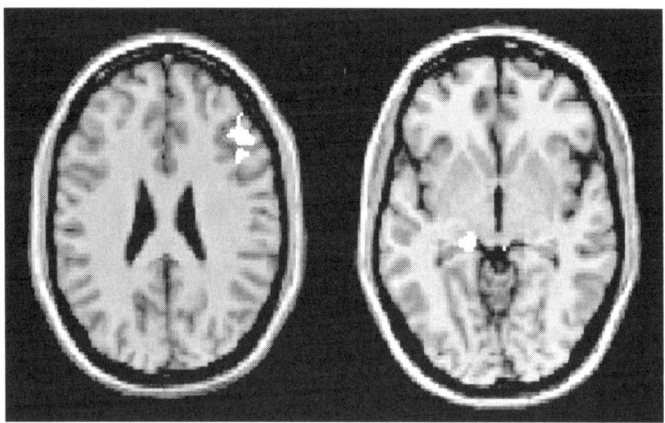

Abb. 1 Ergebnisse des Gruppenvergleichs (Männer gegen Frauen), wobei die Gehirnaktivierung in weiß dargestellt ist. Bei Frauen (links) kommt es im Vergleich zu Männern zur Aktivierung im Bereich des rechten Frontalhirns, wohingegen Männer (rechts) im Vergleich zu Frauen den linken Hippocampus stärker aktivieren (nach 2).

bekannt, dass sich Frauen beim Navigieren vor allem auf Landmarken („beim Blumengeschäft links, nach dem Buchladen rechts") verlassen, wohingegen Männer geometrisch denken, mit Pfeilen, Winkeln, Punkten und Linien.

Für das On-line-halten von Landmarken benötigen Frauen entsprechend den rechten frontalen Kortex, der bei ihnen auch Sprache verarbeitet, wohingegen die Aktivierung des linken Hippocampus bei den Männern möglicherweise auf das Denken in geometrischen Strukturen zurückgeht.

Ergebnisse wie diese regen die Fantasie vieler Autoren an. Frauen reden zu viel, können nicht einparken und kommen sowieso von der Venus; Männer dagegen kommen vom Mars, verziehen sich schweigend in ihre Höhlen, wenn sie nicht gerade auf der Jagd (z. B. nach Essbarem oder Frauen) sind. Vertreter der evolutionären Psychologie haben argumentiert, dass sich das menschliche Gehirn an die Bedingungen des Daseins als Jäger und Sammler angepasst habe und nicht zuletzt aus diesem Grund Geschlechterunterschiede aufweist. In Steinzeitgesellschaften wurden die Kinder von Gruppen von Frauen aufgezogen, die neben dem Sammeln von Früchten und Beeren sich vor allem um die Belange der Gruppe kümmern und daher sowohl in sozialer als auch in sprachlicher Hinsicht besonders befähigt sein mussten. So kann man die evolutionäre Entwicklung entsprechender Fertigkeiten leicht nachvollziehen (vgl. hierzu auch die beiden vorangegangenen Kapitel).

Anders die Männer, die auf die Jagd gingen und hierzu nicht nur mehr körperliche Stärke, sondern auch einen guten Orientierungssinn brauchten. Viel zu reden war hingegen bestenfalls hinderlich, ungünstigstenfalls tödlich; den Weg nach Hause zu finden, war hingegen von größter Bedeutung. Diese Lebensumstände, so wird argumentiert, hätten bei Männern zur besseren Ausprägung derjenigen Gehirnstrukturen geführt, die das räumliche Navigieren unterstützen. Die spezifischen steinzeitlichen Lebensbedingungen während der letzten zwei Millionen Jahre und insbesondere die Arbeitsteilung zwischen Mann und Frau, so der Gedanke, führten zu einer geschlechtsspezifischen Differenzierung von Leistungsvermögen, Problemlösestrategien bzw. Denkstilen:

„In traditionellen Kulturen gibt es eine Arbeitsteilung zwischen Männern und Frauen, die wahrscheinlich die Art, wie unsere Vorfahren zur Steinzeit lebten, widerspiegelt. Obwohl die Männer auch zuweilen mit dem Sammeln beschäftigt waren, war das Suchen und Sammeln von essbarem Obst und Gemüse in der Nähe der Behausung vor allem die Aufgabe der Frauen. Demgegenüber war das Jagen die nahezu ausschließliche Domäne der Männer, die oft tagelang weit weg von Zuhause dem Wild nachjagten" heißt es hierzu in einem bekannten Buch über die evolutionären Ursprünge der menschlichen Natur (1, Übersetzung durch den Autor; 5). Gemäß dieser Arbeitsteilung mussten Männer ihre Beute genau ausspähen, Wurfgeschosse zielgenau schleudern und eine Karte der Gegend zumindest im Kopf haben, um ihren Heimweg zu finden. Frauen hingegen mussten in der Gruppe daheim klar kommen, und wissen, wo welche Wurzeln vergraben sind.

Wenn das aber so ist, dann müssten sich Frauen die *Orte von Nahrungsmitteln* besonders gut – besser als Männer – merken können. Und sie müssten sich die Orte solcher Nahrungsmittel besonders gut merken können, die sehr *nahrhaft* sind. Wie eine im Jahr 2007 veröffentlichte Studie zeigt, ist genau dies der Fall (4).

Kalifornische Wissenschaftler beforschten etwa einhundert Besucher des Wochenmarktes in Santa Barbara. Wer damit einverstanden war, wurde von einem Mitarbeiter über den Markt geführt und man hielt an vorher festgelegten Ständen an, kostete Obst, Gemüse und andere Bio-Nahrungsmittel, fragte nach dem Geschmack, den Kaufgewohnheiten, der Häufigkeit des Essens dieser Nahrungsmittel und hielt auch noch das Geschlecht des Befragten fest. Danach ging man zu einem Punkt irgendwo in der Mitte des Marktes, von dem die Stände nicht zu sehen waren. Die Versuchspersonen mussten nun mithilfe eines auf einer Scheibe montierten drehbaren Pfeils angeben, in welcher Richtung die (in zufälliger Reihenfolge abgefragten) Stände lägen. Mit dieser Prozedur wurde herausgefunden, dass sich Frauen die Orte, an denen Nahrungsmittel zu finden sind, um 27 % *besser* merken können als Männer. Auch beobachtete man, dass die Genauigkeit des Ortsgedächtnisses von dem Kaloriengehalt des jeweiligen Nahrungsmittels abhing: Bei Gurken und Salat (enthalten kaum Kalorien) war das Gedächtnis ganz schlecht (die Leute lagen „voll daneben"), wohingegen es bei hochkalorischen Nahrungsmitteln wie Olivenöl, Mandeln, Honig und Avocados erstaunlich gut war (Abb. 2).

Wie sich anhand der zusätzlich erhobenen Daten (Fragebögen) zeigen ließ, lag die Überlegenheit der Frauen nicht daran, dass sie öfter einkaufen gingen. Einerseits wechselte der Ort der Stände, andererseits hing die Genauigkeit nicht mit der Häufigkeit des Marktbesuchs zusammen. Es wurden auch die wohlschmeckenden oder häufig konsumierten Nahrungsmittel nicht besser gemerkt als die anderen, wie die Auswertung der Antworten aus der Befragung zeigte. So bleibt nur der Schluss, dass Frauen im Laufe der Evolution ein besonders gutes Gedächtnis dafür entwickelt haben, wo man besonders nahrhafte Speisen findet.

Es mag also sein, dass Männer besser einparken oder Karten lesen können. Geht es aber ums Essen, wissen Frauen besser, wo es langgeht. Dies wiederum bedeutet, dass auch aus der Sicht der

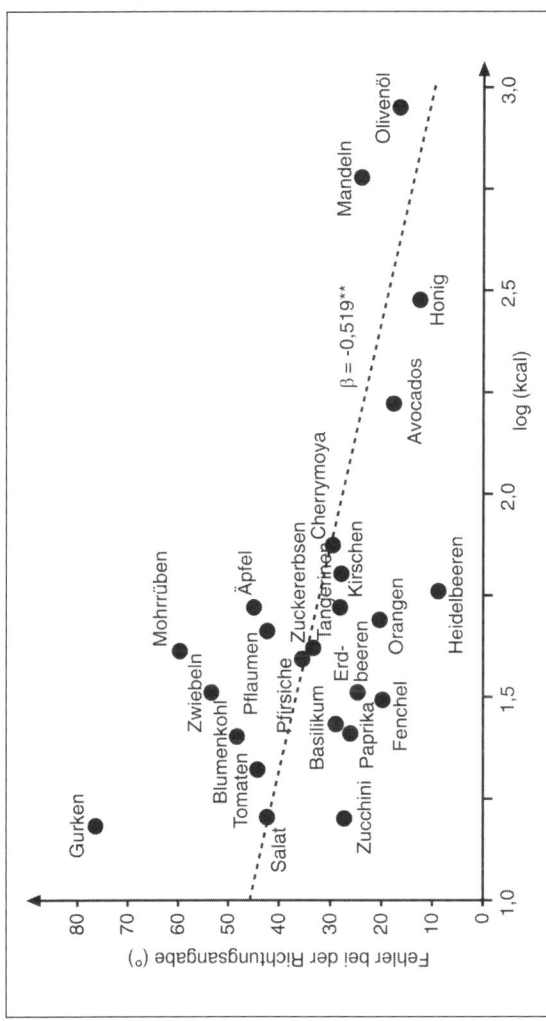

Abb. 2 Abhängigkeit des Fehlers (gemessen in Winkelgraden) bei der geschätzten Richtung des Verkaufstandes von Obst- und Gemüseprodukten von dem Kalorienreichtum der betreffenden Nahrungsmittel. Bei Salat und Gurken irren sich die Leute ganz massiv, bei Honig und Olivenöl sind sie dagegen erstaunlich genau (nach 4).

127

evolutionären Entwicklung von Geschlechterunterschieden bei der Raumwahrnehmung keineswegs davon die Rede ist, dass Frauen „schlechter" abschneiden als Männer. Es geht vielmehr zum einen um den *Kontext* der Leistung und zum anderen um die *Bewertung* des Einen durch den Anderen: Wer sich mit dem Jagen beschäftigt bzw. wessen Gehirn durch die Jagd geprägt ist, der sieht die Leistung des Sammelns gar nicht bzw. kann nicht ermessen, welche spezifischen Leistungen hierbei eine Rolle spielen. Werden dann Tests der Raumwahrnehmung von *Männern* entwickelt, kann am Ende nur herauskommen, dass Frauen schlechter abschneiden.

Betrachten wir noch ein weiteres Beispiel für die einschränkende Brille, mit der das männliche Geschlecht weibliche Fähigkeiten zuweilen betrachtet. Es betrifft nicht so sehr die Wahrnehmung des Raumes als vielmehr das Verhalten im Raum (obwohl beides natürlich zusammenhängt). Kurz: Jungen und Mädchen blicken nicht nur auf unterschiedliche Weise in die Welt, sondern begeben sich auch unterschiedlich in die Welt hinaus: Jungen fallen durch „unkontrolliertes ausschweifendes Verhalten in der Stadt" auf, wohingegen das Handeln von Mädchen eher ortsgebunden und häuslich erscheint. Aus der Tatsache, dass „den Mädchen wesensmäßig das Herumstromern nicht so liegt wie den Jungen" wird dann schnell gefolgert, dass bei den Mädchen ein Defizit vorliege (3). Sie würden mit dem Raum nicht gut umgehen und eigneten sich ihn nicht an. Weitere Forschungen schienen den größeren Aktionsradius von Jungen im Vergleich zum Mädchen zu bestätigen: Jungen gingen mit dem Raum besser um, eigneten sich ihn besser an und besäßen damit eine höhere „Raumkompetenz".

Hier wird der Raum einfach nur als ausgedehnt verstanden, als gewissermaßen leerer Raum. Dadurch wird auch die Raumaneignung durch Jugendliche als Fähigkeit nur dahingehend beurteilt, wie ausgedehnt das durchstreifte Gebiet ist. Je größer dieses Gebiet, desto besser die Raumaneignung.

Der Raum ist jedoch nicht nur ausgedehnt, er ist auch *gefüllt*. Die Stadtforschung hat gezeigt, dass Frauen im Durchschnitt in ihrem Alltag nicht nur mehr Wege zurücklegen, sondern auch viel mehr Orte aufsuchen und dabei ein größeres Spektrum an Aufga-

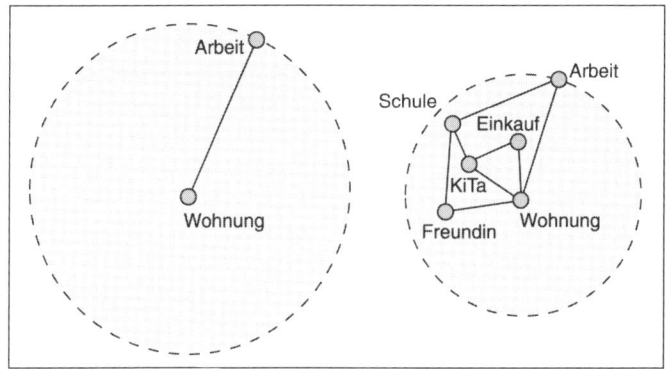

Abb. 3 Schematische Darstellung des von Frauen und Männern durchmessenen Raums. Rein nach der *Größe* (Durchmesser) betrachtet, eignen sich die Männer (links) mehr Raum an; betrachtet man hingegen die *Fülle*, dann sind Frauen (rechts) raumkompetenter (nach 3).

ben leisten als Männer. Sie fahren also beispielsweise nicht nur von der Wohnung zur Arbeit und zurück, sondern fahren zum Einkaufen, in die Kindertagesstätte, in die Schule, zu einer Freundin und zum Arbeitsplatz (Abb. 3). Schlägt man nun einen Kreis um die Wohnung, dessen Radius der Entfernung von der Wohnung zum Arbeitsplatz entspricht, so entsteht in der Tat beim Mann der größere Kreis. Betrachtet man aber die Strukturiertheit bzw. innere Differenziertheit der Kreisfläche, so fällt die deutlich komplexere Raum- und Handlungsstruktur bei der Frau auf. Definiert man nun Raumkompetenz durch die männliche Brille, also einfach als die Größe des Kreises, liegen die Männer vorn. Dies liegt aber nicht daran, dass Männer raumkompetenter wären, sondern daran, dass Männer Raumkompetenz definieren und hierfür ein Kriterium verwenden (die Größe), das für sie – z. B. beim Jagen – wichtig ist. Ganz anders lägen die Dinge, würde man nicht die Ausdehnung, sondern die Fülle des Raums betrachten.

Insgesamt setzen sich Mädchen und Frauen mit dem Raum in deutlich komplexerer Weise auseinander als Jungen und tun dies über das Medium der Sprache. Christine Ahrendt untersuchte am

Beispiel einer Schulklasse, was Kinder im Alter von 9 bis 11 Jahren im öffentlichen Raum lernen und kommt zu folgendem Ergebnis: „Die Jungen verbanden mit dem großräumigen Herumstreunen jedoch fast alle Allein-Sein, nicht selten auch Einsamkeit. Sie erschlossen sich die öffentlichen Räume der Erwachsenen, ohne dass sich Handlungen oder Kontakte ergaben. Sie blieben in der Rolle der Beobachter. Eine Gruppe von Mädchen dieser Klasse benutzte dagegen Erwachsene in Straßen und auf Plätzen für Mutproben oder knüpfte sie in Rollenspiele ein" (zit. n. 3).

Löw kommentiert dies wie folgt: „Die Mädchen gründen zum Beispiel einen Naturschützerclub und sammeln Geld für Wale, Delfine und den Regenwald. Zur Mutprobe wird es, auf Fremde zuzugehen, um Geld zu bitten und in Diskussion zu treten. Während die Jungen zur gleichen Zeit herumstreunten und in Auseinandersetzung mit verschiedenen sozialen Gütern, Räume konstituieren, schaffen die Mädchen Räume an einem Ort, indem verschiedenste Menschen einbezogen werden" (3).

Wenn es darum geht, was man gerne am öffentlichen Raum verändern würde, haben Jungen und Mädchen völlig andere Vorstellungen: Die Jungen rebellieren gegen die Erwachsenen, die sie als „Raumwärter" erleben. Die Mädchen dagegen werden durch die Erwachsenen nicht gestört. Sie wünschen sich mehr Natur und diese Natur ist für sie ein Synonym für das Ungeordnete, in dem es Neues zu entdecken gilt und in dem man sich verstecken kann.

Auch nach Untersuchungen im Kindergarten werden Räume von Jungen und Mädchen ganz unterschiedlich erlebt und gelebt. Die Mädchen schaffen Räume, indem sie über Sprache in Beziehung treten; die Jungen hingegen, indem sie herumrennen und immer in Bewegung sind. Diese sehr früh im Leben sichtbaren Unterschiede deuten auf eine biologische Komponente beim geschlechtsspezifischen Umgang mit Raum hin. Wie wir heute wissen, „schleift" das Leben nicht die genetisch determinierten Ecken und Kanten im Laufe der Jahre und Jahrzehnte ab. Es ist im Gegenteil vielmehr so, dass die Gene im Laufe des Lebens sich immer stärker auswirken können (weil die Umwelt wechselt, die Gene hingegen nicht). So betrachtet genügen kleine biologische (genetische) Unterschiede, um vergleichsweise große Wirkungen (die dann kulturell überformt bzw. vielfältig ausgestaltet bzw. „gebrochen" werden) zu zeigen. Umgekehrt ist Vorsicht immer dann geboten, wenn vereinfachende Rückschlüsse auf die vermeintliche „Biologie" von Geschlechterunterschieden im Hinblick auf die eine oder andere geistige Leistung gezogen werden. Männer sind vom Mars und können einparken, Frauen reden viel und kommen von der Venus. Oder wie ich einmal formulierte: „Frauen reden, Männer wissen wo es lang geht." So einfach ist die Welt nicht, muss ich heute selbstkritisch anmerken! Aber wissenschaftlicher Fortschritt ist ein steiniger gewundener Pfad, der nur im Nachhinein als gerader und leicht zu gehender Weg imponiert. Im Sinne der weiteren empirischen Aufklärung von Geschlechterunterschieden im kognitiven Bereich wird es höchste Zeit, dass wir das einfache Labyrinth im Scanner bei unseren Studien zur Raumwahrnehmung durch eine Art Wochenmarkt ersetzen, in dem ein Salat zusammenzustellen ist. An den Gurken und dem Olivenöl sollten sich dann die Geschlechter scheiden, womöglich sogar im Gehirn!

Und noch etwas zeigen die Beispiele: Bei vermeintlichen „Minderleistungen" von vermeintlichen „Schwachen" sollte immer die Frage erlaubt sein, ob sie nicht ein Artefakt der Bewertung durch die „Starken" darstellen, deren Macht ihnen erlaubt, ihre Kriterien (ihre Brille) allen anderen aufzuzwingen. Gerade vor dem Hintergrund der geforderten Toleranz gegenüber anderen Kulturen können die Beispiele zu den Geschlechterunterschieden daher einen Beitrag zu den komplizierten Zusammenhängen zwischen Macht und Verständnis leisten.

Literatur

1. Bjorklund D, Pellegrini A. Origins of Human Nature: Evolutionary Developmental Psychology. Washington, DC: American Psychological Association 2002.

2. Gron G, Wunderlich AP, Spitzer M, Tomczak R, Riepe MW. Brain activation during human navigation: gender-different neural networks as substrate of performance. Nat Neurosci 2000 Apr; 3(4): 404–8.

3. Löw M. Raumsoziologie. Frankfurt am Main: Suhrkamp 2001.

4. New J, Krasnow MM, Truxaw D, Gaulin SJC. Spatial adaptations for plant foraging: women excel and calories count. Proceedings of the Royal Society B 2007. doi:10.1098/rspb.2007.0826.

5. Spitzer M. Das starke Gehirn des schwachen Geschlechts. Nervenheilkunde 2007; 26: 339–41.

6. Spitzer M. Frauen reden, Männer wissen wo es lang geht. Nervenheilkunde 2000; 19: 286–7.

Achtung: Baby-TV

Unser Baby soll einmal schlau werden, viel wissen und kann daher mit dem Lernen gar nicht früh genug anfangen. – So oder so ähnlich denken die meisten Eltern. Babys brauchen daher Stimulation, sie sollen sich nicht langweilen und ihre wertvolle wache Zeit verdösen. Weil aber beide Eltern nicht selten berufstätig sind, selbst kaum Zeit haben und in ihrer Freizeit sich auch einmal gerne ausruhen (z. B. vor dem Fernseher), haben genau diese Eltern ein schlechtes Gewissen. Für diese Menschen mit viel Stress, wenig Zeit und einem Baby gibt es in den letzten Jahren zunehmend auch hierzulande speziell für Babys zugeschnittene Programme – im Fernsehen und auf Video oder DVD. Eine amerikanische Studie (Abb. 1) hierzu stellt lapidar fest: „Baby videos designed for one-month-olds, computer games for nine-month-olds, and TV shows for one-year-olds are becoming commonplace" (9, S. 4).

Über 80% der Zwei- bis Dreijährigen schalten bereits selbstständig den Fernseher an, mehr als die Hälfte wechselt in diesem

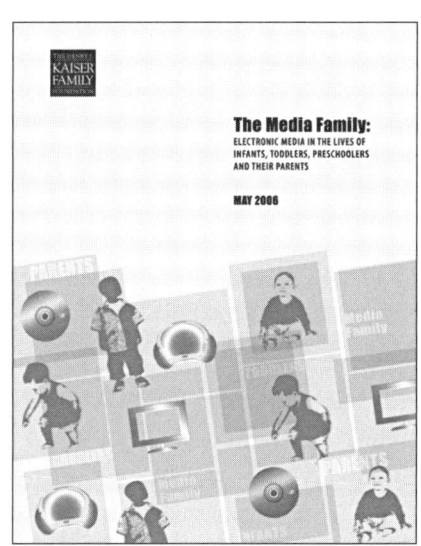

Abb. 1 Titelblatt der Studie von Rideout und Hamel (9), die auf der Website der *Kaiser Family Foundation* (www.kff.org) online verfügbar ist.

Tab. 1 Fertigkeiten im Umgang mit Bildschirmmedien in Abhängigkeit vom Alter der Kinder (nach 9, S. 8).

Prozent der Kinder, die Folgendes können	6 bis 23 Monate (%)	2 bis 3 Jahre (%)	4 bis 6 Jahre (%)
den Fernseher selbst einschalten	38	82	87
Programme mit der Fernbedienung umschalten	40	54	71
ein Video oder eine DVD selbstständig einlegen	7	42	69

Alter bereits die Programme selbstständig, und mehr als 40 % legen schon ein Video oder eine DVD selbst ein (Tab. 1). Schon bei noch kleineren Kindern (6–23 Monate) ist dieser autonome Umgang mit dem Fernseher erstaunlich häufig, wie die bereits erwähnte Studie an 1051 Eltern mit Kindern im Alter von 6 Monaten bis 6 Jahren ergab (9).

Den Einfluss der Eltern auf das Verhalten der Kinder im Hinblick auf den Umgang mit Bildschirmmedien macht die Studie in vieler Hinsicht deutlich: Sehen die Eltern viel fern, tun es die Kinder auch; sind Bildungsstand oder Einkommen der Eltern geringer, sehen die Kinder mehr fern (wobei diese Effekte statistisch trennbar, also nicht durch nur einen der beiden Faktoren zu erklären sind). Die Autoren kommentieren dies wie folgt:

„Diese Studie dokumentiert die bedeutende Rolle der Eltern für die Benutzungsgewohnheiten der Bildschirmmedien durch die Kinder. Ein Drittel aller Kinder lebt in Haushalten, in denen die Eltern den Fernseher praktisch den ganzen Tag laufen lassen, egal ob gerade jemand schaut oder nicht. Da wundert es nicht, dass diese Kinder später signifikant mehr als andere Kinder fernsehen. Viele Eltern verbringen selbst viel Zeit mit Fernsehen oder am Computer und wieder verbringen deren Kinder vergleichsweise mehr Zeit vor Bildschirmen. Ein Drittel aller Kinder unter 6 Jahren hat einen eigenen Fernseher im Zimmer – meistens um Streit in der Familie darüber zu vermeiden, wer was sehen kann – und wieder verbringen diese Kinder mehr Zeit mit Fernsehen" (9, S. 20, Übersetzung durch den Autor).

Hinzu kommt, dass vor allem Eltern aus niedrigeren sozialen Schichten ihre Kinder aktiv zum Fernsehen anhalten: „Die Diskussionen in den Elterngruppen gingen häufiger darum, wie die Eltern ihre Kinder dazu bringen, *mehr* fernzusehen – sodass die Mütter Zeit für andere Aufgaben gewinnen – und eher nicht darum, wie man die vor den Medien verbrachte Zeit *begrenzen* kann" (9, S. 32, Übersetzung durch den Autor, Hervorhebungen im Original). Dies ist insofern besonders bemerkenswert, weil die negativen Auswirkungen des Bildschirmmedienkonsums auf die intellektuelle Entwicklung nachgewiesen sind und somit das Verhalten Unterschicht-Eltern soziale Unterschiede noch vergrößert und damit Ungerechtigkeit (Ungleichheit der Chancen) verfestigt.

Man könnte zunächst meinen, dass es sich hier um ein auf die USA begrenztes Phänomen handelt, wo der Fernseher sprichwörtlich immer läuft, 24 Stunden am Tag und von der Wiege bis zur Bahre. Aber auch im High-Tech-Spätzle-Land Baden-Württemberg kann man seit fast zwei Jahren das Babyfernsehen über Kabel oder Satellit empfangen. Dieses wird speziell für Zuschauer produziert und ausgestrahlt, die für die Teletubbies noch zu jung (also unter 2 Jahren alt) sind. Und bei Amazon.de und anderswo kann man auch hierzulande jede Menge DVDs erwerben, für die unter klangvollem Namen (z. B. „Baby Einstein") damit geworben wird, dass ihr Konsum kleine Babys besonders schlau macht.

Vonseiten der Anbieter ist all dies ganz offensichtlich ein einträgliches Geschäft, denn der Konsum floriert: Wie eine kürzlich publizierte Studie zeigen konnte (17), sehen in den USA bereits 40% aller Babys im Alter von 3 Monaten regelmäßig TV, DVDs und Videos. Mit zwei Jahren sind es dann praktisch alle (90%). Dabei sehen Babys unter 1 Jahr im Durchschnitt etwa 1 Stunde am Tag fern, mit 2 Jahren dann mehr als 1,5 Stunden am Tag (Abb. 2). Dies alles steht in deutlichem Gegensatz zu den Empfehlungen amerikanischer Kinderärzte, die TV für Kinder unter 2 Jahren klar ablehnen und bei Kindern unter 3 Jahren auf maximal 1 Stunde beschränkt sehen möchten.

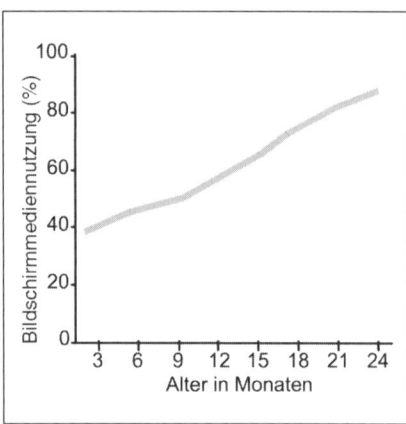

Abb. 2 Prozentsatz der Kinder, die Bildschirmmedien (TV oder DVD/Video) konsumieren, über die ersten beiden Lebensjahre (17, S. 475). Nach den Empfehlungen der amerikanischen Gesellschaft für Kinderheilkunde sollte im gesamten dargestellten Zeitraum überhaupt kein Medienkonsum erfolgen. Denn Fernsehen vor dem dritten Lebensjahr ist nicht dasselbe wie Fernsehen bei älteren Kindern (2).

Gutes Datenmaterial für den Bildschirmmedienkonsum bei ganz kleinen Kindern in Deutschland liegt nicht wirklich vor, denn Statistiken von Marktforschungsinstituten, die Materialien für Werbung an Kinder verbreiten, können kaum als unabhängig und objektiv eingeschätzt werden. Götz (6) zitiert dennoch eine solche Studie, der zufolge 13 % der unter Einjährigen fernsehen dürfen, 20 % der Einjährigen, 60 % der Zweijährigen und 89 % der Dreijährigen (Umfrage an 729 Müttern). Zudem ist bekannt, dass in Deutschland um 22 Uhr noch 800 000 Kinder im Kindergartenalter vor dem Fernseher sitzen, um 23 Uhr sind es noch 200 000 und selbst um Mitternacht schauen noch 50 000 Kinder unter 6 Jahren fern (11).

Viele Eltern verwenden den Fernseher als Babysitter, wie Rideout und Hamel (9, S. 32) klar hervorheben: „Viele Eltern halten die Medien für einen enormen Vorteil bei der Erziehung ihrer Kinder und können sich gar nicht vorstellen, wie man den Tag ohne sie (besonders Fernsehen, Videos und DVDs) herumbringen sollte. Die Bildschirmmedien ermöglichen es den Eltern, ihre Arbeit zu erledigen, ihre Kinder ruhig zu stellen oder ganz einfach etwas Zeit für sich zu haben. Zugleich wissen sie, dass die Kinder ‚in Sicherheit' sind, also nicht draußen spielen oder irgendwelchen Unfug im Haus treiben.

Mithilfe mehrerer Fernseher, DVD-Spieler und Computer werden Streitigkeiten zwischen den Geschwistern gelöst und zudem dafür gesorgt, dass auch die Eltern ungestört Zeit vor dem Bildschirm verbringen können. Während einerseits weniger als 4 von 10 Eltern (38 %) der Meinung sind, dass das Fernsehen den Kindern beim Lernen hilft, sind andererseits viele Eltern durch den Gedanken beruhigt, dass die erzieherische und bildungsfördernde Qualität der Programme besser werde" (Übersetzung durch den Autor).

Oft wird also von den Eltern als Hauptgrund für den Medienkonsum angegeben, was eingangs gesagt wurde: Das Kind soll gefördert werden und lernen: möglichst früh, möglichst viel und möglichst schnell. Dieser Gedanke dient damit entweder als Gewissensberuhigung für diejenigen Eltern, die ohne TV nicht durch den Tag kommen oder er ist direkte Motivation der Eltern, ihre Kinder zum Fernsehen anzuhalten.

Eine kürzlich publizierte Studie (18) an über 1 000 Babys und deren Eltern gibt daher besonders zu denken, zeigt sie doch erstmals klare *negative* Auswirkungen des Medienkonsums auf die intellektuelle Entwicklung gerade der ganz Kleinen. Man befragte die Eltern genau nach den Mediennutzungsgewohnheiten ihrer Babys

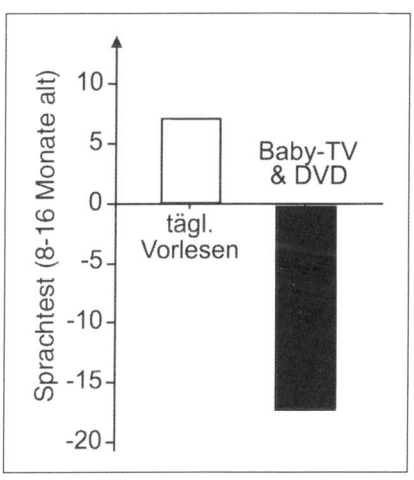

Abb. 3 Auswirkung des täglichen Vorlesens (helle Säule links) oder Konsums von speziell für Babys produzierten Programmen (Baby-TV oder Baby-DVD; schwarze Säule rechts) auf das Ergebnis eines Sprachtests (Rohwerte) bei Kindern im Alter von acht bis 16 Monaten (nach 18, S. 367).

und führte mit den Kleinen dann einen Sprachtest durch. Das Ergebnis: Wer Baby-TV oder Baby-DVDs schaut, kennt deutlich weniger Wörter, ist also in seiner Sprachentwicklung verzögert. Der Effekt war gerade für die speziellen Baby-Programme besonders stark ausgeprägt. Wenn ein Elternteil täglich vorlas, ergab sich hingegen ein *positiver* Effekt auf die Sprachentwicklung (Abb. 3). Auch das tägliche Erzählen von Geschichten hatte einen signifikanten positiven Effekt, das mehrfach wöchentliche Hören von Musik ebenfalls (fast so groß wie das tägliche Geschichtenerzählen); der positive Effekt der Musik war aber nicht statistisch signifikant.

Wie schädlich der Bildschirmmedienkonsum ist, kann man daran ablesen, dass sein negativer Effekt auf die Sprachentwicklung der Babys doppelt so stark ist als der positive Effekt des Vorlesens. Im Klartext: Baby-TV und Baby-DVDs sind schädlich. Und wer das Gegenteil behauptet, der hat entweder keine Ahnung oder lügt bewusst. Dass nach einer Meldung in der Zeitschrift *Science* vom 24. August 2007 der Disney-Konzern die Ergebnisse der genannten Studie anzweifelt[1], wundert nicht, stellt er doch „Baby-Einstein" DVDs und jede Menge Baby-TV-Programme her.

Es ist im Grunde erstaunlich, wie es Medienkonzerne immer wieder bewerkstelligen, ganze Generationen von Menschen in vielen Ländern an der Nase herumzuführen. Da werden Sendungen und DVDs produziert und mit dem Hinweis auf positive Wirkungen auf das Baby beworben und erfolgreich vermarktet, ohne dass es auch nur den geringsten Hinweis auf diese positiven Wirkungen gäbe und ohne dass irgendjemand dies untersucht hätte.

Die Untersuchungen, die es gibt, sagen seit Jahren etwas ganz anderes. Betrachten wir kurz eine weitere von amerikanischen

---

1 Der Wortlaut sei hier in Auszügen wiedergegeben: „Der Kinderheilkunde-Wissenschaftler Frederick Zimmerman hat herausgefunden, dass Babysprache gefährlich sein kann. Vergangene Woche hat daher der Disney-Konzern eine Studie angegriffen, die jener im vergangenen Monat publiziert hatte [...] Robert Iger, Chef des Disney-Konzerns, dem Eigentümer der populären Video-Serie ‚Baby-Einstein', bezweifelte die Ergebnisse von Zimmerman" (19, S. 1015, Übersetzung durch den Autor).

Entwicklungsneurobiologen publizierte Studie zum Thema Lernen durch Bildschirmmedien (20).

Kalifornische Wissenschaftler wollten den Einfluss der Erfahrungen mit einer Fremdsprache auf die Fähigkeit von Babys prüfen, die Laute dieser Fremdsprache zu unterscheiden. Der Hintergrund der Studie ist folgender: Es gibt etwa 7 000 Sprachen auf der Welt und eine begrenzte Menge an Sprachlauten (nämlich etwa 70), wobei jede einzelne Sprache mit weniger als 70 Lauten auskommt. Italienisch beispielsweise hat etwa 30 Laute, das Englische 44. Während ein Neugeborenes alle 70 Sprachlaute, die es überhaupt gibt, gleich gut (oder gleich schlecht) unterscheiden kann, zeigen Einjährige ganz klar den Effekt des Lernens ihrer Muttersprache, denn sie können deren Laute sehr gut, die anderen jedoch praktisch gar nicht unterscheiden. Wie man weiterhin bereits weiß, lernen die Kleinen besonders in der zweiten Hälfte des ersten Lebensjahres die Laute der Muttersprache.

So gingen die Autoren der Studie in eine Krabbelgruppe mit 9–10 Monate alten Babys und sorgten im Laufe von 4 Wochen 12-mal dafür, dass die Kinder Chinesisch hörten. Es wurde für jeweils 10 Minuten (Mandarin-)Chinesisch vorgelesen und dann für 15 Minuten mit vorgegebenem Spielzeug durch einen Chinesen oder eine Chinesin gespielt. Insgesamt vier Vorleser bzw. Vorspieler wechselten sich hierbei ab, sodass die Babys unterschiedlichen Sprach-Input (insgesamt etwa 5 Stunden lang) erhielten. Zuvor waren die Kinder nach dem Zufallsprinzip in zwei Gruppen zu jeweils 16 eingeteilt worden. Die eine Gruppe erhielt den beschriebenen Chinesisch-Unterricht (Vorlesen, Spielen), die andere erhielt das Gleiche, aber in Englisch. Während dieses Unterrichts saßen die Kinder in kleinen Gruppen auf einer Decke auf dem Fußboden, recht nahe bei der Chinesin oder dem Chinesen (knapp einen Meter entfernt), es gab häufigen Augenkontakt, und die „Lehrer" wandten sich häufig direkt an die Kinder. Die Auswertung der Sprachaufnahmen dieser Chinesisch-Stunden ergab, dass die Kinder insgesamt zwischen 25 989 und 42 184 chinesische Silben (Mittelwert: 33 120) über die 12 Sitzungen verteilt hörten.

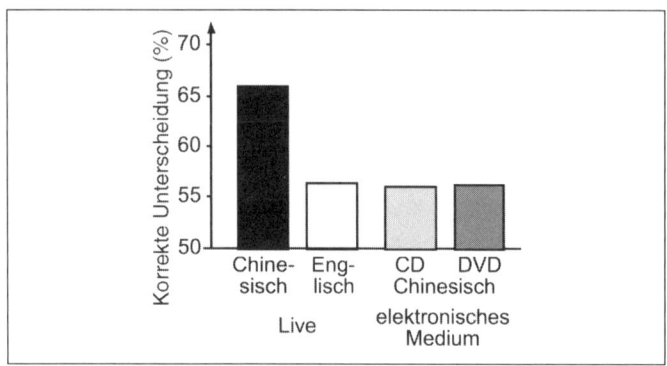

Abb. 4 Auswirkung des Chinesisch-Trainings (insgesamt fünf Stunden, aufgeteilt in zwölf Sitzungen von je 25 Minuten) bei neun bis zehn Monate alten Babys (schwarze Säule ganz links) auf das im Alter von einem Jahr getestete Unterscheidungsvermögen für chinesische Laute im Vergleich zu einer Kontrollgruppe (weiße Säule), die mit englischem Material trainiert wurde. Der Unterschied war mit $p < 0,05$ statistisch signifikant. Weder das Sehen und Hören einer DVD (dunkelgraue Säule) noch deren bloßes Hören (hellgraue Säule) hatte irgend einen Lerneffekt (nach Daten aus 20).

Mithilfe eines Tests zur Unterscheidung zweier chinesischer Sprachlaute, die im Englischen nicht vorkommen, wurde dann im Alter von 1 Jahr getestet, wie gut das Unterscheidungsvermögen der Babys in beiden Gruppen war. Es zeigte sich hierbei erwartungsgemäß, dass die Babys, die nur Englisch gehört hatten, kaum besser waren als Zufallsniveau, wohingegen die Babys aus der Chinesisch-Gruppe signifikant besser abschnitten (Abb. 4).

Um zu testen, wie wichtig der soziale Kontakt für das Lernen war, wurde eine DVD produziert, die das gleiche Material (und die gleichen Personen) wie beim Live-Unterricht enthielt, und eine weitere Krabbelgruppe (Durchschnittsalter der Babys zu Beginn: 9,3 Monate) wurde erneut geteilt, wobei diesmal jeweils 16 Babys entweder die DVD ansahen oder nur den Audio-Kanal hören konnten (was gleichbedeutend war mit dem Hören einer CD). Die Zeit dieses medialen „Unterrichts" war identisch mit der im ersten

Experiment, er enthielt jedoch signifikant mehr (49 866) chinesische Silben als die Live-Versionen im Mittel. Daran schloss sich wieder die Test-Prozedur an, deren Ergebnisse ebenfalls in Abbildung 4 dargestellt sind. Es zeigte sich, dass von den elektronischen Medien keinerlei Lerneffekt ausging. Damit kann auch das in Abbildung 3 dargestellte Ergebnis leicht erklärt werden: Babys verbringen den Hauptteil ihres Lebens mit Schlafen. Wenn sie dann für einen wesentlichen Teil ihrer wachen Zeit einem Medium ausgesetzt werden, von dem sie – im Gegensatz zur wirklichen Welt mit wirklichen Menschen – nichts lernen können, dann lernen sie insgesamt eben weniger. Und genau dies zeigt Abbildung 3.

Man sieht an den dargestellten wissenschaftlichen Untersuchungen, dass Behauptungen über die lehrreichen Auswirkungen von Bildschirmmedien auf die geistigen Leistungen von Babys durch Daten in keiner Weise gestützt werden. Im Gegenteil: Elektronische Medien sind dem Lernen und damit der geistigen Entwicklung von Babys abträglich! Mit anderen, etwas drastischeren Worten: Hier werden von der Werbung Lügen verbreitet und die Gehirne von kleinen Kindern beim Lernen aktiv behindert, weil sich damit Geld verdienen lässt. Dass damit Leid produziert wird und langfristig hohe Kosten verursacht werden, ist dann Sache der Gesellschaft.

Es ist nicht minder erstaunlich, dass in den westlichen Gesellschaften diesen Machenschaften tatenlos zugesehen wird bzw. deren Protagonisten sogar belohnt werden. So wurde die Erfinderin und Produzentin der Teletubbies, Anne Woods, ob ihrer großen Verdienste der Verbreitung britischer Kultur in über 100 Ländern der Erde von der englischen Königin mit der Ritterwürde geehrt, obgleich nachgewiesen ist, dass das Sehen der Sendung zu Sprachdefiziten bei den Kindern führt (8). Bedenkt man zudem, dass Fernsehen erwiesenermaßen dick macht (13) und Fettleibigkeit einen schwerwiegenden gesundheitlichen Risikofaktor darstellt (Frau Woods also, wie sich leicht berechnen lässt, für den künftigen Tod von Hunderttausenden von Menschen mitverantwortlich ist), so wird das allgemeine Wegsehen der beteiligten Politiker und Medienmacher noch unverständlicher.

Hierzulande ist alles besser! – Wer dies denkt, den muss ich ent-
täuschen. Nachdem vor etwa zwei Jahren mein Buch *Vorsicht Bildschirm* erschienen war, das von Eltern und Lehrern begeisterte Aufnahme fand, wurde eine vernichtende Kritik dieses Buches von
dem promovierten Autor Dr. Dirk Frank publiziert – finanziert
durch Steuergelder und mit dem Absender „Bundesministerium
für Bildung und Forschung". Frank bezieht sich auf das Buch eines
amerikanischen Journalisten, in welchem auch der Verzehr von
Hamburgern und Pommes Frites als gesund erklärt wird, gibt meine

Tab. 2 Tabellarische Gegenüberstellung der Kritik an meinem Buch *Vorsicht Bildschirm* von Dr. Dirk Frank , publiziert mit Unterstützung des Bundeswissenschafts-
ministeriums, und den tatsächlichen Fakten. Eine ausführliche Gegendarstellung
findet sich auf der Homepage des ZNL (www.znl-ulm.de).

Was Frank sagt ...	Tatsache ist ...
Ich würde in der Bildungsdebatte „mitmischen", würde „auf fragwürdige Weise Geschütze auffahren", und es sei „strittig", ob man neurowissenschaftliche Erkenntnisse für das schulische Lernen nutzbar machen könne (Quelle: in der ZEIT publizierte kontroverse Diskussion mit Frau Stern; 10, 14).	Bezweifelte damals Frau Stern noch den Wert neurowissenschaftlicher Kenntnisse für die Erziehungswissenschaft, so sie hat ihre Meinung geändert, wie aus einem von ihr in der Zeitschrift *Science* publizierten Editorial (15) hervorgeht. Schon 3 Monate zuvor wurde in *Nature* die gleiche Thematik ähnlich diskutiert (1, 7, 21).
Ich würde „simpelste Kausalketten konstruieren, die in ihrer Absurdität fast schon humoristisch wirken", würde den bloßen Medien fast schon „diabolische Kräfte" zuschreiben; sei „vor allem darauf bedacht, den Eindruck zu erwecken, es handele sich um eine mit naturwissenschaftlicher Präzision gestrickte Beweisführung"; schließlich sei meine Darstellung „oberflächlich" und „vorurteilsgeleitet"	In keinem Fall ist dem so. Wird Kausalität behauptet, dann wird sie wissenschaftlich durch entsprechende Studien belegt. Frank beruft sich auf ganze zwei Quellen (ich auf etwa 400), von denen eine das erwähnte reißerische Buch eines amerikanischen Journalisten ist. *Das* ist oberflächlich!

Was Frank sagt …	Tatsache ist …
Ich spräche dem Computer „jeden Nutzen ab", verwechsele Korrelation mit Kausalität und sei dafür, „Mädchen verstärkt ans Internet zu lassen".	Ich mache deutlich, dass ich meine Arbeit ohne den Computer nicht verrichten könnte. Bei Korrelation und Kausalität bin ich sehr genau. Ich schreibe, dass Mädchen vom Internet weniger Schaden nehmen als Jungen; hierzu gibt es Studien.
Ich wolle „nicht wahr haben, dass sich Eltern zunehmend für den Medienkonsum ihrer Kinder interessieren".	An vielen Stellen weise ich in meinem Buch darauf hin, dass Eltern genau dies tun sollen.
„Seine Kritik (an der Verwendung von Powerpoint in der Schule) stützt er (Spitzer) dann auch noch mit der hanebüchenen Theorie, der Einsatz von PowerPoint-Folien bei der NASA habe den Absturz der Columbia-Fähre mit verursacht"	*Die NASA selbst* (nicht ich!) führt in ihrem Bericht über den Columbia-Absturz die kommunikations*verhindernde* Wirkung von PowerPoint als eine der Ursachen der Katastrophe an. (http://caib.nasa.gov/news/report/volume1/default.html)
Ich sei „eindimensional" und getragen von einer „naiven Sehnsucht nach einer unvermittelten, durch kein Werkzeug oder Hilfsmittel beeinträchtigten Weltwahrnehmung" durch unsere Kinder.	Was diese „Hilfsmittel" bewirken, ist nicht nur Gegenstand dieses Kapitels, sondern war auch schon Gegenstand des Buchs.
Ich präsentierte „umfangreiches Datenmaterial, Grafiken und … gesicherte Erkenntnisse aus Medizin, Kriminalistik, Ernährungswissenschaft und (sogar!) Pädagogik", „um den Eindruck von Präzision zu erwecken".	Ich präsentiere all dies, weil ich präzise bin – im Gegensatz zu Frank, der sich auf keinerlei wissenschaftliche Daten beruft.
„Manfred Spitzer, der Pädagoge mit dem Holzhammer"	Ich wehre mich gegen Lügen und üble Verleumdungen aus dem Munde von denjenigen, denen wir unsere Kinder anvertrauen (Pädagoge, gr. *pais* – „Kind" und *agein* – „führen"). Ich kann nicht kommentarlos hinnehmen, dass – mit dem Absender „Ministerium für Bildung und Forschung" – meine Argumentation

Was Frank sagt ...	Tatsache ist ...
	falsch wiedergegeben und meine Person diffamiert wird. Wer gesellschaftlich bedeutsame, mit wissenschaftlichen Methoden gewonnene Erkenntnisse unter Berufung auf einen amerikanischen Journalisten (und sonst nichts) als falsch darstellt, handelt unverantwortlich, denn er verunsichert Eltern und Lehrer, die sich zu Recht darüber Sorgen machen, dass Kinder und Jugendliche heute im Durchschnitt mehr Zeit an Bildschirmen verbringen als mit jeder anderen Tätigkeit (einschließlich Schulbesuch), außer schlafen.

wissenschaftliche Darstellung der Dinge falsch wieder und übt völlig inadäquate Kritik[2] (Tab. 2). Meine Bitte beim Ministerium, man möge eine Richtigstellung/Gegendarstellung abdrucken (nachzulesen im Netz unter www.znl-ulm.de), um die Öffentlichkeit nicht in dieser groben Weise falsch zu informieren, wurde abgelehnt. Der Vorgang zeigt, wie immun Medien gegenüber Kritik sind und wie gering die Chancen, hier etwas zu ändern, tatsächlich sind. Die Tatsache, dass Herr Frank seine Kritik ein zweites Mal publizierte (5), spricht ebenfalls nicht dafür, dass es ihm um wahrheits- und sachgemäße Information ging.

Bis hier ein Umdenken stattfindet und Verantwortung irgendwann endlich den Kommerz besiegt, darf niemand abwarten, der jetzt Verantwortung für Kinder trägt. Und wer glaubt, die Politik

---

2 Die zweite Quelle, die Frank zitiert (und es sind nur zwei), ist eine Monografie des Pädagogen Wagner (16), der mit Berufung auf Goethe und Fontane (aber ohne Kenntnis jeglicher neuerer Erkenntnisse empirischer Forschung) dafür argumentiert, wie gut Bildschirmmedien zur Weltaneignung bei Kindern taugen.

würde auf diese Dinge reagieren, dem zeigt das gerade genannte Beispiel, dass er vergeblich wartet. Es wird sich schließlich kaum ein Politiker freiwillig mit den Medien anlegen, von denen seine Popularität heutzutage doch so stark abhängt[3]. So ist auch zu verstehen, dass eine Anhörung vor der Kinderkommission im Bundestag trotz allseits festgestellter Dringlichkeit und Schwere der Problematik nicht die geringste Konsequenz hatte. Und dies, obwohl es um nichts anderes geht als um unsere Zukunft, denn zur Sicherung von Wirtschaftskraft und Wohlstand gibt es in diesem Lande nichts als die Gehirne der nächsten Generation. Diese sind unsere einzige Ressource für die wirtschaftliche und gesellschaftli-

---

3 In diesem Zusammenhang verwundert die Tatsache, dass gerade die politische Linke die Freiheit der Medien vehement verteidigt, obgleich der Effekt der Bildschirmmedien nachweislich ein extrem unsozialer ist, das heißt, die negativen Auswirkungen des Bildschirmmedienkonsums vor allem dazu beitragen, dass die Kinder aus einfachen sozialen Schichten noch geringere Chancen auf Aufwärtsmobilität haben. Hierzu noch einmal die Autoren der Kaiser-Family-Foundation-Studie: „Ganz allgemein gilt, dass Kinder von Eltern mit geringerem Einkommen oder geringerem Bildungsniveau mehr fernsehen und mehr Videospiele spielen, sie haben eher einen Fernseher oder eine Spielkonsole in ihrem Zimmer und ihre Eltern schauen mehr fern bzw. lassen den Apparat den ganzen Tag an. Umgekehrt lesen die Kinder wohlhabenderer bzw. gebildeterer Eltern mehr [...]. Ein Beispiel: Kinder aus Familien mit einem Jahresein-kommen von weniger als 20 000 Dollar verbringen im Mittel fast eine halbe Stunde täglich (27 Minuten) mehr vor dem Fernseher als Kinder aus Familien mit einem Jahreseinkommen von 75 000 Dollar oder mehr. Täglich verbringen 92% dieser Kinder aus wohlhabenderen Familien einige Zeit mit Lesen oder es wird ihnen vorgelesen, wohingegen nur 71% der Kinder aus den ärmeren Familien täglich lesen oder vorgelesen bekommen. Ähnliche Unterschiede findet man auch, wenn man die Kinder von Eltern mit geringerem Bildungsniveau mit Familien vergleicht, in denen mindestens ein Elternteil einen College-Abschluss hat. [...] Diese Ergebnisse zeigen, dass jeder der drei demographischen Faktoren – Einkommen, Bildungsniveau und Rassenzugehörigkeit – einen unabhängigen Zusammenhang mit der Mediennutzung der Kinder hat (9, S. 32–3, Übersetzung durch den Autor).

che Weiterentwicklung und wir dürfen nicht zulassen, dass sie durch Bildschirmmedien vermüllt werden. Auch der Rechtfertigung solchen Tuns durch lügende, denunzierende und populistische Medienpädagogen (denen es ganz offensichtlich gar nicht um unsere Kinder gehen kann) – muss Einhalt geboten werden.

Ich möchte mit einem Gedanken enden, der Anlass zu zumindest verhaltenem Optimismus geben könnte: Eine Anhörung im Baden-Württembergischen Landtag könnte zu Konsequenzen führen, weil sich hier ein Konsens über alle politischen Parteien abzuzeichnen scheint, der dahin geht, dass die Politik eben nicht tatenlos zuschauen darf. Wer unter den Lesern jedoch *jetzt* Verantwortung für die kleinsten und schwächsten Mitglieder unserer Gesellschaft hat (oder jemanden kennt, für den dies zutrifft), der mache sich klar, dass eine Mattscheibe kein guter Babysitter ist – und schon gar kein guter Lehrer![4] Und er handele entsprechend!

Literatur

1. Anonymus. Bringing neuroscience to the classroom. Nature2005; 435: 1138.
2. Christakis DA, Zimmerman FJ. Viewing television before age 3 is not the same as viewing television at age 5. Pediatrics 2006; 118: 435.
3. Columbia Accident Investigation Board. [Bericht der NASA zum Verlust der Raumfähre Columbia beim Wiedereintritt in die Erdatmoshpäre am 1.2.2003], S. 9, 182, 191, 194. (http://caib.nasa.gov/news/report/volume1/default.html).
4. Frank D. Vorsicht Bildschirm? Wie man sich gegen populistische Thesen zur Wirkung von Fernsehen und Computer wappnet. Themendienst Schulen

---

4   Hierzu noch einmal Rideout und Hamel (9, S. 21): Fast 7 von 10 Eltern geben an, dass sie ihr Kind dabei beobachtet haben, wie es im Fernsehen gezeigte Verhaltensweisen imitierte. [...] Jungen in beiden untersuchten Altersgruppen (2 bis 3 Jahre sowie 4 bis 6 Jahre) ahmen eher als Mädchen aggressives Verhalten nach (fast die Hälfte – 45% – der Eltern von Jungen im Alter von 4 bis 6 Jahren gibt an, dass ihr Kind aggressives Verhalten imitiert)" (Übersetzung durch den Autor).

ans Netz, Kompetenzzentrum für das Lehren und Lernen mit neuen Medien im schulischen Umfeld, S. 3f. 2005 (http://www.schulen-ans-netz.de/presse/themendienst/themendienst03_05_2.php)

5. Frank D. Vorsicht Bildschirm? Wie man sich gegen populistische Thesen zur Wirkung von Fernsehen und Computer wappnet. Realschule in Deutschland 2005; 6: 18–19 (http://www.vdr-bund.de/VDR-Zeitschrift/PDF/Heft_6–2005/Vorsicht.pdf)

6. Götz M (2007) Fernsehen von –0,5 bis 5. Televizion 20/2007/1, S. 12–7.

7. Gura T. Big plans for little brains. Nature 2005; 435: 1156–8.

8. Lineberger DL, Walker D. Infant's and Toddlers' television viewing and language outcomes. American Behavioral Scientist 2005; 48: 624–45.

9. Rideout V, Hamel E. The media family: Electronic media in the lives of infants, toddlers, preschoolers and their parents. Menlo Park, CA: Kaiser Family Foundation 2006.

10. Spitzer M. Medizin für die Pädagogik. Die Zeit 2004; 28.

11. Spitzer M. Vorsicht Bildschirm! Elektronische Medien, Gehirnentwicklung, Gesundheit und Gesellschaft. Stuttgart: Klett 2005.

12. Spitzer M. Fernsehen und Bildung. Nervenheilkunde 2005; 24: 671–4.

13. Spitzer M. Macht Fernsehen dick? Nervenheilkunde 2005; 24: 66–72.

14. Stern E. Wer macht die Schule klug? Die Zeit 2004; 28.

15. Stern E. Pedagogy meets neuroscience. Science 2005; 310: 745

16. Wagner WR. Medienkompetenz revisited. Medien als Werkzeuge der Weltaneignung: ein pädagogisches Programm. München: Kopaed Verlag 2004.

17. Zimmerman FJ, Christakis DA, Meltzoff AN. Television and DVD/video viewing in children younger than 2 years. Arch Pediatr Adolesc Med 2007; 161: 473–9.

18. Zimmerman FJ, Christakis DA, Meltzoff AN. Associations between media viewing and language devlopment in children under age 2 years. J Pediatr 2007; 151: 364–8.

19. Bhattacharjee Y. War over words. Science 2007; 317: 1015.

20. Kuhl PK et al Foreign-language experience in infancy: Effects of short-term exposure and social interaction on phonetic learning. PNAS 2003; 100: 9096–101.

21. Spitzer M. Editorial: Jahrzehnt des Geistes. Nervenheilkunde 2007; 26: 957–64.

Wartezeiten

Neulich ging mein Freund Heinz mit seiner Mutter in die Augenklinik. Er hatte einen Termin um 11 Uhr und es ging um grauen Star, also um Linsentrübung und um die Frage, ob man operieren soll.

Nach einer halben Stunde wurden sie in die Anmeldung gerufen, um zunächst einem Gespräch zweier Mitarbeiter über die unmöglichen Zustände in der Klinik, die hohe Arbeitsbelastung etc. zu lauschen. Dass z. B. die gleiche Person, welche die Personalien entgegennimmt, auch noch einen Sehtest machen muss, sei unzumutbar. Nach Name, Vorname, Geburtsdatum, Wohnort und Krankenkasse, Stuhlgewohnheiten und Sehtest ging es dann wieder zurück in den Wartebereich. Bis ein Arzt kommt ...

Eine junge Ärztin kam, bat die Mutter und meinen Freund in ein kleines verschlagartiges Zimmerchen – und verschwand dann gleich wieder, weil sie von einem Kollegen gebeten wurde, einen Befund zu kontrollieren, mit den Worten „einen Moment, ich bin gleich wieder da." Nach 45 Minuten kam sie zurück und meinte, man müsse nun erst einmal die Pupillen zur Untersuchung weitstellen, tropfte eine Lösung in die Augen von Heinzens Mutter und meinte, man müsse jetzt 20 Minuten auf die Wirkung der Tropfen warten. Zwischenzeitlich war der Chef mit wehendem Kittel eingeschwebt, und eine Lautsprechermeldung kurz danach führte dazu, dass viele Ärzte aus den kleinen „Kaninchenställen" herauskamen und im Zimmer des Chefs verschwanden. So auch die junge Ärztin.

Die Stimmung im Wartebereich, der Patienten und des Personals, war mittlerweile genervt bis gereizt, was durch die aus dem Zimmer des Chefs irgendwann wieder herauskommenden Ärzte auch nicht gebessert wurde. Gegen halb 3 war dann alles erledigt, reine Untersuchungszeit vielleicht eine halbe Stunde, Warten 3 Stunden. Kommentar eines mit Heinz befreundeten niedergelassenen Augenarztes: „Wenn ich einen Patienten nicht mag, schicke ich ihn in die Klinik."

Wer zum Arzt geht, der muss erst einmal ins Wartezimmer. Das ist einfach so und man kennt es gar nicht anders. Besucht man seinen Freund oder seinen Steuerberater, so muss man nicht ins Wartezimmer. Das liegt in der Asymmetrie der Dinge: Ein Arzt hat wenig Zeit und viele Patienten. Also müssen die warten – je besser der Arzt, desto länger. So liegt denn auch der Umkehrschluss nahe: „Wenn Du gleich dran kommst, kann der Arzt nichts taugen." Machen wir uns nichts vor: Lange Wartezeiten sind in der Medizin längst kein Mangel mehr, sondern ein Qualitätskriterium!

Aber sind sie das wirklich? Der Fall meines Freundes Heinz oder ein ganz ähnliches Erlebnis des Autors mit seiner Tante vor Jahren in einer großen deutschen orthopädischen Universitätsklinik legen nahe, dass dem nicht so ist. Wartezeiten sind, was sie sind: Zuerst einmal unnötig und für alle Beteiligten unangenehm. Gewiss sind sie auch Ausdruck eines Gefälles zwischen Arzt und Patient, das sich zwar nicht völlig abschaffen lässt, das man aber nicht zelebrieren sollte. Vielmehr sollte sich jeder Arzt nach Kräften bemühen, ihnen entgegenzuwirken.

Wartezeiten als vermeintliches Qualitätskriterium kommen auch noch in einem anderen Zusammenhang und auf einer anderen Zeitskala in der Medizin häufig vor. Um das Problem zu sichten, stellen Sie sich bitte Folgendes vor: Eine Klinik hat sich auf akute Bäuche spezialisiert. Sie behandelt diese ganz schonend und konservativ, mit rein pflanzlichen Mitteln, Kristallhomöopathie und Pyramidenresonanzenergie (1). Der Chef berichtet stolz: „Wir sind so gut, die Patienten rennen uns die Bude ein. Daher haben wir auch Wartezeiten von über 6 Monaten!"

Sie stutzen und überlegen kurz: Ein akuter Bauch ist ein lebensbedrohlicher Zustand, der notfallmäßig operiert werden muss. Geschieht dies nicht, ist der Patient nach wenigen Tagen tot. Wer einen akuten Bauch 6 Monate überlebt, der hatte also entweder keinen, sondern einfach nur Bauchweh, oder er gehört zu den wenigen unbehandelt Überlebenden, die es selbst bei lebensbedrohlichen Zuständen in der Medizin gelegentlich gibt. In beiden Fällen kommt nach 6 Monaten kein Patient, sondern ein Gesunder zur Aufnahme in die Klinik. So wundert auch nicht, dass diese beachtliche „Erfolge" hat: Wer schon gesund hineingeht, hat gute Chancen, nach einigen Wochen der „Behandlung" die Klinik auch wieder gesund – „geheilt", wie der Klinikchef sagen würde – zu verlassen.

Ein aberwitziges Szenario?

Leider nein!

Im Alltag der kleinsten deutschen universitären psychiatrischen Akutklinik, die mit wenigen Betten (54) verantwortlich ist für einen großen Versorgungsbereich (über 200 000 Menschen) und dabei „nebenbei" auch noch klinische Forschung (das geht nur an ausgesuchten Patienten, für die an einer Universitätsklinik Platz sein muss, weil sie sonst ihrem Auftrag nicht nachgehen kann) betreibt, kommt es immer wieder vor, dass Patienten in (Nicht-Akut-)Kliniken zur Weiterbehandlung verlegt werden sollen:

Suchtpatienten sind nach der akuten Entgiftung (die 1 bis 2 Wochen dauert) eben nicht geheilt, sondern brauchen eine längerfristige Entwöhnungsbehandlung von 3 bis 6 Monaten.

Zwangspatienten brauchen eine Kombination aus Pharmako- und Psychotherapie für – mindestens – 2 bis 3 Monate; nicht alle können im Hause behandelt werden. Nicht wenige Patienten brauchen eine Rehabilitationsbehandlung. In der Akutklinik kann meist nur die Krisenintervention, die Anbehandlung und die Motivation erfolgen.

Und genau hier begegnet einem das genannte Problem. Auf Schritt und Tritt! Ich behaupte, dass ein psychiatrischer Assistent im Laufe seiner 5-jährigen Weiterbildung Hunderte von Stunden seiner Arbeitszeit mit dem Kampf gegen das Warten seiner Patienten verbringt. Er schreibt Briefe, telefoniert, diskutiert, und möchte nur eines: den Patienten rasch in eine Klinik verlegen, die erstens billiger ist als eine Akutklinik und zweitens den Bedürfnissen des Patienten gerechter werden kann.

Diese Arbeit ist verschwendete Weiterbildungszeit (die vom Patientenkontakt abgeht). Noch größere Verschwendung ist die „Behandlung" Gesunder, was in Kliniken immer dann mit umso größerer Wahrscheinlichkeit erfolgt, je länger deren Wartezeiten sind. Lange Wartezeiten bis zur Aufnahme sind also kein Qualitätskriterium (als das sie manchmal angesehen werden). Sie zeigen an, dass etwas nicht stimmt.

Das Warten gehört zur Medizin wie das Fahrrad zum Fisch. – Leider noch nicht. Warten wir's ab!

Literatur

1. Spitzer M. Kristall-Homöopathie und Pyramidenresonanzenergie. Nervenheilkunde 2003; 22: 281–2.

Modelle für die Forschung

Wissenschaftliche Erkenntnisse werden zwar jeweils im Konkreten gefunden, in der Regel aber ganz allgemein formuliert. Dass es zum Wesen von Wissenschaft gehört, allgemein gültiges Wissen zu generieren, mögen die folgenden Beispiele illustrieren.

$s = g/2 \times t^2$ gilt überall auf der Welt, obwohl es nicht überall auf der Welt festgestellt wurde.

Vierhundert Millisekunden nach dem Lesen eines semantisch unpassenden Wortes („zum Frühstück gab es – Autoreifen") lässt sich ein negatives elektrisches Potenzial an der Kopfhaut ableiten, das man als N400 bezeichnet. Wieder geht es um Sprache im Allgemeinen, obwohl das Phänomen nur bei einigen männlichen rechtshändigen Studenten in einigen wenigen Sprachen untersucht wurde.

Nervenimpulse werden durch spannungsabhängige Natriumkanäle fortgeleitet. Dies gilt für alle Neuronen in allen Nervensystemen, wurde aber zunächst beim Tintenfisch gefunden.

Auch wenn die Umstände der Entdeckung für die Systematik der Wissenschaft unerheblich sind sei festgehalten, dass es für den Fortschritt sehr wichtig ist, am *richtigen* Modell zu arbeiten. Mit anderen Worten: Es ist für den Wahrheitsgehalt der Relativitätstheorie völlig unerheblich, mit wem Einstein vor oder während ihrer Entdeckung geschlafen hat. Hätte man aber nicht das Riesenaxon des Tintenfischs mit seinem Durchmesser von einem Millimeter zur Verfügung gehabt, wären die Prinzipien der Nervenleitung möglicherweise erst Jahrzehnte später entdeckt worden. Und hätte man bei linkshändigen Frauen aus China Potenziale beim Lesen merkwürdiger Sätze abgeleitet, wäre das Potenzial N400 vielleicht bis heute unentdeckt geblieben. Kurz, es ist für den ganz praktischen Fortschritt der Wissenschaft sehr wichtig, das richtige Modell zu finden, das geeignete System, das zur Frage passt wie der Deckel zum Topf. Hierzu sagte der Molekulargenetiker und Nobelpreisträger Sydney Brenner, der seine Erkenntnisse zum programmierten Zelltod am Modell des Fadenwurms (*Caenorhabditis elegans*) gewonnen hatte, Folgendes:

„Man muss das System finden, das sich am *besten* eignet, um das Problem experimentell zu lösen, und solange es allgemein genug ist, wird man dort die Lösung finden. Die Wahl eines Versuchsobjektes gehört nach wie vor zu den wichtigsten Dingen in der Biologie und ist, wie ich denke, einer der aussichtsreichsten Wege zu innovativer Forschungsarbeit. Man muss sagen, die Mannigfaltigkeit der lebendigen Welt ist ungeheuer groß, und da alles irgendwie mit allem zusammenhängt, gilt es einfach, das *Beste* (Modell) zu finden. Ich habe mich immer darum gekümmert, in der Literatur nach ungewöhnlichen Dingen zu suchen (...), denn genau hier könnte immer etwas Interessantes zu finden sein" (1, S. 59–60, Übersetzung durch den Autor).

Ein Blick in die Geschichte der Neurowissenschaft zeigt sehr deutlich, dass es immer wieder darauf ankam, das für die jeweilige Fragestellung geeignete Modell zu finden (Tab. 1).

Alan Lloyd Hodgkin und Andrew Fielding Huxley (5) fanden den Mechanismus der Leitung von Aktionspotenzialen nicht zuletzt deshalb, weil sie auf die Idee kamen, Tintenfische (*Loligo*) zu untersuchen, die sehr große (bis zu 1 mm dicke) Nervenfasern haben. Man konnte damit bereits in den 40er-Jahren Entdeckungen machen, die man später auch bei ganz normalen, hundert- bis tausendfach dünneren Nervenfasern der Säugetiere nachvollziehen konnte; aber durch die Auswahl des geeigneten Organismus war man eben als Erster am Ziel (wofür beide verdientermaßen 1963, zusammen mit Sir John C. Eccles, den Nobelpreis für Medizin und Physiologie erhielten).

Der Mechanismus der synaptischen Erregungsübertragung an der neuromuskulären Endplatte wurde beim 5 bis 11 cm großen Leopardfrosch (*Rana pipiens*) von Katz und Thesleff (8) erstmals beschrieben. Die grünlich-bräunlichen Tiere leben im Norden der USA und in Kanada, ernähren sich von Würmern, Insekten und Larven, und wurden schon lange in biologischen Laboratorien zum Studium nervöser und muskulärer Phänomene verwendet. Die motorische Endplatte, das heißt die Endigung eines Nerven an einem Muskel, eignete sich aufgrund ihrer Größe und vor allem wegen des Effektors (Muskel) sehr gut zum Studium der Erregungsübertragung. Zudem wirkt Acetylcholin an der Endplatte nicht langsam und aktivitätsmodulierend über intrazelluläre second-

Tab. 1 Modelle neurowissenschaftlicher Forschung. (Quelle: Loligo: H. Hillewaert, Wikipedia; Rana: L. Dominique, Wikipedia; Limulus: J. Carvalho, Wikipedia; Aplysia: D.L. Geiger, Sea Slug Forum; Hirudo: M. Krueger-Krusche, Wikipedia; Tyto: www.tierenzyklopaedie.de)

Spezies	Modell	Phänomen	Wer
Tintenfisch (Loligo vulgaris)	Riesenaxon	Ruhe- und Aktionspotential	A. L. Hodgkin & A. F. Huxley
Leopardfrosch (Rana pipiens)	Endplatte	Erregungsübertragung	B. Katz
Pfeilschwanzkrebs (Limulus polyphemus)	Auge	Laterale Hemmung	H. K. Hartline
Meeresschnecke (Aplysia californica)	Synapse	Langzeitpotenzierung (LTP)	E. Kandel
Blutegel (Hirudo medicinalis)	Ganglion	Entscheidung	W. B. Kristan
Schleiereule (Tyto alba)	Hörverarbeitung	Spike-Timing	M. Konishi
Mensch (Homo sapiens)	rechtshändiger männlicher Student	höhere geistige Leistungen	Psychologen und kognitive Neurowissenschaftler

messenger-Systeme (neuromodulatorisch), sondern ionenkanalge-koppelt und schnell als Transmitter. So wurde also die Übertra-gung der neuronalen Erregung zunächst auf den Muskel unter-sucht. Später dienten die gewonnen Erkenntnisse zur Aufklärung der Erregungsübertragung ganz allgemein, also von einer Nerven-zelle zu einer anderen.

Sehr Vieles, was wir heute über das menschliche Auge wissen, verdanken wir Studien am Modell des Auges der Pfeilschwanz-krebse (*Limulus polyphemus*). Bereits Ende der 20er-Jahre hatte Haldane Keffer Hartline (Nobelpreis 1967; 4) elektrische Impulse am Nervus opticus des Pfeilschwanzkrebses abgeleitet und wenige Jahre später gelang es ihm erstmals, an dessen Auge elektrische Im-pulse von einem einzigen Lichtrezeptor abzuleiten. In den 60er-Jahren des letzten Jahrhunderts wurde dann das lichtempfindliche Protein Rhodopsin als das für diesen Prozess wesentliche Pigment identifiziert. Von besonderer Bedeutung für die Neurowissenschaft war jedoch Haldanes Entdeckung der lateralen Hemmung als Me-chanismus der Kontrastverstärkung. Bei den Pfeilschwanzkrebsen ist dies besonders notwendig, da sie in trüben Gewässern einen Geschlechtspartner finden müssen. Mittlerweile hat sich der Me-chanismus jedoch nicht nur für die Netzhaut, sondern auch für die kortikale Informationsverarbeitung als wesentlich erwiesen: Der finnische Ingenieur Teuvo Kohonen modellierte die laterale Hem-mung in neuronalen Netzen und konnte nachweisen, dass hier-durch die Entstehung neuronaler Repräsentationen in Form von Karten der Input-Eigenschaften praktisch automatisch erfolgt.

Masakazu Konishi entdeckte das Phänomen der akustischen Lokalisation am Modell der Schleiereule (*Tyto alba*; 9), die nachts in kompletter Dunkelheit Mäuse fängt. Sie lokalisiert ihre Beute akustisch und hat letztlich nichts als die zeitliche Differenz zwi-schen den am linken und rechten Ohr eintreffenden Schallwellen, um daraus den Ort der Schallquelle und damit der Maus zu ermit-teln. Bei einem Kopfdurchmesser der Eule von etwa 6 cm und bei einer Schallgeschwindigkeit in Luft von etwa 300 m/s (30 cm/Mil-lisekunde) muss die Eule Zeitunterschiede von einer fünftausend-stel Sekunde (bzw. weniger, wenn der Schall schräg und nicht genau von 90° rechts oder links kommt) verarbeiten. Hierzu ist aber der übliche neuronale Kode, der ein Signal über die Anzahl der Aktionspotenziale pro Sekunde repräsentiert, um Größenordnungen zu langsam. Die Eule muss also einen anderen Kode verwenden, bei dem die sehr genaue Zeit – in der Größenordnung von einigen millionstel Sekunden) eine Rolle spielt. Man kann berechnen, dass ein solcher neuronaler Kode – man spricht von Zeitkode – um mindestens das Hundertfache effektiver wäre als der übliche Ratenkode. Und wenn die Eule einen solchen Kode verwenden würde, ergäbe sich sofort die überaus interessante Frage, warum das menschliche Gehirn ihn nicht auch verwendet: „Why waste all the hardware?" – Warum die schöne Hardware Gehirn mit einem ineffektiven Kode traktieren? – fragte der Netzwerktheoretiker und Physiker John Hopfield (6) daher mit Recht bereits Mitte der 90er-Jahre (12).

Es war daher von großer Bedeutung, dass die Existenz eines Zeitkodes bei der Schall-Lokalisation von Schleiereulen tatsächlich nachgewiesen werden konnte (9). Bis heute diskutieren Neurowissenschaftler sehr heftig über die Frage, ob und wo er in anderen Gehirnen verwendet wird bzw. ob das Gehirn vielleicht sogar beide Kodes simultan verwendet und damit das Gleiche tut wie der Mobilfunk, nämlich „multiplexen", also über einen Kanal mehrere Gespräche transportieren, indem man unterschiedliche Kodes verwendet.

Zu den bekanntesten Modellen neurowissenschaftlicher Forschung gehört mit Sicherheit die von Eric Kandel (Nobelpreis 2000) über Jahrzehnte hinweg untersuchte Meeresschnecke (*Aplysia californica*). Für Untersuchungen zum Zusammenhang zwischen Lernen einerseits und synaptischer Übertragungsveränderung andererseits eignete sich die Meeresschnecke deswegen so gut, weil deren Nervensystem mit etwa 20 000 Neuronen einerseits komplex genug ist, um lernen zu können, andererseits aber auch einfach genug, um es bis auf die Synapse genau untersuchen zu können. In seinem sehr lesenswerten Buch „*Auf der Suche nach dem Gedächtnis*" verwendet Kandel ein ganzes Kapitel auf die Frage danach, an welchem Organismus man das Gedächtnis am geeignetsten studiert (7, Kapitel 9: *Die Suche nach einem idealen System zur Erforschung des Gedächtnisses*). Dem laborerfahrenen Forscher würden hier wahrscheinlich die üblichen Kandidaten – Mäuse, Ratten, Fruchtfliegen oder Affen – einfallen, nicht aber ein bis dato in der Forschung völlig unbekanntes Wesen, die Meeresschnecke.

Obwohl es sich nur mit einiger Toleranz hier einreiht, kann ich der Versuchung nicht widerstehen, in den Reigen der Modelle auch den rechtshändigen männlichen US-amerikanischen College-Studenten einzureihen, der als Versuchsperson für die meisten Ergebnisse der psychologischen und kognitiv-neurowissenschaftlichen Literatur herhalten musste. Man muss sich das nur einmal vor Augen führen: Untersucht wird ganz konkret irgendein Effekt mittels der 30 häufigsten englischen Wörter und bei 20-jährigen männlichen rechtshändigen Amerikanern mit überdurchschnittlichem IQ. Der Artikel handelt dann jedoch von „Sprache" beim „Menschen". Auch die im 6. Kapitel (s. S. 41) dieses Buches angeführten Untersuchungen zu „Religiosität" beim „Menschen" beziehen sich im Grunde alle auf das Christentum und (zumindest männliche) Studenten, sind also keineswegs repräsentativ (13).

Noch ein Beispiel: Schon früh in meiner wissenschaftlichen Karriere fiel mir auf, dass manche in der Literatur berichteten Ergebnisse zu psychiatrischen Sachverhalten einfach nicht stimmen konnten: Komplizierte psychologische Experimente an schwer depressiven Patienten oder das erfolgreiche Psychotherapieren schwerer Wahnerkrankungen passte einfach nicht zu meinen Erfahrungen auf der Freiburger Akutstation: „Wie um alles in der Welt soll das gehen?" – habe ich mich beim Lesen so mancher Studien immer wieder gefragt, aber letztlich vor allem an mir und meiner Auffassungsgabe gezweifelt. Erst viel später wurde mir klar, dass es in diesen Artikeln regelmäßig um College-Studenten ging, die zum Beispiel entweder morgens einen leichten Durchhänger hatten oder auf einem „Aberglaube-Fragebogen" über dem Median der Gesamtgruppe lagen. Es ging also nicht um Schwerkranke, sondern um gesunde Studenten mit leichten Abweichungen von der Norm.

Selbst dann, wenn es keine Modelle gibt, scheint unser Bedürfnis nach ihnen so groß zu sein, dass wir nachträglich welche erfinden, um die Sache irgendwie plausibel zu machen: Als Newton über die Gemeinsamkeiten der Kreisbewegung der Planeten und der Monde einerseits und der Schwere auf der Erde andererseits nachdachte, saß er *nicht* unter einem Apfelbaum, der gerade eine Frucht verlor (3).[1]

Literatur

1. Brenner S. My Life in Science. London: Science Archive Limited 2001.
2. Fatt P, Katz B. An analysis of the end-plate potential recorded with an intracellular electrode. J Physiol. 1951; 115(3): 320–70.
3. Gleick J. Isaac Newton. New York: Random House 2004.
4. Hartline HK, Ratliff F. Inhibitory interaction of receptor units in the eye of Limulus. J Gen Physiol 1956; 40: 357–76.
5. Hodgkin AL, Huxley AF. A Quantitative Description of Membrane Current and its Application to Conduction and Excitation in Nerve. J Physiol 1952; 117: 500–44.
6. Hopfield J. Persönliche Mitteilung (Äußerung im Rahmen einer Tagung über: The role an control of noise in biological systems.) Schweden: Sigtuna 1995.
7. Kandel E. Auf der Suche nach dem Gedächtnis. München: Siedler 2006.
8. Katz B, Thesleff S. A study of the desensitization produced by acetylcholine at the motor end-plate. J Physiol 1957; 138 (1): 63–80.
9. Konishi M. Time resolution by single auditory neurones in birds. Nature 1969; 222: 566–7.
10. Kristan WB. Decision-Making: A Comparative Perspective. Vortrag beim 34. Treffen der Society for Neuroscience, gehalten am 17.10.2006 in Atlanta, Georgia.
11. Spitzer M. The History of Neural Network Research in Psychopathology. In: Steind DJ, Ludik J. (Hrsg.) Neural Networks and Psychopathology. Cambridge UK: Cambridge University Press 1998: 14–33.
12. Spitzer M. Großmutterneuronen. Nervenheilkunde 2005; 24: 869–72.
13. Spitzer M. Moral und Mord im Namen Gottes? Nervenheilkunde 2007; 26: 545–52.

---

1 Ich danke meinem Freund und Kollegen Dr. Thomas Kammer für diesen Hinweis.

Heidegger und das Frühstück kalifornischer Raben

Menschen wissen, dass es in der Nacht kalt werden kann, und nehmen deswegen eine Decke auch dann mit ins Bett, wenn es beim Einschlafen warm ist. Wir kaufen heute ein, um morgen das Mittagessen zu kochen; wir sorgen für den Winter vor, indem wir die Ernte einlagern; und wenn es sein muss, hungern wir im Frühling und verwenden lieber die letzten Körner als Saatgut, um im Herbst wieder etwas zum Essen zu haben. Kurz: Menschen planen für die Zukunft. Wir spielen Möglichkeiten durch, und verhalten uns *jetzt* so, auch wenn es anstrengend ist, damit *zukünftiges* Leid vermindert wird (9).

Auch Tiere scheinen zu planen: Die Vögel ziehen im Herbst nach Süden, weil es hierzulande im Winter zu kalt für sie wird. Andere Tiere beginnen im Herbst mit dem Winterschlaf, um die kalte Jahreszeit zu überstehen. Dennoch gestehen wir Zugvögeln und Winterschläfern die kognitive Fähigkeit des Planens nicht zu. Wir haben gute Gründe dafür: Beide Verhaltensweisen stellen nichts weiter als Reaktionen auf bestimmte Reize der Umgebung dar. Zudem wird das Verhalten von allen Tieren der jeweiligen Art an den Tag gelegt, ist also nicht in irgendeiner Weise neu und als Reaktion auf bestimmte, neue Randbedingungen ihrer Existenz anzusehen.

Nun kann man einzelne Tiere durchaus so dressieren, dass sie einen Hebel drücken, um 10 Sekunden später Futter zu bekommen. Solange die Tiere hungrig sind, werden sie den Hebel drücken, und man könnte meinen, die Tiere planen hier ihre Zukunft, d.h. sorgen für eine künftige Mahlzeit. Dennoch tun wir uns auch in solchen Fällen schwer, von Planen zu sprechen, weil letztlich nichts weiter vorliegt, als die Einführung eines kleinen Zeitintervalls im Reiz-Reaktions-Schema des Verhaltens. Ratten und Tauben können also durchaus kurze Zeiträume überbrücken, d. h. sich in der Gegenwart verhalten, um ein zukünftiges Ereignis zu beeinflussen. Die zu überbrückenden Zeitspannen sind allerdings in der

Regel kurz. Wer hungrig ist, der möchte essen und drückt deswegen einen Hebel – auch dann, wenn zwischen Hebeldruck und dem Erhalt der Nahrung ein kleines Zeitintervall liegt. Wie jeder Verhaltenstherapeut weiß, wirkt ja auch das sprichwörtlich im Munde zusammenlaufende Wasser (und keineswegs nur die im Munde befindliche Nahrung) belohnend und damit als Belohnung vor der Belohnung. Ein Verhalten, das man jetzt an den Tag legt, um in naher Zukunft eine Belohnung zu erhalten, bezeichnen wir daher ebenfalls nicht als Planen.

Wenn ich hingegen gut gesättigt nach dem Mittagessen einkaufen gehe, damit ich am nächsten Morgen frühstücken kann, würden wir durchaus von geplantem Verhalten sprechen. Am nächsten kamen nach bisherigen Erkenntnissen solchen menschlichen Verhaltensweisen noch die Schimpansen, bei denen erst kürzlich beobachtet worden war, dass sie Werkzeuge für künftigen Gebrauch aufbewahren (was immerhin so bedeutsam war, dass eine Publikation in der Fachzeitschrift *Science* erfolgte, 7). Dennoch wurde in diesem Fall in der Zukunft ja nur das gleiche Verhalten an den Tag gelegt wie zuvor; ein *neues*, speziell auf die Zukunft zugeschnittenes Verhalten, dass man *geplant* nennen könnte, erfolgte nicht. Auch kleine Kinder können nicht für die Zukunft planen. Sie leben im Hier und Jetzt und denken nicht an die Zukunft (1, 2). Erst mit einem Alter von 4 bis 5 Jahren und einem sich entwickelnden Frontalhirn wird es ihnen möglich, die Zukunft vorwegzunehmen und damit sogenannte geistige Zeitreisen (11) vorzunehmen, wie sie von vielen Wissenschaftlern als spezifisch menschlich angesehen werden.

Kein Geringerer als der Philosoph Martin Heidegger hat sich mit der prinzipiellen Bezogenheit des Menschen auf die Zukunft ausführlich beschäftigt. Ausgehend von der „Grunderfahrung, in der ich mir selbst als Selbst begegne, [...] in der es radikal und rein um mich selbst geht" (5, S. 29), analysiert er unser „In-der-Welt-Sein" als eines, in der wir uns nicht nur in der Gegenwart, sondern vor allem auf die Zukunft bezogen befinden. Die spezifisch menschliche Weise der Existenz bezeichnet er als *Dasein*, womit gemeint ist, dass wir auf uns selbst bezogen sind, dass es uns um uns geht, und dass wir über unsere Zukunft entscheiden, indem wir unter Möglichkeiten wählen und dadurch Wirklichkeit schaffen. Sobald ich mit der Welt umgehe, verändere ich sie. Mein Handeln ist mit meiner Vorwegnahme von Zukunft ganz prinzipiell verknüpft. Und daher gehört die *Sorge* ganz prinzipiell zu uns Menschen.

„Sorgen darf [...] nicht als mentales Begrübeln von Schwierigkeiten verstanden werden, sondern liefert schlicht die primäre Handlungsmotivation", heißt es – gerade für Psychiater – erläuternd hierzu im Heidegger-Handbuch (12, S. 18). Es geht also bei der Sorge als menschliches Existenzial nicht um das Grübeln, sondern um das Planen (Durchspielen von Möglichkeiten, Vorwegnehmen von Handlungsfolgen; in der anglo-amerikanischen Literatur spricht man auch gerne von „mental time travel"). Wir sind damit „immer schon" (d. h. wir können es uns gar nicht anders denken) „uns vorweg" (d. h. beim Umgang in und mit der Welt auf die Zukunft bezogen), oder in der für Heidegger typischen Bindestrich-Terminologie: Dasein hat die Struktur des Sich-vorweg-Seins; und die Sorge meint bei Heidegger nicht Grübeln, sondern das „Sich-vorweg-schon-sein-in (der-Welt) als Sein-bei (innerweltlich begegnendem Seienden)" (6, S. 192).

Wem jetzt der Kopf raucht, der findet im Heidegger-Handbuch (und in der für Heidegger-Interpretationen typischen um-Anführungszeichen-ergänzten-Bindestrich-Terminologie) die folgende Erklärung: „So gehen wir zum Beispiel ins Bad, um uns die Zähne zu putzen. Im alltäglichen Gebrauchskontext bemerken wir die Zahnbürste nicht besonders, sondern nehmen dieses ,Zeug' einfach ,zur Hand', ,um' uns die Zähne zu putzen. Wenn nun plötzlich keine Zahnbürste mehr ,da' ist, dann bemerken wir erst eigens, dass sie überhaupt ,da', im Sinne von ,vorhanden', war. Erst die ,Störung der Verweisung' macht die Verweisung deutlich" (12, S. 61). Kurz, manches ist so selbstverständlich, dass wir es erst dann bemerken, wenn es einmal fehlt. Heidegger war in dieser Hinsicht sehr konsequent und hat diesen Gedanken sogar didaktisch weiter getrieben. Darauf angesprochen, warum sein Hauptwerk *Sein und Zeit* ein unfertiges Buch geblieben ist, meinte er nur lapidar „Denkende lernen aus dem Fehlenden nachhaltiger" (Marten[1], persönliche Mitteilung). Halten wir fest: Sorge ist ein ganz grundleger Aspekt des Daseins, d. h. des menschlichen Seins. Wir antizipieren künftige ungünstige Situationen und planen so, dass sie nicht auftreten.

Das Problem an diesem Gedanken: Er trifft auch auf Tiere zu; um genau zu sein, auf den kalifornischen Buschhäher (*Aphelocoma californica*). Bei dieser Rabenart wurden kürzlich im Rahmen experimenteller Untersuchungen eindeutige Hinweise auf planendes, die Zukunft in Rechnung stellendes Verhalten, das unabhängig vom gegenwärtigen Motivationszustand erfolgte, beobachtet (8).

Von Buschhähern, einer Vogelart aus der Familie der Raben, ist bekannt, dass sie jeweils kleine Mengen an Futter an unterschiedlichen Orten für den Winter verstecken und ihr episodisches Gedächtnis benutzen, um die Nahrung später wieder zu finden. Sie merken sich, welche Nahrung sie wann und wo versteckt haben (3) und sogar, wer von ihren Artgenossen ihnen dabei zugeschaut hat (4). Diese Fähigkeit wurde von den Autoren ausgenutzt, um durch ein geschickt geplantes Experiment an insgesamt 8 Raben deren Fähigkeit zum Planen unabhängig davon, wie es ihnen gerade ging, zu untersuchen.

Der Vogel wurde täglich wechselnd morgens an jeweils einen von 2 Orten verbracht; am einen gab es Frühstück (gemahlene

---

1 Bis heute denke ich gerne an meine Zeit als Philosophie-Student in Freiburg. Es gab nicht nur Vorlesungen und Seminare. Besonders lehrreich waren die einmal im Semester stattfindenden abendlichen Treffen im Hause von Prof. Rainer Marten, bei denen etwa ein Dutzend Studenten essen (Frau Marten kochte zugleich einfach und sehr gut!), trinken und vor allem heftig diskutieren konnten. Die beiden persönlichen Mitteilungen entnehme ich meiner sehr lebhaften Erinnerung an diese Treffen. Herrn Marten sei an dieser Stelle ganz herzlich für seine sehr persönliche und menschliche Art, das Philosophieren zu lehren, gedankt. Dass dieser kleine Artikel zeigt, dass ich damals (und noch immer) vielleicht nichts begriffen habe, und nicht lächerliche 12, sondern wie Aristoteles 40 Semester Philosophie hätte studieren sollen, ändert nichts an dem Spaß am Nachdenken, den ich damals gelernt und mir bis heute bewahrt habe.

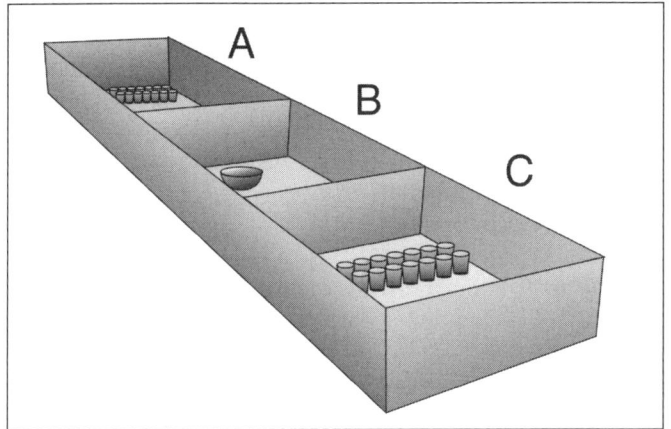

Abb. 1 Schematische Darstellung des Käfigs, in dem sich jeder Vogel befand. Die Bereiche A, B und C waren durch herausnehmbare Wände voneinander getrennt. In den Bereichen A und C befanden sich 2 Reihen kleiner Futternäpfe, im Bereich B hingegen eine große Schüssel mit Futter. Während der Trainingsphase wurde der Vogel morgens jeweils für 2 Stunden entweder in den Bereich A oder C verbracht. In A gab es Frühstück, in C nicht, oder umgekehrt. Bei der abendlichen Fütterung an der Schüssel im Bereich B waren dann die Wände nicht vorhanden, und der Rabe konnte Futter in A oder C verstecken, sofern es ganze Nüsse gab.

Nüsse, die man essen, aber nicht weiter verstecken kann), am anderen nicht (Abb. 1). Nach dieser 2-stündigen (Nicht-)Frühstücks-Phase konnte der Vogel sich den ganzen Tag frei im ganzen Käfig bewegen (die Wände wurden entfernt und die Näpfe in A und C auch), und es gab genügend Futter aus der Schüssel in B.

Nach dieser (insgesamt 6 Tage dauernden) Trainingszeit wurde der Vogel unerwartet am Abend gefüttert und hatte auch die Möglichkeit, Nahrung zu verstecken. 2 Stunden vor Einbruch der Nacht wurden die kleinen Näpfe – jeweils völlig leer – in A und C platziert, und für 1,5 Stunden gab es auch kein Futter in B. Danach gab es aus der Schüssel in B gemahlene oder ganze Nüsse. Sofern die Raben in der Lage sind, künftige Ereignisse in ihr Verhalten mit einzubeziehen, und sofern sie mit ganzen – also versteckbaren –

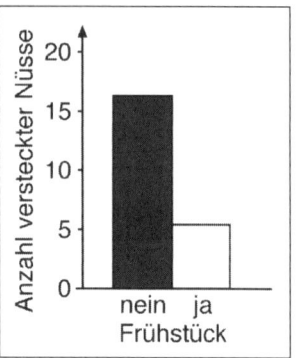

Abb. 2 Anzahl versteckter Nüsse am Abend an 2 Orten in Abhängigkeit davon, ob es an dem Ort bekanntermaßen am nächsten Tag Frühstück gibt oder nicht (nach Daten aus 8). Der Unterschied ist mit $p < 0{,}02$ signifikant.

Nüssen gefüttert würden, sollten sie Futter an dem Ort verstecken, an dem sie bisher kein Frühstück erhalten hatten.

Genau dies taten die Vögel auch. Offensichtlich waren sie in der Lage, ihren Hunger am nächsten Morgen zu antizipieren und entsprechend zu planen: sie versteckten signifikant mehr Nüsse in dem Bereich A oder C, in dem sie in den Tagen zuvor erfahren hatten, dass es dort kein Frühstück gibt (Abb. 2).

Nun könnte es ja sein, dass die Tiere gelernt haben, den Ort A oder C mit Hungergefühlen zu assoziieren, dass sie also nichts weiter taten, als einem bedingten Reflex zu folgen. Nun ist zwar nicht auszuschließen, dass viele Menschen beim Planen nichts anderes tun als ebenfalls gelernten bedingten Reflexen zu folgen, aber alles menschliche Planen und Streben auf solche Reflexe zu reduzieren (B.F. Skinner hat tatsächlich so radikal gedacht; vgl. 10) erscheint aus einer Reihe von Gründen unrealistisch.

Ein zweites Experiment wurde daher mit 9 weiteren Raben durchgeführt, um die Möglichkeit der einfachen Erklärung des Verhaltens im ersten über eine gelernte assoziative Verbindung auszuschließen. In diesem Experiment erhielten sie 2 Sorten von Frühstück – Hundefutter (dog kibble) oder Erdnüsse – jeweils an einem der beiden Orte A und C, also beispielsweise immer Hundefutter in A und am jeweils anderen Tag Erdnüsse in C. Alles andere war genau so wie im ersten Experiment, mit der einen Ausnahme, dass bei der Fütterung am Abend nun 2 Schüsseln mit Futter (pulverförmig bzw. zum Testen des Versteckens fest) angeboten wurden. Nun wird die Sache spannend. Lassen wir daher die Autoren selbst zu Wort kommen: „Es war bereits gezeigt worden, dass die Assoziation einer bestimmten Nahrung mit einem Ort zu vermehrtem Konsum dieser Nahrung an eben diesem Ort führt. Zudem ist bekannt, dass das Versteck- und das Essverhalten bei Buschhähern vom gleichen Motivationssystem kontrolliert werden. Daher würde eine Erklärung des Verhaltens der Tiere über den Mechanismus der Konditionierung vorhersagen, dass die Raben ein bestimmtes Futter an dem Ort verstecken würden, der zuvor mit diesem Futter assoziiert worden war. Wenn Raben jedoch ein variables reichhaltiges Frühstück einem einseitigen vorziehen und des Planens fähig sind, dann sollten sie das jeweils ,andere‘ Nahrungsmittel und nicht das ,gleiche‘ an den entsprechenden Orten verstecken, wenn ihnen [abends] das Futter in versteckbarer Form angeboten wird" (8, S. 920, Übersetzung durch den Autor).

Genau so war es (Abb. 3). Die Raben versteckten jeweils signifikant mehr vom jeweils anderen Futter, *planten also für ein abwechslungsreiches Frühstück.*

Es bleibt angesichts dieser Tatsache nur die Schlussfolgerung, dass Raben für die Zukunft planen können. Wie sie das machen, wird trotz größter Anstrengungen der Gehirnforschung noch ein

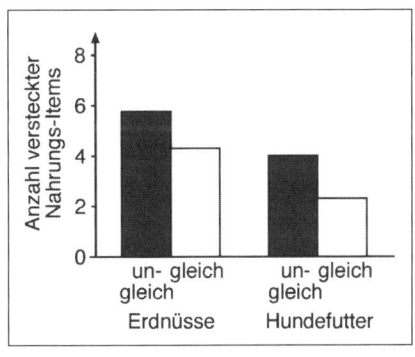

Abb. 3 Anzahl der versteckten Nüsse bzw. Hundefutter-Bällchen im 2. Experiment (nach 8, Figure 2). Der Unterschied war mit p < 0,047 signifikant

Weilchen unklar bleiben, dass sie es tun, lässt sich angesichts dieser Ergebnisse schwer bestreiten.

Natürlich werden manche jetzt sagen, dass Tiere doch nur „ontisch" in-der-Welt sind, nicht aber „ontologisch", denn das bin nur „ich" in meinem spezifisch menschlichen „Dasein". Aber wer so argumentiert, der dreht sich im Kreis, denn er sagt letztlich nichts weiter als: Wir sind was Besonderes, weil wir was Besonderes sind und ich das so will. Mit diesem homo-sapiens-Spezies-Chauvinismus haben wir es ziemlich weit gebracht im Ruinieren nicht nur unseres Lebensraums sondern auch des Lebensraums aller anderen Lebewesen dieser Erde. Ich denke, es wird Zeit, dass wir damit aufhören und anfangen, die Tiere ernster zu nehmen. Nicht zuletzt, um vielleicht von ihnen zu lernen – nicht nur, wie man ein reichhaltiges Frühstück plant.

Literatur

1. Atance CM, O'Neill DK. Episodic future thinking. Trends in Cognitve Science 2001; 5: 533–9.
2. Atance CM, Meltzoff AN. My future self: Young children's ability to anticipate and explain future states. Cognitive Development 2005; 20: 341–61.
3. Clayton NS, Dickinson A. Episodic-like memory during cache recovery by scrub jays. Nature 1998; 395: 272–4.
4. Dally JM, Emery NJ, Clayton NS. Food-caching western scrub-jays keep track of who was watching when. Science 2006; 312: 1662–5.
5. Heidegger M. Wegmarken. Gesamtausgabe Band 9. Frankfurt a.M.: Klostermann 1976.
6. Heidegger M. Sein und Zeit. Tübingen: Niemeyer 1977.
7. Muhlcahy NJ, Call J. Apes save tools for future use. Science 2006; 312: 1038–40.
8. Raby CR, Alexis DM, Dickinson A, Clayton NS. Planning for the future by western scrub-jays. Science 2007; 445: 919–21.
9. Shettleworth SJ. Planning for breakfast. Nature 2007; 445: 825–6.
10. Skinner BF. Jenseits von Freiheit und Würde (Beyond freedom and dignity). Reinbeck bei Hamburg: Rowohlt 1973.
11. Suddendorf T, Busby J. Making decisions with the future in mind: developmental and comparative identification of mental time travel. Lern Motiv 2005; 36: 110–25.
12. Thomä D. Heidegger-Handbuch. Leben – Werk – Wirkung. Stuttgart, Weimar: Metzler 2003.

Logisch denkende Fische und lehrende Erdmännchen

Tiere können durchaus logisch schließen. Seit der Antike ist beispielsweise der sogenannte Hundesyllogismus bekannt, der wie folgt funktioniert: Verfolgt ein Hund eine Fährte, die sich 3-fach aufgabelt, dann kann es vorkommen, dass er erst an der einen schnuppert, dann an der 2., und dann den 3. Weg läuft *ohne zu schnuppern.* Die Logik dahinter ist einfach: Das verfolgte Tier muss einen der 3 Wege genommen haben, hat jedoch, wie die Schnüffelei an den ersten beiden Wegen ergab, diese nicht genommen. Dann kann das Tier nur den 3. Weg gelaufen sein (logisch: aus „a oder b oder c ist wahr" und „a und b sind falsch" folgt „c muss wahr sein"), man braucht also gar nicht erst zu schnüffeln.

Bereits im Beitrag „Unbewusste Logik" dieses Buches war von einer anderen Art des logischen Schließens die Rede, der sogenannten *transitiven Inferenz:* „Himbeereis schmeckt Ihnen besser als Erdbeereis, Erdbeereis besser als Schoko, Schoko besser als Nuss, und Nuss besser als Vanille. Daraus folgt, dass Sie sich bei der Wahl zwischen Himbeer und Vanille für Himbeer entscheiden" (6, 7). Oder in der Sprache der Logik ausgedrückt: Aus „A > B", „B > C", „C > D" und „D > E" folgt „A > E" oder auch „B > D". Lernt man nur die einzelnen Paare (entscheidet sich also beispielsweise immer nur zwischen 2 Eissorten), kennt man dennoch nach einer Weile die gesamte Reihenfolge, die man sich aus den Paarungen erschließen kann. Solche Schlüsse („aus A > B und B > C folgt A > C") nennt man transitiv, man stellt einen Übergang her zwischen 2 unverbundenen Sachverhalten und begründet damit einen neuen Sachverhalt. Man könnte auch sagen: Man denkt.

Dann können Fische auch denken, wie aus einer kürzlich in *Nature* erschienenen Arbeit von Grosenick und Mitarbeitern (2) von der Stanford Universität hervorgeht. Sie untersuchten Fische, genau genommen westafrikanische Buntbarsche (Abb. 1) mit Namen *Burtons Maulbrüter* (*Astatotilapia burtoni*), bei denen die Weibchen, wie der Name schon sagt, die Jungen zunächst im Maul

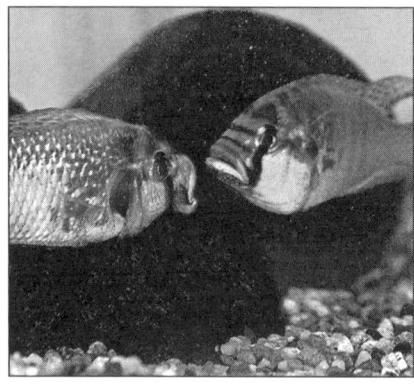

Abb. 1 Zwei miteinander kämpfende männliche Maulbrüter (Foto aus 1).

tragen, und die man als Zierfische in Aquarien durchaus auch hierzulande findet. Im Lexikon des Aquarienclubs heißt es hierzu: „Die Maulbrüter laichen bei guten Bedingungen bald ab. Beim Herausfangen der Weibchen kommt es oft vor, dass die Weibchen die Brut ausspucken, deswegen sollte man dies möglichst vermeiden. Die Aufzucht der Jungen sollte dann in einem separaten Aquarium mit gleichen Bedingungen erfolgen, da sonst die Elterntiere die Jungfische wegfressen." (www.aquarienclub.de)

Von diesen Fischen ist bekannt, dass die Männchen untereinander Territorialkämpfe ausführen, das heißt ihr kleines Revier gegenüber eindringenden Nachbarn verteidigen. Männchen, die solche Kämpfe häufig verlieren, fallen in der sozialen Rangordnung ab und haben weniger Nachkommen.

Man wusste aus früheren Untersuchungen, dass die Fische sich beim Kämpfen beobachten und sich nicht unbedingt mit solchen Gegnern einlassen, die ihre Stärke zuvor deutlich im Kampfe unter Beweis gestellt hatten (3). Diese Tatsachen nutzten die kalifornischen Wissenschaftler, um herauszufinden, ob sich die Fische auch dann gegenüber 2 anderen Männchen unterschiedlich verhalten, wenn sie diese nie miteinander kämpfen gesehen hatten. Wie macht man das?

Zunächst einmal baut man ein Aquarium mit diversen Glasab-
trennungen und Sichtschutzeinrichtungen, sodass man einem Zu-
schauerfisch Z, der in der Mitte schwimmt, die Kämpfe anderer
(nach Größe und Aussehen nicht sehr unterschiedlicher) Fische
vorführen kann (Abb. 2). Man nutzt zudem die Tatsache, dass die
Fische ihr eigenes Territorium (sprich: ihren kleinen Bereich des
Aquariums) gegenüber Eindringlingen immer besonders heftig
verteidigen und solche Kämpfe nicht verlieren. Bringt man also
Fisch B in den Bereich von Fisch A, wird B durch A in die Flucht
geschlagen. Dadurch lassen sich die Ausgänge der Kämpfe mani-
pulieren, die ansonsten von der Stärke oder Kampflust der Fische
abhängig sind.

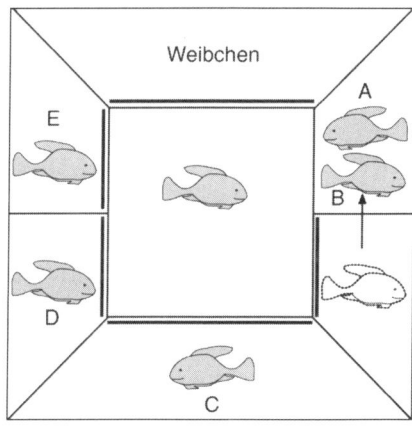

Abb. 2 Räumlicher Aufbau des Versuchsaquariums (2). Oben schwimmen Weib-
chen, sodass die Männchen motiviert sind, aggressiv zu sein, ihr Territorium zu ver-
teidigen und damit ihren sozialen Rang unter Beweis zu stellen. Rechts oben ist
dargestellt, dass Fisch B in den Bereich von Fisch A gebracht wurde und nun den
Kampf verliert. Der Sichtschutz zwischen dem Zuschauer Z und dem Bereich von
Fisch A wurde für die Zeit des Kampfes entfernt, sodass Z zusehen kann, wie A Fisch
B in die Flucht schlägt. Nun konnte man beispielsweise Fisch E in den Bereich von
Fisch D einbringen, Fisch C in den Bereich von B bzw. Fisch D in den Bereich von C.
Die Sichtschutzwände wurden dabei jeweils so verändert, dass Z die resultierenden
Kämpfe sehen konnte.

Man verwendete insgesamt 8 männliche Zuschauerfische und 10 kämpfende Fische, die sich zuvor nie begegnet waren. Das einzeln durchgeführte „Training" der Zuschauer dauerte jeweils 11 Tage, an denen sie 2 Kämpfe (einen am Morgen und einen am Nachmittag) von 7 Minuten Dauer sahen. Man sorgte dafür, dass Orte und Fische im Hinblick auf Kampfrangfolge gewechselt (permutiert) wurden, sodass ein Effekt keinesfalls einem bestimmten Fisch (z. B. dessen Aussehen) zugeschrieben werden konnte.

Man wusste nun bereits, dass die Fisch-Männchen lieber bei solchen anderen Männchen schwimmen, die schwächer sind als sie selbst (3). Setzte man die Zuschauerfische nach erfolgtem Training zwischen 2 Fischen unterschiedlicher Rangordnung ins Aquarium, so sollte sich eine Präferenz zeigen. Nun ist klar, dass Z bei der Auswahl von A oder E lieber in der Nähe von E schwimmt, denn Z hat E immer verlieren gesehen, wohingegen A immer gewonnen hat. Damit testet man nichts weiter als das Gedächtnis der Fische, was für sich schon bemerkenswert ist, aber eben nicht mehr. Richtig spannend wird es beim Test der Präferenz zwischen B und D. Beide Fische haben gleich oft gewonnen wie verloren. Wenn Z sich aber den Ausgang der Kämpfe nicht nur merken kann, sondern zudem in der Lage ist, aus ihnen auf eine Rangreihenfolge, eine Hierarchie, *zu schließen*, dann ist klar, neben wem Z schwimmen sollte: D! Denn der ist ganz klar schwächer als B (obwohl Z dies nie direkt beobachtet hat).

Und genau so war es (Abb. 3). Die Zuschauerfische schwammen gleich in Richtung des schwächeren Fischs (first-choice-test) und verbrachten während der Testphase im Mittel etwa 5 Minuten länger in dessen Nähe (preference-test). Es zeigte sich weiterhin, dass die Zuschauer dieses Verhalten auch in einem anderen Aquarium an den Tag legten, dass es also nicht an irgendwelchen Eigenarten des speziellen Settings lag.

Denken die Fische also so wie wir? Wahrscheinlich eher nicht. Dass sie aber in der Lage sind, wie Ratten, Vögel und Affen auch, transitiv zu schließen, wurde mit dieser Studie erstmals nachgewiesen.

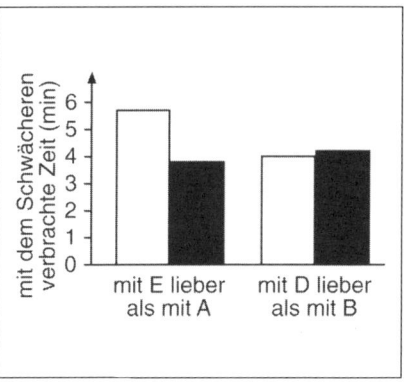

Abb. 3 In der Nähe rivalisierender Männchen verbrachte Zeit beim Präferenz-test des Zuschauer-Fischs (2). Weiße Säulen stellen die Ergebnisse im bekannten Aquarium (bei bekanntem Kontext), schwarze Säulen die Ergebnisse in einem anderen Aquarium (also einem neuen Kontext) das. Die Abweichung von Null ist in allen Fällen mit $p < 0,01$ signifikant.

In die Reihe der erstaunlichen geistigen Fähigkeiten von Tieren – Musikgeschmack bei Buckelwalen (4), Hilfsbereitschaft bei Schimpansen (5) und Planung eines abwechslungsreichen Frühstücks bei Raben (6, 7) – passt auch eine weitere Untersuchung, diesmal an Erdmännchen, in der es abermals um eine recht menschliche Fähigkeit geht: das Lehren.

Im Gegensatz zum Lehren kommt Lernen im Tierreich ganz häufig vor: Vom Plattwurm bis zum Menschen wird gelernt, was das Zeug hält. Bei Menschen kommt Lehren auch sehr häufig vor, die Frage ist jedoch, ob Lehren, also ein aktives sich Einbringen erfahrener Individuen zum Zweck des rascheren Lernens eines unerfahrenen Individuums, bei anderen Arten vorkommt.

Erdmännchen (Suricata suricatta, Abb. 4) sind eine in Südafrika heimische Art, die in Gruppen von 2 bis 40 Individuen lebt. Sie heißen so, weil sie gelegentlich auf 2 Beinen stehen und die Umgebung beobachten, wie die Menschen. Dass sie auch in einer anderen Hinsicht den Menschen sehr ähnln, haben jetzt Wissenschaftler der Universität Cambridge (8) herausgefunden: Sie lehren den Jungtieren das Jagen.

Junge Erdmännchen beginnen etwa im Alter von 30 Tagen, sich ihren Beute suchenden Kollegen anzuschließen und haben bis etwa zum 90. Lebenstag gelernt, wie man beispielsweise Skorpione

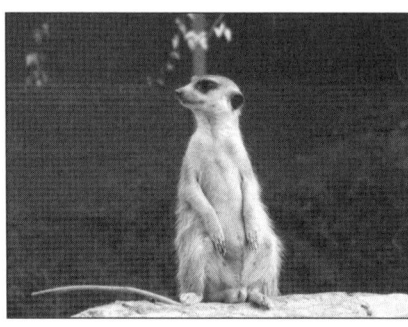

Abb. 4 Stehendes Erdmännchen (Suricata suricatta; Quelle: Wikipedia.de).

oder andere kleine Tiere fängt. Man konnte nun beobachten, dass die bereits erfahrenen Jäger die Skorpione, welche wegen ihres Gifts und ihrer Scheren für die Jungtiere gefährlich sein können, durch Biss in den Kopf oder in die Bauchregion entweder töten oder wehrlos machen. Dabei ändern sie ihr Verhalten je nach Alter des lernenden Jungtiers. Diese wiederum stoßen Rufe aus, mit denen sie die „Lehrer" um Unterstützung bei ihrer Jagd auf Kleintiere bitten. Die lautliche Zusammensetzung dieser Rufe ändert sich mit dem Alter der Jungtiere, sodass die lehrenden Erdmännchen das Alter erfassen und ihr Verhalten jeweils einstellen können.

Bei Experimenten, in denen „Lehrern" Laute von Jungtieren unterschiedlichen Alters vorgespielt wurden, zeigte sich, dass sie ihr Verhalten entsprechend veränderten: Wenn die Schreie von jungen Tieren stammten, bissen die Lehrer die Skorpione eher tot, wenn die Schreie von älteren Tieren stammten, wurden weniger Skorpione zunächst von den Lehrern getötet, um sie dann den jungen Tieren zu überlassen.

Wenn die noch lernenden Tiere sehr jung waren, kam es auch öfter vor, dass die Jungtiere keinen Versuch machten, sich jetzt um die Beute zu kümmern. In diesen Fällen schubsten die Lehrer ihre Beute, indem sie diese nochmals mit der Schnauze berührten, um die Jungen gleichsam aufzufordern, sich um die Beute zu kümmern und sie zu verspeisen. Dieses Verhalten nahm mit zunehmendem Alter der lernenden Jungtiere ab. Das Verhalten, die Kleinen mit der

Nase auf die Beute zu stoßen, kam besonders dann vor, wenn es sich bei der Beute um relativ seltene Kleintiere handelte.

Ganz offensichtlich gelingt es den lehrenden Erdmännchen, den Jungtieren das Jagen nach Beute dadurch beizubringen, dass sie die Beute durch Bisse zunächst einmal stark beeinträchtigen, um sie für das Jungtier leichter jagbar zu machen. Dies hat für die lehrenden Erdmännchen durchaus seine Nachteile, denn es kommt vor, dass die Beute auch nach dem ersten Biss durch den Helfer entwischt. Dies wurde in insgesamt 731 Fällen beobachtet, bei denen es den Lehrern in nur 192 Fällen (26,3 %) hinterher möglich war, die Beute doch noch zu erwischen. Das Verhalten der Lehrer führt also durchaus zum Verlust von Beute.

Da die Jungen auch dann, wenn sie beginnen, alleine zu jagen, nur in weniger als 50 % der Fälle erfolgreich sind, kann man davon ausgehen, dass das Lehrverhalten für die Kleinen sehr wichtig ist, würden sie doch sonst wahrscheinlich überhaupt keine Beute fangen oder von einem Teil der Beutetiere, den Skorpionen, übel zugerichtet werden. Die Jungen profitieren also vom Lehren sehr stark.

Insgesamt schließen die Autoren aus ihren Beobachtungen und Experimenten, dass bei Erdmännchen ganz offensichtlich eine Art von Lehren vorkommt, bei dem die Lehrer den Schülern dadurch das Jagen beibringen, indem sie die Beute durch Beißen leichter erreichbar machen. Sie konnten experimentell zeigen, dass es dadurch den Jungtieren tatsächlich erleichtert wird, sich Skorpionen zu nähern und diese totzubeißen und aufzufressen. „Die Lehrer änderten ihr Verhalten in der Anwesenheit von Jungtieren, machten sie langsam mit lebendiger Beute bekannt, beobachteten ihr Verhalten, wie sie mit der Beute umgingen, halfen ein bisschen nach und schupsten die Beute und fanden die Beute, falls diese entwich wieder und bissen sie nochmals, falls notwendig. Gefährliche Beute wurde mit größerer Wahrscheinlichkeit getötet oder stärker beeinträchtigt im Vergleich zu anderen beweglichen (weniger gefährlichen) Beutetieren. Die Lehrer hatten keinen direkten Gewinn von ihrem Hilfestellungsverhalten, jedoch Verluste (…) und schließlich gab es starke Hinweise darauf, dass das Unterstützungsverhalten der Lehrer eine wichtige Rolle bei der Entwicklung des Jagdverhaltens der Jungtiere spielte" (8, Übersetzung durch den Autor).

Die Autoren schließen ihre Arbeit mit dem Hinweis, dass man Lehrverhalten bislang nur bei Ameisen beobachtet hat, dass jedoch die geringe Zahl entsprechender Beobachtungen möglicherweise daran liegt, dass es schwer ist, Lehrverhalten eindeutig nachzuweisen. Vor dem Hintergrund der Tatsache, dass man Lehren bei Erdmännchen und Ameisen findet, ist es unwahrscheinlich, dass diese sehr unterschiedlichen Spezies die Einzigen darstellen, bei denen Lehrverhalten vorkommt. Sollte sich herausstellen, dass Lehren auch bei anderen Spezies vorkommt, ist die Untersuchung dieses Verhaltens durchaus geeignet, das bei Menschen vorkommende Lehren in einen breiteren biologischen Zusammenhang zu stellen. Dadurch würde man das Lehren besser verstehen. Und dies wiederum könnte Lehrern und Schülern zugute kommen.

Literatur

1. Fernald RD, Burmeister SS. Social Opportunity Produces Brain Changes in Fish. PLoS Biology 2005; Vol. 3/11/2005, e390 http://dx.doi.org/10.1371/journal.pbio.0030390.
2. Grosenick L, Clement TS, Fernald RD. Fish can infer social rank by observation alone. Nature 2007; 445: 429–32.
3. Oliveira RF, McGregor P, Latruffe C. Know thine enemy: fighting fish gather information from observing conspecific interactions. Proc R Soc Lond 1998; B 265, 1045–9.
4. Spitzer M. Musik im Kopf. Stuttgart: Schattauer Verlag 2002.
5. Spitzer M. Hilfsbereitschaft und Kooperation. Nervenheilkunde 2006; 25: 319–24.
6. Spitzer M. Heidegger und das Frühstück kalifornischer Raben. Nervenheilkunde 2007; 26: 309–11.
7. Spitzer M. Unbewusste Logik. Mit Schlafmittel und ohne Hippocampus besser schließen. Nervenheilkunde 2007; 26: 79–82.
8. Thornton A, McAuliffe K. Teaching in Wilde Mercats. Science 2006; 313: 227–9.
9. Franks NR, Richardson T. Teaching in Tandem-Running-Ants. Nature 2006; 439: 153.

Entscheidungsfindung beim Blutegel

Alle höheren Lebewesen stehen andauernd vor dem Problem, zwischen Handlungsalternativen zu entscheiden: Weitergrasen oder dem nahenden Feind entfliehen? Die Beute weiter jagen oder aufgeben? Sich paaren oder nicht? Jetzt oder später? Mit wem? – Klar, wir Menschen entscheiden uns, dauernd, und vielleicht die Affen auch. Deren Augenbewegungen beispielsweise verraten eine Menge über Entscheidungsprozesse (10), denn im Durchschnitt müssen wir (und die Affen) etwa 4-mal in jeder Sekunde entscheiden, wohin wir als nächstes schauen. Bei freilebenden männlichen Rhesusaffen fand man, dass sie 75 % ihrer Zeit damit verbringen, entweder ins Gesicht eines dominanten Männchens oder auf das Hinterteil eines Weibchens zu schauen, und in Experimenten konnte nachgewiesen werden, dass Affen für das Betrachten weiblicher Hinterteile und der Gesichter dominanter Männchen (mit Saft) bezahlen, wohingegen man sie mit Saft belohnen muss, wenn sie die Gesichter untergebener Männchen betrachten sollten (6, 7). Wer bei den entsprechenden Entscheidungen Fehler macht, hat ganz offensichtlich wenig oder gar keine Nachkommen.

Es gehört zum Wesen einer Entscheidung, dass sie nicht in der gleichen Weise wie etwa eine Schlussfolgerung determiniert ist. Wenn alle Menschen sterblich sind und Sokrates ein Mensch ist, kann ich *schließen*, dass Sokrates sterblich ist. Dafür entscheiden brauche ich mich nicht, kann ich mich auch nicht, denn beim Schluss bin ich an die Logik gebunden und es liegen alle nötigen Informationen vor, damit sie greifen kann.

Beim Entscheiden ist das anders: Wenn ich mich entscheide, Himbeereis zu essen und kein Erdbeereis, dann gibt es zwar auch Randbedingungen, die meine Entscheidung beeinflussen (13, 14; frühere Erfahrungen mit unterschiedlichen Eissorten; manche Regeln der Logik), aber dennoch bin ich nicht gezwungen, mich so oder anders zu entscheiden. Bei Entscheidungen geht es jeweils um mehr als um Logik, es sind viele Randbedingungen abzuwägen, man hat nur begrenzt Zeit dafür, man kennt nicht alle Randbedingungen oder man kann sie gar nicht kennen.

Man könnte hier argumentieren, dass es sich hierbei nicht um Entscheidungen handelt, solange man sich im Bereich der Tierwelt befindet. Aber mit welcher Begründung (die mehr ist als einfach nur die dickköpfige Behauptung, dass sich eben nur Menschen entscheiden)? Tiere handeln „instinktiv", nicht denkend, und letztlich sei ihr Verhalten durch Reflexe (und nicht durch Gedanken wie vermeintlich beim Menschen) gesteuert. Ein Blutegel beispielsweise entscheide nicht wirklich, sein Nervensystem produziere lediglich bei gegebenem Input einen wie auch immer gearteten entsprechenden Output. Es liege also ein Reflex vor, ein komplizierter vielleicht, aber dennoch ein Reflex und nichts weiter (Abb. 1). Entscheidung, so das Argument, sei an ein denkendes Subjekt gebunden, setze Reflexion voraus, sei ein hochstufiger Prozess, und damit eben mehr als ein Reflex.

Ich halte diesen Einwand für wichtig und zugleich für falsch, weswegen er hier näher diskutiert werden soll. Ein ähnlicher Einwand wird zuweilen auch für das Lernen gemacht. Tiere, Gehirne, Neuronen oder Synapsen lernen nicht, so ist zu hören, denn das Subjekt des Lernens sei grundsätzlich eine Person, kein Tier und

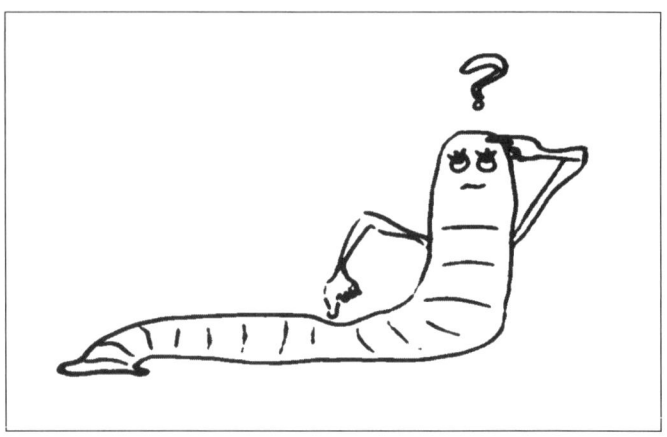

Abb. 1 Entscheidet sich der Blutegel oder liegen seinem Verhalten nur Reflexe zugrunde?

auch kein Teil einer Person (wie beispielsweise deren Gehirn). Wer so argumentiert, der muss zunächst zur Kenntnis nehmen, dass er Zehntausenden von Wissenschaftlern widerspricht, die tagaus tagein Lernprozesse bei Meeresschnecken, in Synapsen, an Rezeptoren und Kalziumkanälen, und vor allem in Gehirnen untersuchen. Sie reden vom Lernen, und ihnen allen zu erklären, dass sie dies „nur in metaphorischer oder abgeleiteter Hinsicht" tun und „eigentlich" gar nicht so reden dürften, ist, gelinde gesagt, ziemlich dreist, um nicht zu sagen bevormundend. Mit welchem Recht sagt der philosophierende Skeptiker, wie man reden darf und wie nicht? Warum sollte er es gerade besser wissen als diejenigen, welche die Prozesse den ganzen Tag erforschen?

Aber nehmen wir einmal an, das Argument träfe für das Entscheiden zu: Dann sind auch die meisten Entscheidungen des Menschen keine! Wenn wir beispielsweise beim Gehen die Ge-

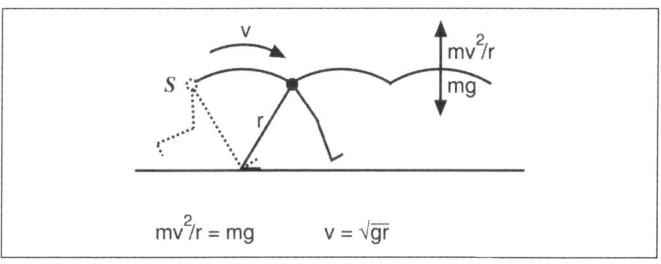

Abb. 2 Schematische Darstellung der Kreisbahn des Schwerpunkts (S) des menschlichen Körpers beim Gehen. Je schneller man geht, desto größer die Zentrifugalkraft, die von der Masse des Gehers m, der Geschwindigkeit v (der Kreisbewegung; bei kleinen Kreisabschnitten in erster Näherung gleich der Geh-Geschwindigkeit) und der Beinlänge, also dem Radius des Kreises r, abhängt. Die Zentrifugalkraft wirkt nach oben und damit der nach unten gerichteten Erdanziehung (die sich aus Masse m mal der Erdbeschleunigung g ergibt) entgegen. Weil m, g und r für einen Geher konstant sind, sieht man sofort, dass mit zunehmender Geschwindigkeit irgendwann einmal die Zentrifugalkraft größer sein muss als die Erdanziehungskraft; auf deutsch: Geht man immer schneller, so hebt man irgendwann ab. Wie groß ist diese Geschwindigkeit? Wir setzen die beiden Kräfte gleich (unten links), kürzen durch die Masse, multiplizieren mit r und ziehen die Wurzel (unten rechts).

schwindigkeit steigern, dann fangen wir irgendwann an zu rennen. Wir entscheiden uns also, die Gangart zu wechseln, frei und als autonome Person.

Weit gefehlt! – erklärt uns die Biomechanik (1–3, 9, 11, 16). Beim Gehen beschreibt der Schwerpunkt unseres Körpers eine Kreisbahn um das jeweilige Standbein (Abb. 2). Damit wirkt eine Zentrifugalkraft auf den Schwerpunkt, die zunimmt, wenn wir die Geschwindigkeit des Gehens steigern.

Die Verhältnisse lassen sich mit etwas Mittelstufenphysik leicht beschreiben (Abb. 2 unten). Setzen wir für die Beinlänge etwa einen Meter und für die Erdbeschleunigung etwa 10 m/s^2 ein, so ergibt sich für v ein Wert von gut 3 m/s. (Weil eine Stunde 3 600 Sekunden hat, sind das etwa 11 km/h.)

Nun ist Laufen nicht einfach schnelles Gehen mit zeitweisem Verlust der Bodenhaftung. Nein, es handelt sich um eine andere Art der Bewegung, das heißt, das Gehirn muss beim Laufen andere Muster der muskulären Aktivität abrufen als beim Gehen. Es muss also vom Gehen zum Laufen „umschalten". Dazu muss es ganz offensichtlich eine Entscheidung treffen. Diese Entscheidung einfach als „Reflex" zu bezeichnen, wäre falsch: Professionelle Geher beispielsweise kippen das Becken und sorgen so dafür, dass der Schwerpunkt eine flachere Bahn beschreibt. Dadurch können sie schneller gehen (etwa 4 m/s) ohne abzuheben.

Wir können uns also auch entscheiden, nicht zu rennen, und uns dennoch schnell gehend fortbewegen, beispielsweise, wenn die Fortbewegung schnell aber leise sein soll. Halten wir fest: Der Übergang vom Gehen zum Laufen vollzieht sich meist ohne jedes Nachdenken, aber er ist auch keineswegs reflexhaft und fest programmiert wie beispielsweise der Kniesehnenreflex, der mit Recht so heißt, denn wann immer das Hämmerchen auf die Sehne unterhalb der Kniescheibe niederfällt, hopst der Unterschenkel nach vorne.

Diese Gedanken zum Gehen und Laufen sind alles andere als akademisch: Da die Erdbeschleunigung bei nicht ganz 10 m/s^2 liegt und die Beinlängen bei den meisten Menschen etwas kürzer als einen Meter sind, beträgt die Übergangsgeschwindigkeit vom Gehen zum Laufen tatsächlich etwa 2,5 m/s. Mit anderen Worten, bei 7 bis 8 km/h fangen wir Menschen an zu rennen. Übrigens: Haben Sie schon einmal einen gemächlich schreitenden Erwachsenen mit einem rennenden Kind an der Hand gesehen? – Man nimmt in diesem Fall gerne das Rennen des Kindes als Ausdruck von dessen Lebhaftigkeit. Weit gefehlt! Der arme „kleine Springer" kann aufgrund seiner kurzen Beine gar nicht anders! (Abb. 2 rechts unten: r ist kleiner, also auch die Abhebgeschwindigkeit v.)

Hand aufs Herz: Denken sie beim Joggen an all dies? – Man kann sich natürlich im Nachhinein über seine Geh-Lauf-Entscheidungen klar werden, kann sie, wie man gerne sagt, rational *re*-konstruieren. Aber machen wir uns nichts vor: Es handelt sich hier um *Konstruktion*. Die Entscheidung hat unser Bewegungsapparat längst für uns gefällt. Nun können wir entweder darauf verzichten, dies überhaupt eine Entscheidung zu nennen (dann entscheiden wir uns also praktisch nie zwischen Gehen und Laufen) oder wir können den Begriff der Entscheidung weiter fassen (dann entscheidet unsere Motorik jedes Mal über den Wechsel der Gangart). Legt man diese Terminologie zugrunde, dann entscheiden sich die Tiere auch – selbst die Blutegel!

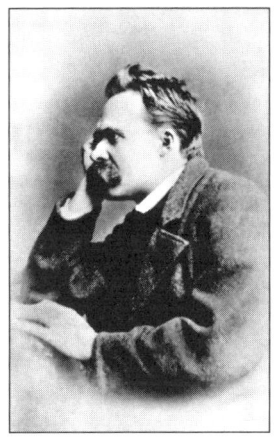

Abb. 3 Friedrich Wilhelm Nietzsche 1882 (geb. 15. Oktober 1844, Röcken bei Lützen, gest. 25. August 1900, Weimar) war ein deutscher Philosoph und klassischer Philologe. (Fotoquelle: Wikipedia.de).

Nun fällt einem der Blutegel nicht unbedingt als erstes ein, wenn von neurowissenschaftlichen Erkenntnissen zum Problem der Entscheidungsfindung die Rede ist. Dabei hätte ein Blick in Friedrich Nietzsches *Zarathustra* genügt, in dessen 4. und letztem Teil sich das Kapitel „*Der Blutegel*" befindet (Abb. 3). Dort heißt es: „Lieber Nichts wissen, als Vieles halb wissen! […] Ich gehe auf den Grund: was liegt daran, ob er groß oder klein ist? Ob er Sumpf oder Himmel heißt? Eine Hand breit Grund ist mir genug: wenn er nur wirklich Grund und Boden ist! – eine Hand breit Grund: darauf kann man stehn. In der rechten Wissen-Gewissenschaft gibt es nichts Großes und nichts Kleines."

„So bist du vielleicht der Erkenner des Blutegels?" fragte Zarathustra; „und du gehst dem Blutegel nach bis auf die letzten Gründe, du Gewissenhafter?"

„Oh Zarathustra, antwortete der Getretene, das wäre ein Ungeheures, wie dürfte ich mich dessen unterfangen! Wess ich aber Meister und Kenner bin, das ist des Blutegels Hirn: – das ist meine Welt! […] Wie lange gehe ich schon diesem Einen nach, dem Hirn des Blutegels, dass die schlüpfrige Wahrheit mir hier nicht mehr entschlüpfe!" (8).

Ein Blick in die Geschichte der Neurowissenschaft zeigt, dass es immer wieder darauf ankam, das für die jeweilige Fragestellung geeignete Modell zu finden (15). Der Blutegel hat bei der Fortbewegung im Grunde das gleiche Problem wie wir: Er kann zum einen im ganz flachen Wasser kriechen, indem er sich vorne mit einer Art Saugnapf festhält, dann krümmt und damit den hinteren Körperteil heranzieht, sich dann mit seinem zweiten, hinten gelegenen Saugnapf festhält, und daraufhin den vorderen Körperteil wieder streckt (4, S. 167).

Ganz anders ist seine Bewegung beim Schwimmen im tieferen Wasser, wo sein Körper eine schlängelnde Bewegung ausführt. Was aber macht er bei mittlerer Wassertiefe? (In welcher Gangart bewegt sich ein Mensch bei einer Geschwindigkeit von etwa 7,5 m/s?) – Zufall, so könnte man sagen. Aber dies löst das Problem nicht: Man kann nicht gleichzeitig rennen und gehen, und ebensowenig kann der Blutegel zugleich kriechen und schwimmen. Wenn jedoch bei bestimmter Ausgangslage eine von zwei Verhaltensweisen produziert wird, dann kann man fragen, wo im Nervensystem die „Entscheidung" gefällt wird, welche der beiden nun erfolgt. Und wenn man sich dafür entschieden hat, Entscheidungen nicht nur dann so zu nennen, wenn man sie rational rekonstruieren kann, dann findet irgendwo im Blutegel tatsächlich eine Entscheidung statt und nicht nur eine „Entscheidung".

Man kann es auch so sehen: Lassen wir die Wortklauberei und sehen einmal zu, wie weit wir kommen, wenn wir die Frage nach dem Wo dieser Entscheidung einfach einmal experimentell angehen. „The proof is in the pudding" meinen die pragmatischen Engländer zu solchen Problemen aus meiner Sicht mit Recht: Entscheidend ist, was herauskommt.

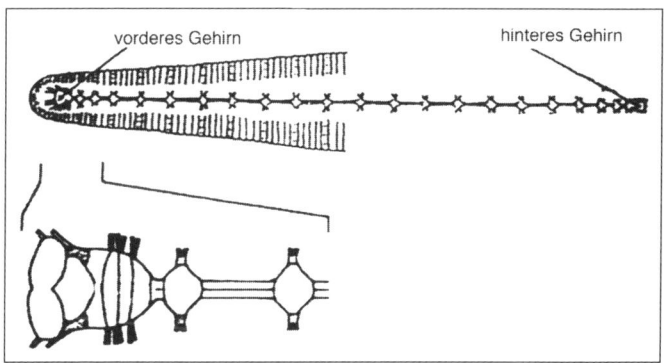

Abb. 4 Schematische Darstellung der teilweisen Präparation des Nervensystems eines Blutegels (nach 7). Es besteht aus 21 perlschnurartig angeordneten Ganglien sowie an beiden Enden des Tieres je einem „Gehirn". Jedes Ganglion besitzt etwa 160 Neuronen, die man einzeln sozusagen beim Vornamen kennt. So wusste man beispielsweise schon länger, dass Neuron 208 eine wichtige Rolle bei der Steuerung der Bewegung (kriechen oder schwimmen) spielt. Wie viel Prozent des Blutegels kann man so wegpräparieren, ohne dessen Verhalten zu beeinträchtigen? – Die verblüffende Antwort lautet: 100 %. Auch ohne Blutegel produziert dessen freipräpariertes Nervensystem noch ganz normal Verhaltensmuster, die sich dann allerdings nicht mehr beobachten, sondern nur noch beispielsweise elektrisch ableiten lassen.

Der Vorteil des Blutegels besteht für die Forschung darin, dass man sein Nervensystem am lebenden Tier teilweise freipräparieren kann (Abb. 4). So kann man dann auf der einen Seite das Verhalten des Tieres betrachten und auf der anderen Seite die Aktivität von Neuronen, z. B. mittels Optical Imaging, betrachten (5). Diese Methode beruht auf spannungsabhängigen Farbänderungen durch die Anwendung entsprechender Farbstoffe. Hierdurch wird die neuronale Aktivität vieler Neuronen direkt beobachtbar.

Stimuliert man eines der Ganglien elektrisch und wählt die Parameter in geeigneter Weise, produziert der Blutegel Schwimm- bzw. Kriechverhalten (und damit auch die entsprechenden neuronalen Aktivitätsmuster in Nachbarganglien) mit etwa gleicher Wahrscheinlichkeit. Durch elektrische Ableitung von Motoneuronen kann man dieses Verhalten auch dann sehen, wenn der Blutegel gar nicht mehr existiert, sondern nur noch dessen präpariertes Nervensystem. Zugleich lässt sich die Neuronenpopulation eines ganzen Ganglions in ihrer Aktivität optisch darstellen. Hierdurch war es möglich, den zeitlichen Verlauf von deren Aktivität vom Zeitpunkt der Stimulation bis zur Produktion des „Verhaltens" zu verfolgen.

Im Einzelnen wurde zunächst für 300 Millisekunden mit 15 Hertz (Hz) elektrisch stimuliert und dann für eine Minute elektrisch abgeleitet, wodurch sich Schwimmen und Kriechen klar trennen ließen: Beim Schwimmen kommt es zu einem rhythmischen Aktivitätsanfall und -abfall der Motoneuronen im Bereich von 1 bis 2 Hz, wohingegen die Aktivität beim Kriechen langsamer (0,05 bis 0,1 Hz) zu- und abnimmt.

Interessant sind nun die ersten Sekunden nach der Stimulation. Man kann fragen: Welches Neuron korreliert in seiner Aktivität am frühesten mit dem sich nachfolgend einstellenden Verhalten? – Man fand hierbei das Neuron 208, nach dessen Depolarisation der Blutegel kriecht, nach dessen Hyperpolarisation er jedoch schwimmt.

Noch bedeutsamer erscheint folgender Befund: Das früheste der Entscheidung vorausgehende Signal findet man *nicht* in der Aktivität eines einzelnen Neurons, sondern in der statistischen

Zusammenfassung einer ganzen Gruppe – man spricht auch von Population – von Neuronen. Mit anderen Worten: Die Entscheidung wird nicht durch ein einzelnes Neuron getroffen, sondern durch eine Art demokratische Abstimmung vieler Neuronen! Und es sind jeweils andere Neuronen, die als Population schon entschieden haben, bevor diese Entscheidung durch ein einzelnes Neuron dann repräsentiert bzw. implementiert wird. Man fand sogar Hinweise darauf, dass das System manchmal zunächst in die eine Richtung tendierte, sich aber dann (warum auch immer) umentschied.

Warum verhält sich der Blutegel so? Warum beginnt er – bei gleicher Stimulation – mal zu schwimmen und mal zu kriechen? Ermüdet jeweils der eine Mustergenerator? Oder wird eine Art Münze geworfen? Wir wissen es nicht, aber man wird es herausfinden können. In jedem Fall ist man auf dem Weg zu einem Verständnis von Entscheidungsprozessen. Im vorgestellten Modell des sich fortbewegenden Blutegels geht es nicht um richtige oder falsche Entscheidungen. Aber um Entscheidungen. Beim Menschen liegen die Dinge komplizierter. Aber unmöglich sind Untersuchungen zu Entscheidungsprozessen nicht. Und die einfachen Modelle helfen uns, die Gedanken im Hinblick auf komplexe Probleme zu ordnen. Dem Blutegel sei Dank!

Literatur

1. Alexander RM. Walking and running. American Scientist 1984; 72: 348–54.
2. Alexander RM. Exploring biomechanics: Animals in motion. New York: Scientific American Library 1992.
3. Alexander RM. Optima for animals. Princeton, NJ: Princeton University Press 1996.
4. Alexander RM. Principles of animal locomotion. Princeton, NJ: Princeton University Press 2003.
5. Briggman KL, Abarbanel HDI, Kristan WB. Optical imaging of neuronal populations during decision-making. Science 2005; 307: 896–901.
6. Deaner RO, Khera AV, Platt ML. Monkeys pay per view: Adaptive valuation of social images by Rhesus Macaques. Current Biology 2005; 15: 543–8.

7. Kristan WB. Decision-Making: A comparative perspective. Vortrag beim 34. Treffen der Society for Neuroscience, gehalten am 17.10.2006 in Atlanta, Georgia.

8. Nietzsche F. Also sprach Zarathustra. Ein Buch für Alle und Keinen. Chemnitz: Ernst Schmeitzner Verlag 1883.

9. Niggs BM, MacIntosh BR, Mester J (Hg). Biomechanics and Biology of Movement. Leeds UK: Human Kinetics 2000.

10. Platt ML, Glimcher PW. Neural correlates of decision variables in parietal cortex. Nature 1999; 400: 233–8.

11. Rosenbaum DA. Human motor control. San Diego: Academic Press 1991.

12. Spitzer M. Entscheiden – Im Rahmen von Bernoulli zur Amygdala. Nervenheilkunde 2006; 25: 969–73.

13. Spitzer M. Unbewusste Logik. Mit Schlafmittel und ohne Hippocampus besser schließen. Nervenheilkunde 2007; 26: 79–82.

14. Spitzer M. Logisch denkende Fische und lehrende Erdmännchen. Nervenheilkunde 2007; 26: 424–6.

15. Spitzer M. Modelle für die Forschung. Nervenheilkunde 2007; 26: 615–7.

16. Vogel S. Comparative Biomechanics. Princeton, NJ: Princeton University Press 2003.

Normierung im Gehirn

Seit Donald Hebb (1949) die Idee der synaptischen Plastizität durch Gebrauch formuliert hat, und erst Recht seit 1973 synaptische Plastizität erstmals nachgewiesen wurde, gibt es ein Problem, an das man zunächst nicht denkt, das jedoch immer brennender erscheint, je mehr man sich mit ihm befasst. Auch die Modellierer neuronaler Netzwerke haben es, denn sie setzen seine Lösung bei ihrer Arbeit immer voraus, ohne zunächst eine Ahnung davon zu haben, wie das Problem in wirklichen Gehirnen gelöst werden könnte. Glücklicherweise haben wir seit einigen Jahren eine Idee, wie die Lösung aussieht, und der Fortschritt in diesem Bereich ist, wie so oft in der Neurowissenschaft, eine spannende und zugleich intellektuell anspruchsvolle Entdeckungsreise.

Feuern 2 Neuronen synchron, nimmt die Verbindung zwischen ihnen zu. Damit wiederum nimmt die Chance zu, dass sie synchron feuern. Und so weiter (Abb. 1). Was hier vorliegt, ist ein klassischer Fall von positiver Rückkopplung, die – im Gegensatz zu negativer Rückkopplung – zu Instabilität führt. Wenn die Zentralheizung mit positiver Rückkopplung funktionierte, wenn sie also umso stärker einheizte, je wärmer es wäre, würde das Haus bald abbrennen. Wieso „brennt" dann aber das ganze Gehirn nicht in ähnlicher Weise ab, das heißt, wieso kommt es nicht zu immer stärkeren Synapsen, letztlich überall, die das System erstarren lassen?

Bei mathematischen Simulationen von Lernvorgängen mittels neuronaler Netze ist es üblich und sinnvoll, eine Größe – beispielsweise den Gesamtinput eines Neurons – zu *normieren*. In mathe-

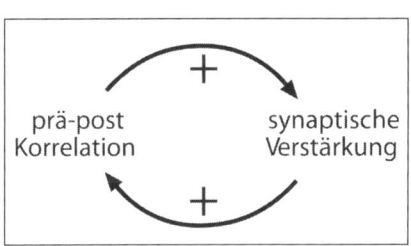

Abb. 1 Aktivitätsabhängige synaptische Plastizität führt unweigerlich zu positivem Feed-back.

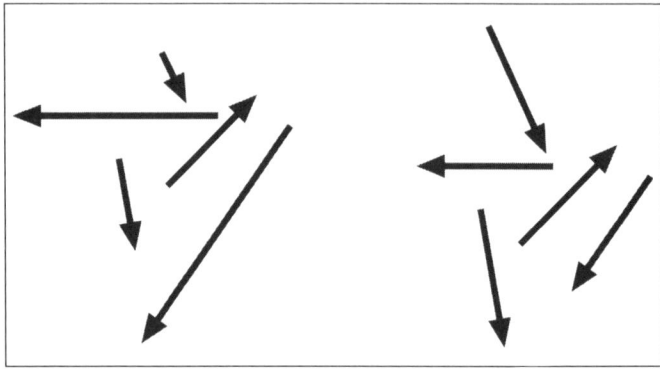

Abb. 2 Normierung von Vektoren. Links sind Vektoren unterschiedlicher Richtung und Länge dargestellt, rechts dagegen Vektoren, die alle auf die gleiche Länge normiert wurden. Beträgt die Länge 1, spricht man auch von Einheitsvektoren.

matischer Hinsicht bedeutet dies, dass man Vektoren (gerichtete Größen) auf die gleiche Länge bringt (indem man sie durch ihre Länge dividiert) und damit nur noch deren Richtung betrachtet und nicht mehr deren Größe (Abb. 2). So elegant sich damit manches Problem mathematisch aus der Welt schaffen lässt, so problematisch wird diese Lösung, sobald man danach fragt, wie das denn im Gehirn (bzw. in wirklichen Neuronen) bewerkstelligt wird. Und solange man das nicht weiß, wird aus einer mathematisch eleganten Lösung ein biologisch unplausibles Netzwerk.

Das Problem lässt sich auch auf andere Weise verdeutlichen, nämlich bei Netzwerken mit mehreren Schichten (Abb. 3): Nehmen wir an, die unterste Schicht erhalte einen bestimmten Input, also 2 Neuronen feuern, die anderen nicht. Nun wird dieses Muster zur nächsten Schicht weitergegeben. Entweder, dies erfolgt recht heftig, sodass die Aktivierung dieser Schicht vergleichsweise insgesamt etwas stärker ist. Und in der nächsten Schicht wieder. Und so weiter. Dann sind sehr bald in einer der höheren Schichten alle Neuronen aktiv, was einem epileptischen Anfall entspricht. Ist umgekehrt in der nächsten Schicht die Aktivierung jeweils ver-

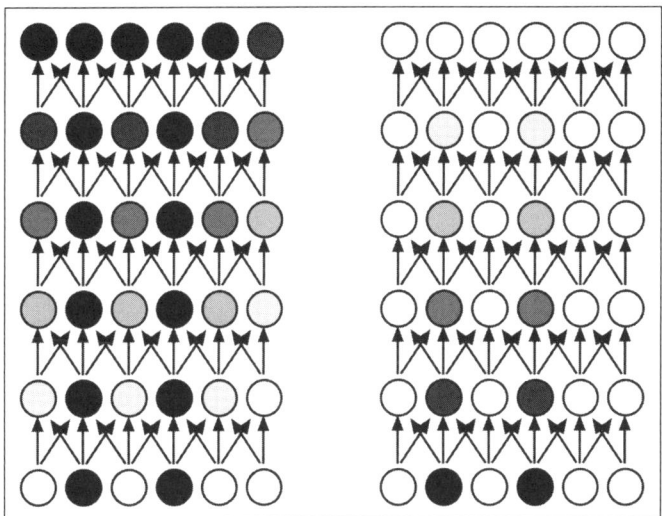

Abb. 3 Schematische Darstellung der neuronalen Aktivität in einem mehrstufigen Netzwerk, bei dem der Verstärkungsfaktor zwischen den Schichten jeweils für eine Verstärkung (links) bzw. für eine Dämpfung (rechts) sorgt. In beiden Fällen geht das Signal verloren. Man nennt den Verstärkungsfaktor auch *gain*, der idealerweise bei 1 liegt. Liegt er darunter, „stirbt" das Signal, liegt er darüber, kommt es zum „Anfall". (Der Einfachheit halber *nicht* abgebildet sind hier die qualitativen Veränderungen der Aktivitätsmuster über die Schichten hinweg, die durch Informationsverarbeitung zustande kommen.)

gleichsweise etwas kleiner, nimmt auch das Signal immer weiter an Stärke ab, sodass sehr bald keine Aktivierung mehr vorliegt. Wird also die Aktivierung der Neuronen nicht sehr gut auf einen mittleren Wert (über die ganze jeweilige Schicht hinweg) eingestellt, klappt die Verarbeitung nicht. (In simulierten Netzwerken führt man unter anderem aus diesem Grund Normierungen ein: Dadurch wird dafür gesorgt, dass die Gesamtaktivität in jeder Schicht gleich ist, und es damit weder zu einem „Anfall" noch zu einer völligen Auslöschung des Signals kommt.)

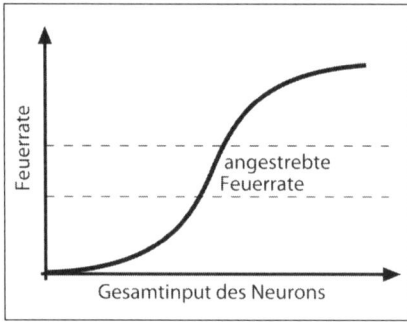

Abb. 4 Nur wenn sich die mittlere Feuerrate eines Neurons in einem mittleren Bereich bewegt, kann das Neuron seine Funktion der Informationsverarbeitung tatsächlich auch erfüllen.

Ähnlich wie bei einem Transistor, der Ströme am besten im Bereich seines Arbeitspunktes verstärkt, arbeitet ein Neuron ebenfalls dann am besten, wenn sich der Mittelwert seiner Aktivität in einem mittleren Bereich befindet (Abb. 4).

Es gibt also insgesamt gute Gründe, der Frage nachzugehen, ob es bei wirklichen Neuronen Mechanismen gibt, die letztlich der mathematischen Operation der Normierung entsprechen. Gäbe es diese Mechanismen nicht, hätte man im Hinblick auf das Verständnis des Funktionierens von Neuronen in realen neuronalen Netzwerken, sprich: von Gehirnen, ein Riesenproblem. Aus dieser Perspektive sind die Arbeiten von Gina Turrigiano von der Brandeis University in Waltham, Massachusetts, von großer Bedeutung (1–3). Sie wählte zunächst einmal zur Untersuchung der in Frage kommenden Prozesse ein sehr geeignetes Modell aus, nämlich in Kultur vital gehaltene Schnitte des primären visuellen Kortex der neugeborenen Ratte. Es handelt sich dabei um prinzipiell funktionsfähige reale (biologische) neuronale Netzwerke einerseits, andererseits jedoch um einen (im Gegensatz zum ganzen Gehirn) relativ gut kontrollierbaren und auch experimentell zugänglichen Forschungsgegenstand. Und im Nachhinein muss man sagen, dass wie so oft in der Forschung – man denke nur an Aplysia und die Arbeiten des Nobelpreisträgers Eric Kandel – die Auswahl des geeigneten Untersuchungsgegenstandes für die gestellte Frage schon die halbe Miete (sprich: Antwort) war.

In solchen Gehirnschnitten kann man die Erregung der Neuronen künstlich durch Tetrodotoxin (das Gift des japanischen Kugelfischs), das spannungsaktivierte Natriumkanäle (und damit Aktionspotenziale) in Neuronen blockiert, lahm legen. Die Neuronen feuern dann nicht mehr. Geschieht dies über einen Zeitraum von 2 Tagen, kommt es zu einer Steigerung der Aktivierbarkeit der Neuronen, wenn man das Gift auswäscht. Wie aber misst man die Aktivierbarkeit von Neuronen, unabhängig vom jeweiligen Input, auf den das Neuron ja eigentlich nur reagiert?

Hierzu machte man sich eine Eigenschaft von Neuronen zunutze, die zunächst eine Art Fehlfunktion darstellt: Nobody's perfect, könnte man sagen, und Neuronen eben auch nicht. Selbst dann nämlich, wenn kein Neurotransmitter an Synapsen ausgeschüttet werden sollte, kommt es gelegentlich zur Verschmelzung eines Vesikels (so nennt man bekanntlich die kleinen mit Neurotransmitter gefüllten Bläschen) mit der präsynaptischen Membran und dadurch zu einem *mini exzitatorischen postsynaptischen Potenzial* (mEPSP). Diese kleinen Potenziale kann man messen, und es stellte sich heraus, dass nach der Blockierung der neuronalen Aktivität die mEPSPs stärker ausgeprägt waren als zuvor. Dies ließ nur den Schluss zu, dass Neuronen erregbarer werden, wenn sie für eine Weile nichts zu tun haben.

Auch das Umgekehrte ließ sich zeigen: Der GABA-A-Rezeptorantagonist Bicuculin führt (weil GABAerge Synapsen hemmen und eben diese Hemmung gehemmt wird) zu einer allgemeinen Aktivierung der Neuronen in den Gehirnschnitten. Dies wiederum führt zu einer Abnahme der mEPSPs. Feuern Neuronen also im Durchschnitt mehr als sonst, werden sie weniger erregbar.

Man nannte dieses Phänomen *synaptische Skalierung (synaptic scaling)*. Man könnte es auch neuronale Normierung nennen, denn die (1998 in der Fachzeitschrift *Nature*) beschriebenen Ergebnisse zeigen klar, dass es in realen Neuronen Mechanismen gibt, die für eine Normierung von deren Aktivität sorgen können (Abb. 5). Man fand übrigens tatsächlich, dass diese Skalierung einer Multiplikation entspricht. Es wird also nicht beispielsweise die Aktivität aller Synapsen um einen bestimmten Betrag vermindert.

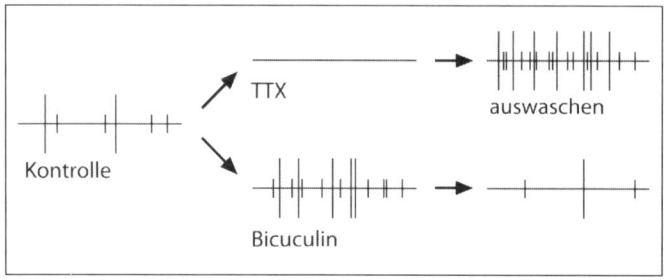

Abb. 5 Schematische Darstellung der synaptischen Skalierung, das heißt, der Auswirkung der Veränderung der Feuerraten eines Neurons auf dessen Erregbarkeit.

Vielmehr wird die Aktivität aller Synapsen neu skaliert, weswegen ihre *relative Stärke* erhalten bleibt. Dies ist wichtig, denn dadurch bleiben die Verhältnisse der vorhandenen Synapsenstärken erhalten.

Die synaptische Skalierung stellt damit neben der Langzeitpotenzierung (*long term potentiation*, LTP) einen sehr wichtigen Mechanismus der Veränderbarkeit von Synapsen dar. Es lohnt sich, beide Prozesse einmal gegenüber zu stellen (Tab. 1). LTP findet im Extremfall an einer einzigen Synapse statt, die synaptische Skalierung hingegen betrifft alle Synapsen eines Neurons bzw. eines ganzen neuronalen Netzwerks. LTP geschieht innerhalb von Sekunden (wenn auch zur Verfestigung der Veränderung weitere Prozesse über Stunden bis Tage ablaufen müssen), die Experimente zur synaptischen Skalierung bestimmten den Effekt jeweils nach 2 Tagen (die unten dargestellten neueren Experimente zeigten allerdings, dass erste Wirkungen nach 1,5 Stunden nachweisbar sind). Bei der LTP (und deren Gegenstück, der Langzeitdepression LTD) werden die Synapsen jeweils neu in ihrer Stärke inputabhängig eingestellt, wohingegen es sich bei der synaptischen Skalierung um einen kumulativen Prozess handelt, der auf die mittlere Aktivität an vielen Synapsen über einen längeren Zeitraum reagiert. Von besonderer Bedeutung ist die Tatsache, dass LTP über NMDA-Rezeptoren vermittelt ist, die synaptische Skalierung hingegen nicht. Sie kommt

Tab. 1 LTP versus synaptische Skalierung.

Variable	LTP	Synaptic scaling
Ort	lokal	global
Zeit	schnell	langsam
NMDA-Rezeptoren	abhängig	unabhängig
beteiligte Glutamat-Rezeptor-untereinheit	GluR1	GluR2
Wirkungscharakteristik	immer neu	kumulativ
Art der Rückkopplung	positives Feed-back	negatives Feed-back
Wirkungsmechanismus	postsynaptisch	postsynaptisch

vielmehr durch eine Veränderung der AMPA-Rezeptordichte an der postsynaptischen Membran zustande. Wie aber geschieht dies?

Bekanntermaßen wurde der Nobelpreis für Medizin und Physiologie 2006 an die beiden US-amerikanischen Wissenschaftler Andrew Z. Fire und Craig C. Mello für ihre Entwicklung der Methode der RNA-Interferenz (RNAi) verliehen. Hierbei wird die Tatsache ausgenutzt, dass kleine doppelsträngige RNA-Stücke die Expression von Genen bei Pflanzen und Tieren regulieren. Mittels RNAi lässt sich daher ein einzelnes Gen gleichsam abschalten. Mit dieser Methode konnte auf molekularer Ebene gezeigt werden, dass nach Blockierung der Bildung der GluR2-Rezeptoruntereinheit die synaptische Skalierung nicht mehr erfolgt. Mit anderen Worten: diese Teile der Rezeptoren sind für den Mechanismus unabkömmlich. Schien es also zunächst so, als seien beide Prozesse aufgrund ihrer gemeinsamen postsynaptischen Lokalisation vielleicht durch ähnliche Mechanismen vermittelt, zeigen diese Erkenntnisse, dass sie vielleicht sogar völlig unabhängig voneinander beeinflussbar sind. Dies könnte langfristig in der Entwicklung experimenteller oder vielleicht gar therapeutischer Strategien, die sich der synaptischen Skalierung bedienen, eine wichtige Rolle spielen.

Da mit TTX sämtliche Zellen blockiert sind, war lange nicht klar, was genau der Mechanismus ist, der die synaptische Skalierung antreibt: Es könnte sein, dass der Input am Dendritenbaum für eine Schwächung der Übertragung sorgt, die Veränderungen also dort, präsynaptisch zum Neuron, geschehen. Alternativ könnte es aber auch sein, dass die Veränderungen das Neuron postsynaptisch betreffen. Um diese Frage zu lösen, wurde TTX selektiv mit einer Mikrokanüle entweder am Dendritenbaum oder am Soma des Neurons appliziert. Hierbei zeigte sich, dass die synaptische Skalierung bei Applikation der TTX am Soma, nicht aber am Dendritenbaum, auftritt. Es handelt sich damit ganz eindeutig um ein postsynaptisches Geschehen.

In diesen Experimenten zeigte sich weiterhin, dass die Effekte des lokal applizierten TTX (also das Lahmlegen des einzelnen Neurons ohne Änderung des Input) rascher eintreten als im Modell des im TTX „badenden" gesamten Gehirnschnitts: Bereits nach 1,5 Stunden Inaktivität war die Aktivierbarkeit der Synapse signifikant gesteigert. Durch Studien mit Kalziumantagonisten wurde darüber hinaus gezeigt, dass der molekulare Mechanismus der synaptischen Skalierung über intrazelluläres Kalzium vermittelt ist.

Fassen wir zusammen: Synapsen ändern ihre Stärke nicht nur durch Langzeitpotenzierung (LTP), sondern auch durch synaptische Skalierung. Währen LTP dafür sorgt, dass einzelne Synapsen je nach „Gebrauch" ihre Stärke ändern, sorgt die Skalierung dafür, dass der ganze Prozess der Bildung innerer Struktur anhand der Verarbeitung äußerer Signale nicht aus dem Ruder läuft und das System immer am „Arbeitspunkt" bleibt, von wo aus die Möglichkeit weiterer Strukturbildung optimal ist. Beide Prozesse sind also sehr wichtig für das Lernen und ohne einander nicht denkbar.

Literatur

1. Turrigiano GG, Leslie KR, Desai NS, Rutherford LC, Nelson SB. Activity-dependent scaling of quantal amplitude in neocortical neurons. Nature 1998; 398: 892–6.
2. Turrigiano GG, Nelson SB. Homeostatic plasticity in the developing nervous system. Nature Reviews Neuroscience 2004; 5: 97–107.
3. Turrigiano GG. The self-tuning brain: Homeostatic synaptic plasticity in developing cortical circuits. Vortrag beim 34. Treffen der Society for Neuroscience, gehalten am 15.10.2006 in Atlanta, Georgia.

Jahrzehnt des Geistes

Am 21. und 22. Mai 2007 fand an der *George Mason University* in Fairfax, im US-amerikanischen Bundesstaat Virginia, am *Krasnow-Institute for Advanced Study* ein Symposium statt, das den Titel *Jahrzehnt des Geistes* trug. Die Grundidee dieses Symposiums, das was man heute gerne Agenda oder *Mission Statement* nennt, wurde im August 2007 im Wissenschaftsmagazin *Science* publiziert (1). Es geht um nichts weniger als ein Folgeprojekt nach dem *Jahrzehnt des Gehirns* (11). Worum genau handelt es sich? Wie wird der Vorschlag begründet? Warum kommt er jetzt? Und vor allem: Macht der Vorschlag Sinn? Das in Briefform in Science publizierte Statement ist von zehn international anerkannten Neurowissenschaftlern unterschrieben. Sie fordern eine interdisziplinäre Forschungsinitiative „quer durch so unterschiedliche Felder wie Kognitionswissenschaften, Medizin, Neurowissenschaften, Psychologie, Mathematik, Ingenieurwissenschaften und Computerwissenschaften". Die Autoren schlagen vor, dass die Forschungsinitiative vier Schwerpunkte haben sollte, nämlich

- (geistige) Gesundheit,
- die Erforschung höherer geistiger Leistungen,
- Bildung,
- Computerwissenschaften (intelligente Maschinen).

Sie gehen davon aus, dass „diese Erkenntnisse einen revolutionierenden Einfluss auf nationale Interessen in den Bereichen Wissenschaft, Medizin, Wirtschaftswachstum, Sicherheit und Gesundheit" haben. Der Grund für die Forschungsinitiative ist daher kein geringerer als das Ziel „unser Leben und das Leben unserer Kinder zu verbessern". Weshalb man die Forschungsinitiative gerade jetzt vorschlägt, liegt nach Auffassung der Wissenschaftler darin, dass „ein tiefes wissenschaftliches Verständnis wie der Geist wahrnimmt, denkt und handelt innerhalb unserer Reichweite liegt". Bleibt also die Frage, ob das Ganze einen Sinn hat.

Um es gleich vorweg zu sagen: Ich halte das Programm und die dahinter stehende Absicht der Autoren (von denen ich einige persönlich kenne) für sehr wichtig. Nach dem *Jahrzehnt des Gehirns* ergibt sich das *Jahrzehnt des Geistes* geradezu als logische Konsequenz. Wenn wir an das Gehirn und dessen Funktionen denken, dann denken wir an Wahrnehmung, Motorik, Denken und Handeln. Kaum jedoch denken wir an Vertrauen (5), Liebe (2) oder Dankbarkeit (7), ganz zu schweigen von der Börse (19), der Gerichtsbarkeit (18), den Schulen (12, 13) oder den Normen unseres Sozialverhaltens (20). Aber genau das sind die Forschungsgebiete der gegenwärtigen Neurowissenschaft und genau hier durchbricht sie die traditionellen Grenzen zwischen den Natur- und Geisteswissenschaften. Man könnte also sagen, dass, nachdem die „*Gehirn*funktionen" wie Wahrnehmung, Motorik, Aufmerksamkeit oder Sprache nun im Rahmen der Dekade des Gehirns ausgiebig beforscht wurden, hat sich der Fokus der Neurowissenschaft – und vor allem ihr mächtiges Methodenarsenal – auf Sachgebiete verlagert, die traditionell als Funktionen des *Geistes* betrachtet werden. Eine Forschungsinitiative zum *Jahrzehnt des Geistes* repräsentiert also letztlich nichts weiter als den Fortschritt in einem der spannendsten Wissenschaftszweige der Gegenwart, gegenüber dem diejenigen Wissenschaftsgebiete, die traditionell viel öffentliche Aufmerksamkeit erlangen, wie beispielsweise Kosmologie, Teilchenphysik oder Molekularbiologie, fast verblassen. Kurz, die Fortschritte im *Jahrzehnt des Gehirns* münden natürlicherweise im *Jahrzehnt des Geistes*. Betrachten wir die vier Schwerpunkte im Einzelnen.

Seelische Gesundheit

Kaum ein Bereich der Medizin hat sich in den letzten 25 Jahren so sehr gewandelt wie die Psychiatrie. Noch als Assistenzarzt fühlte ich mich manchmal ziemlich schlecht, was meine berufliche Tätigkeit anbelangt, insbesondere wenn ich mit Kollegen von der Nachbarabteilung für Psychotherapie und Psychosomatik sprach. Dort wurde die 40-jährige depressive Lehrerin behandelt, natürlich nur mit tiefenpsychologisch orientierten Gesprächen, um auf diese Weise tief innen in der Seele an den Ursachen der Probleme zu arbeiten. Im Gegensatz zu den Kollegen behandelten wir Psychiater die 40-jährige türkische Putzfrau, die wenig Deutsch konnte, mit antidepressiv wirksamen Medikamenten. In den Augen der Kollegen war dies damals ein aussichtsloses „Herumkurieren am Symptom", wir würden nichts weiter tun als die „chemische Keule" schwingen, ohne Aussicht auf wirkliche Heilung. Und obgleich ich innerhalb weniger Wochen sah, wie es der türkischen Putzfrau zunehmend besser ging, wohingegen die Deutschlehrerin über Jahre hinweg wöchentlich mehrmals auf die Couch kam, fühlte ich mich dennoch unwohl bei meiner Arbeit: Meine Behandlung führte einerseits zu Nebenwirkungen; und andererseits dachte ich, dass es nicht richtig sei, wenn nur die jungen, attraktiven, verbalen, intelligenten und erfolgreichen Menschen „richtig" behandelt würden.

Ein viertel Jahrhundert später hat sich diese Situation vollkommen geändert. Antidepressiv wirksame Medikamente verursachen das Nachwachsen von Neuronen (9) genau dort, wo sie stressbedingt zuvor abgestorben waren (10). So verstehen wir heute viel besser, warum Stress langfristig zu Schäden im Gehirn und damit zur Abnahme höherer geistiger Leistungen führen kann. Und wir verstehen, wie die schon seit Jahrzehnten verordneten Antidepressiva wirken, indem sie die für die geistigen Funktionen notwendige Gehirn-Hardware zunächst einmal wiederherstellen. Stellen Sie sich vor, dass Sie am Computer sitzen, der gerade abstürzt und „bitte nicht abstürzen" in Ihr Textverarbeitungsprogramm eingeben. Das Ganze klingt ziemlich lächerlich, ist doch Textverarbeitung etwas ganz Oberflächliches, was die inneren Prozeduren im Computer, die zentrale Steuereinheit etc., überhaupt nicht erreicht. So werden Ihre Rettungsversuche im Textverarbeitungsmodus kaum eine Chance haben. In ganz ähnlicher Weise haben gerade neuere Untersuchungen zum Unbewussten gezeigt, dass man kaum etwas Oberflächlicheres tun kann als mit einem Menschen zu sprechen (7). Die Verhältnisse von vor 25 Jahren sind damit heute praktisch auf den Kopf gestellt: Wer nur redet, verhält sich im Hinblick auf die Krankheit ganz oberflächlich, wer Medikamente gibt, behandelt dagegen die Ursache.

Wir brauchten und brauchen nicht das *Jahrzehnt des Geistes* um diese Veränderung hervorzubringen. Der Grund hierfür liegt letztlich darin, dass sich die Medizin seit etwa 150 Jahren als angewandte Naturwissenschaft versteht. Naturwissenschaftliche Grundlagenforschung wurde und wird von Medizinern zur Linderung und Heilung von Krankheit eingesetzt. Die hierzu notwendigen Strukturen für die Erprobung der Anwendung, des Transfers vom Labor ans Krankenbett, sind als klinische Forschung bekannt und wurden in den letzten 50 Jahren wesentlich verbessert. Langsam aber sicher testen Kliniker weltweit neue Ideen für therapeutische Strategien und können daher immer besser beurteilen, welche Therapien funktionieren und welche nicht.

Wie eine Reihe von Beispielen aus der jüngsten Vergangenheit eindrucksvoll belegt, ist es dabei keineswegs so, dass „Durchbrüche" im Bereich der Grundlagenforschung sofort in neuen und besseren Therapien resultieren. Bislang wurde beispielsweise kein Mensch durch die Erkenntnisse des *Human Genom Project* geheilt. Oder nehmen wir ein noch deutlicheres Beispiel: Die Genetik der Chorea Huntington wurde im Jahre 1983 entdeckt. Das Genprodukt 10 Jahre später; dennoch haben wir heute, weitere 14 Jahre später, noch immer keine ursächliche Behandlung der Chorea Huntington (31, 32, 33). Der Fall ist nicht zuletzt deswegen so instruktiv, weil die Erkrankung autosomal dominant vererbt und durch ein einziges Gen verursacht wird. Die Dinge liegen also so einfach wie selten. In den meisten Fällen genetisch mitverursachter Erkrankungen, wie beispielsweise bei praktisch allen wesentlichen seelischen Erkrankungen, liegen die Ursachen im Zusammenspiel vieler Gene, zusätzlich sind Umweltfaktoren beteiligt. Es ist daher sehr unwahrscheinlich, dass selbst dann, wenn „Durchbrüche" im Grundlagenbereich gemacht werden, diese kurzfristig zu völlig neuen Therapien führen. Oder denken Sie an die Stammzellforschung mit all den Schlagzeilen von individualisierter Ersatzteilmedizin. Die Erfahrungen der jüngsten Vergangenheit haben gezeigt, dass wir noch lange nicht soweit sind. Und je mehr wir über Stammzellen in Erfahrung bringen, desto klarer wird uns, dass der

Zeithorizont optimistischer Forscher für eine solche Ersatzteilmedizin nicht realisierbar ist.

Der klinische Fortschritt geht im Gegensatz zur Grundlagenforschung häufig in ganz kleinen Schritten voran: Die Überlebensraten für viele Arten von Krebs steigen über die Jahre hinweg langsam, weil im Rahmen klinischer Studien unterschiedliche Kombinationen von Medikamenten gegeneinander getestet werden. Solche großen und teuren klinischen Studien bringen langsame aber sichere Erkenntnisfortschritte. Sie werden von der Industrie bezahlt – mit hohem Risiko und hohen Kosten, aber möglicherweise auch mit hohem Gewinn; in finanzieller Hinsicht für die Industrie und in gesundheitlicher Hinsicht für die Patienten. Dieser klinische Fortschritt kommt so oder so, eine Forschungsinitiative *Jahrzehnt des Gehirns* brauchen wir hierfür nicht; auch nicht zwingend für die Psychiatrie.

Dennoch macht die *Dekade des Geistes* auch im Hinblick auf seelische Gesundheit Sinn. Ich bin der festen Überzeugung, dass Psychopharmakologie bald in mehr bestehen wird als im Ankreuzen von Symptomen auf entsprechenden Formularen durch den Arzt oder die *Study Nurse* und der passiven Einnahme von bestimmten Medikamenten durch den Patienten. Nehmen wir als Beispiel die Behandlung der posttraumatischen Belastungsreaktion (PTSD) im Lichte der Erkenntnisse aus der Grundlagenforschung zur Konsolidierung und Rekonsolidierung von Gedächtnisinhalten. Wir wissen, dass neu gelernte Informationen nach dem Lernen nachverarbeitet werden müssen, um langfristig im Gedächtnis gespeichert zu werden (21). Wie die Forschungsergebnisse nicht zuletzt aus unseren Ulmer Labors zeigen, sagt die Aktivität zentralnervöser Strukturen des Gedächtnisses (im Wesentlichen hippocampale und parahippocampale Areale) nach dem Lernen voraus, wie gut das Gelernte später erinnert wird (22). Wir wissen weiterhin, dass die Aktivierung von Gedächtnisspuren diese erneut labilisiert, sodass sie rekonsolidiert werden müssen (23, 24, 25). Daraus folgt, dass es möglich sein sollte, mit einem Patienten, der an posttraumatischer Belastungsstörung leidet, dessen Erfahrungen durchzusprechen, um ihm dann ein Medikament zu verabreichen, dass Rekonsolidierungsprozesse hemmt. Damit sollten die durch das Gespräch erneut labilisierten, trauma-relevanten Gedächtnisspuren gleichsam gelöscht werden können. Die zur Etablierung solcher therapeutischer Strategien notwendige Forschung, bei der es sich notwendig um eine *integrierte* psycho-pharmakologische Forschung handelt, wird mit großer Wahrscheinlichkeit nicht von der Pharmaindustrie gefördert. Die Forschung der Pharmaindustrie bezieht sich fast ausschließlich auf Gene oder die Ebene von Rezeptoren und Liganden, was etwa so sinnvoll ist (um ein Bild zu gebrauchen) wie wenn sich Architekten, die besser bauen wollen, nur mit der molekularen Struktur des Betons beschäftigen würden. Gewiss führt auch besserer Beton zu besseren Bauten, aber ein jeder wird zugeben, dass es auch andere Aspekte gibt, die es zu berücksichtigen gilt, *Systemeigenschaften* von Häusern sozusagen, die weit über das Molekulare hinausgehen, über die man aber dennoch ebenso wissenschaftlich und vernünftig forschen kann wie über Moleküle (dies wird in der gegenwärtigen Neurowissenschaft sehr oft vergessen!). Wer jetzt schmunzelt, braucht sich nur vergegenwärtigen, wie gering das Interesse der Pharmaindustrie an der kognitiven Neurowissenschaft, das heißt, an der Untersuchung von Systemen, die geistigen Leistungen zugrunde liegen, bislang war und noch immer ist.

An der aus meiner Sicht für wirklichen therapeutischen Fortschritt in der Psychiatrie essenziellen Nahtstelle zwischen Biologie und Psychologie ist daher der Forschungsbedarf im Grunde sehr groß und die Forschungsförderung praktisch Null. Hier sehe ich Chancen, wie eine *Dekade des Geistes* mit entsprechenden Forschungsinitiativen die Grenzen unseres Wissens hinausschieben und die Möglichkeiten unseres Therapierens deutlich verbessern kann.

Computersciene

Betrachten wir als Zweites den Schwerpunkt der intelligenten Maschinen im Bereich Computerwissenschaften und Robotik. Forschung der letzten Jahrzehnte auf dem Gebiet der *neuronalen Netz-*

werkmodelle für Prozesse der Mustererkennung haben unser Verständnis vieler komplexer Prozesse (im Gehirn und anderswo) deutlich gefördert. Hinzu kommen simulierte Evolutionsprozesse im Rahmen der *Artificial-life*-Forschung, wo Algorithmen der Mutation und Selektion unterliegen und auf diese Weise neue Programme gleichsam am Problem „gebrütet" werden. Oder denken wir an die Erforschung von verteilten *autonomen Agenten* im Rahmen von Kontrollprozessen, die nicht auf einem zentralen Steuerorgan beruhen, sondern auf der kooperativen Zusammenarbeit verteilter Systeme. Nimmt man den Fortschritt der Informationstechnik insgesamt noch hinzu, so lässt sich sagen, dass Veränderungen bis in die letzten Winkel unseres Lebens stattgefunden haben, die wir vor 20 Jahren noch nicht einmal zu erträumen in der Lage waren. Das Moore'sche Gesetz gilt noch immer, demzufolge Computer, bzw. deren wesentliche Komponenten, alle 18 Monate doppelt so leistungsfähig bzw. halb so groß und halb so teuer sind. Und trotz dem Platzen der Internetblase im Jahr 2000 wurde deutlich, dass die weltweite Vernetzung über Datenautobahnen einen wesentlichen Anteil am globalen Wirtschaftswachstum hat. Aus dieser Sicht leuchtet nicht unmittelbar ein, warum durch eine Initiative wie *Jahrzehnt des Geistes* gebraucht wird, um derartige Prozesse noch schneller voranzutreiben. Mich jedenfalls überzeugt der Schwerpunkt *Computerscience* am wenigsten.

So verbleiben zwei Schwerpunkte, die es sich aus meiner Sicht ganz besonders zu betrachten lohnt: Zum einen die Erforschung des Geistes mit den Methoden der Naturwissenschaft und zum zweiten die Erziehung und Bildung. Diese Bereiche stellen aus meiner Sicht das Kernstück der *Dekade des Geistes* dar.

Die Erforschung des Geistes

Zu den wesentlichen Triebkräften des *Jahrzehnts des Gehirns* zählte unzweifelhaft die funktionelle Bildgebung. Dem Gehirn bei der Arbeit zuzusehen, wurde zum erklärten Arbeitsgebiet tausender Wissenschaftler weltweit und brachte einen ganzen Wissenschaftsbetrieb hervor, wie er zu Beginn der 1990er-Jahre kaum vorstellbar war: Zeitschriften, Kongresse, Fachgesellschaften – alles zum Betrieb der Wissenschaft und zu deren Tagesgeschäft – gibt es mittlerweile zur funktionellen Bildgebung, als seien die Bilder ein Zweck für sich. Das sind sie jedoch nicht, denn sie sind immer nur so gut wie die Fragen, die sie zu beantworten suchen bzw. wie der gesamte Forschungskontext, in dem sie gewonnen werden. Zunächst wurden bereits bekannte Sachverhalte untersucht, also relativ niedrigstufige Leistungen des Gehirns wie beispielsweise das Sehen von Flackerlicht zur Untersuchung der visuellen Wahrnehmung (3) oder das Klopfen mit dem Zeigefinger zum Studium der Motorik (26). Mittlerweile wird die funktionelle Bildgebung und insbesondere die funktionelle Magnetresonanztomografie (fMRT) jedoch zur Erforschung jeglicher geistiger Leistungen herangezogen. Die Grenzen der Forschung liegen dabei eindeutig nicht mehr in den Maschinen, sondern in der Vorstellungskraft der Wissenschaftler. Wie eingangs bereits erwähnt, werden Vertrauen, Liebe, Meditation, Gebet ebenso studiert wie die verschiedensten Formen des Sozialverhaltens.

Wie sehr der Erkenntnisfortschritt beim Studium des Geistes von interdisziplinärer Zusammenarbeit profitieren kann, wird vielleicht nirgends so deutlich wie im Wissenschaftsgebiet der *Neuroökonomie*, welches gerade dabei ist, flügge zu werden (14, 15). Diese „Sozialneuropsychologie" oder, wie man heute vor allem sagt, *Social Neuroscience* war noch vor zehn Jahren praktisch undenkbar. Heute jedoch gehört sie nicht nur zu den interessantesten Forschungsgebieten, sondern aus meiner Sicht vor allem auch zu den wichtigsten, birgt sie doch die Aussicht, dass wir ein grundlegendes Verständnis der Natur menschlichen und vor allem *mitmenschlichen* Verhaltens erlangen und damit nichts weniger als ein besseres Selbstverständnis der menschlichen Natur: Kooperation, Fairness, soziale Bindung, Hilfsbereitschaft, Dankbarkeit, Gerechtigkeit, Bestrafung, Rassenvorurteile, Ängste gegenüber Fremden, Neugier und Offenheit – die Liste der Forschungsgegenstände ist umfangreich. Vor allem deshalb, weil man diese Themen vor unterschiedlichen sozialen und kulturellen Kontexten untersuchen kann – und dabei keineswegs bei qualitativer Forschung stehen bleibt, sondern quantitative Modelle entwickeln und überprüfen kann (27–30).

Mit der sozialen Neurowissenschaft eröffnet sich zudem die Chance, dass die alte Kluft zwischen Natur- und Geisteswissenschaft geschlossen wird, die letztlich im Laufe der vergangenen Jahrzehnte aus meiner Sicht in nicht geringem Maße dazu beigetragen hat, Fortschritt bei der Selbsterkenntnis des Menschen und wirkliche diesbezügliche interdisziplinäre Zusammenarbeit zu verhindern. Dies wiegt umso schwerer, als wir Lösungen zu den Problemen, wie man die Randbedingungen menschlichen Miteinanders so gestaltet, dass Kooperation gefördert und Egoismus, Bestechung, Trittbrettfahrerei und kriminelles Verhalten gemindert werden, dringend brauchen. Soll die Menschheit dieses Jahrhundert überleben, dies ist meine feste Überzeugung, dann brauchen wir deutliche und wirkliche Fortschritte im Selbstverständnis des Menschen. Hierzu müssen wir die Wissenschaft als *die* kulturelle Errungenschaft der Menschheit schlechthin besser nutzen. Und dies *muss* ein Schwerpunkt jeglicher Forschungsbemühungen sein, die wir *Jahrzehnt des Geistes* nennen.

Bildung

Es ist meine feste Überzeugung, dass das *Jahrzehnt des Geistes* seine stärksten Auswirkungen im Bereich der Bildung und Erziehung haben wird. Denn im ersten Jahrzehnt des 21. Jahrhunderts wird erstmals die Idee ernst genommen, dass sich Bildung zur Gehirnforschung verhält, wie Biochemie zur Medizin oder Physik zur Architektur. Was jedoch im Bereich der Medizin selbstverständlich ist, ist im Bereich der Bildungs- und Erziehungswissenschaften noch alles andere als selbstverständlich. Zwei im Wissenschaftsmagazin *Science* publizierte Editorials zum Zusammenhang von Neurowissenschaft und Pädagogik illustrieren dies und stimmen in dieser Hinsicht wenig optimistisch (8, 17). Die Autoren verleihen im Wesentlichen ihrer Skepsis Ausdruck, sind zögerlich und ohne jegliche Vision. Selbst die Verfasser des Aufrufs zum *Jahrzehnt des Geistes* vernachlässigen den Bereich der Bildung fast völlig, sie erwähnen ihn nur ein einziges Mal beiläufig. Sie übersehen ganz offensichtlich, dass Lernen die Hauptaufgabe des Gehirns ist und dass ein Großteil der von Neurowissenschaftlern jährlich produzierten etwa 40 000 wissenschaftlichen Arbeiten dem Lernen gewidmet ist. In Anbetracht dieser Tatsachen kann nur verwundern, wie Elsbeth Stern (17) zu der Aussage kommt, dass die Gehirnforschung der Pädagogik nichts zu sagen habe. Beide Editorials wurden nicht von Neurowissenschaftlern geschrieben und enthalten Warnungen vor sogenannten Neuromythen. Vor solchen Mythen muss man in der Tat warnen: Lernen hat mit „Synapsentraining" nichts zu tun, es gibt keine neurowissenschaftlich begründbaren „Lerntypen" und schon gar keinen „Unterricht für die rechte Hemisphäre" der Schüler. Solcher Unfug wurde (und wird leider noch immer) jedoch keineswegs von Neurowissenschaftlern ersonnen und verbreitet, sondern von Pädagogen, von denen manche das Kunststück fertiggebracht haben, gegen die Gehirnforschung zu wettern und zugleich vom Verkauf von Büchern zu Neuropädagogik oder gar Neurodidaktik (beides gibt es nicht!) zu profitieren. Um es einmal klar zu sagen: Wie man den Kraftbegriff in der 7. Klasse im Physikunterricht einführt, kann der Neurowissenschaftler ebenso wenig beantworten wie der Teilchenphysiker sagen kann, wo das Schlafzimmerfenster im neuen Haus gelegen sein soll. Wer so etwas fragt (wie beispielsweise Frau Stern; 16), demonstriert nichts als sein Unverständnis darüber, worum es bei Neurowissenschaft und Bildung geht.

Da die meisten Neurowissenschaftler, wie Wissenschaftler überhaupt, in ihren Erkenntnisansprüchen bescheiden sind und nur zu gut wissen, wie gering unser Wissen über das Gehirn tatsächlich noch ist, stoßen sie zusammen mit den Pädagogen nur zu gern ins selbe Horn und halten die Anwendung von Gehirnforschung im Bereich von Bildung und Erziehung – zumindest zum gegenwärtigen Zeitpunkt noch – für unrealistisch. So ergibt sich gegenwärtig eine für den allenthalben geforderten und in der Tat so wichtigen Fortschritt im Bildungsbereich eine äußerst ungünstige Ausgangslage: Es gibt zwar viele neue Erkenntnisse zu den Prozessen des Lernens, die für das Lernen zuständigen Wissenschaftler – Pädagogen und Gehirnforscher – jedoch sind unfähig oder unwillig, diese Erkenntnisse umzusetzen. Hier könnte dem *Jahrzehnt des Geistes* eine Schlüsselfunktion zukommen, indem erstmals breite Forschung zum Zwecke der Entwicklung einer evidenzbasierten Bildung der nächsten Generation in großem Stil gefördert wird und damit einer Pädagogik, die aus kaum mehr besteht als einigen Rezepten und schnelllebigen Moden, erstmals eine wissenschaftliche Grundlage gibt. Die heutige Pädagogik ist auf dem Stand, auf dem die Medizin Mitte des vorletzten Jahrhunderts war. Das Jahrzehnt des Geistes könnte dies ändern. Dies war den Autoren des „Mission Statements" in Science leider nicht in dieser Deutlichkeit bewusst. Wenn man mit evidenzbasierter Pädagogik nun aber wirklich das Problem angehen will, wie man Kindern am besten unsere komplexe Welt nahe bringt und es ihnen ermöglicht, sich in ihr zurechtzufinden, und wenn man die Erkenntnisse der Gehirnforschung zur Optimierung von Lernprozessen verwenden will, dann braucht man derzeit vor allem eines: Eine *Vision*, die aufzeigt was zu tun ist und wie Fortschritte im Gebiet der Gehirnforschung und Erziehungswissenschaft möglich sind.

Ich bin sicher, dass hier eine ganze Menge aus der Geschichte der Medizin gelernt werden kann. Gute Ärzte wussten bereits vor Jahrhunderten, dass ein Trank aus Weidenrinde Schmerzen lindern kann (denn Weidenrinde enthält Salicylsäure) und dass eine eiternde Wunde durch eine Paste aus schimmligem Brot geheilt werden kann, weil Schimmel Penizillin enthält (4). Noch vor 200 Jahren hatte man aber keine Ahnung davon, *warum* dies so ist. Die Medizin war nicht mehr als eine Mischung aus solchen einzelnen Erfahrungen, Modeströmungen und blanker Quacksalberei. In der Mitte des 18. Jahrhunderts hatten dann einige wenige geniale und weitsichtige Naturwissenschaftler wie Hermann von Helmholtz, Ernst Wilhelm von Brücke, Emil Du Bois-Reymond die Idee, dass Medizin eigentlich etwas ganz anderes sein müsste, nämlich angewandte Naturwissenschaft. Dies geschah in einer Zeit, in der aus heutiger Perspektive fast nichts über die Biologie des Menschen gewusst wurde. Die Zellularpathologie, die Mikrobiologie und die Pharmakologie existierten kaum als etablierte Arbeitsgebiete für

Wissenschaftler, ganz zu schweigen von einer Existenz als geistiger Hintergrund von praktizierenden Ärzten. Aber die Idee, dass Medizin nichts weiter ist als angewandte Naturwissenschaft schlug Wurzeln und hat in den Jahrzehnten danach zu solchen dramatischen Verbesserungen medizinischen Handelns geführt, dass wir heute die Medizin kaum mehr bezahlen können. Diese Fortschritte wurden nicht dadurch erzielt, dass der Kliniker den Biochemiker am Patientenbett fragt: „Nun, sind Sie nicht davon überzeugt, dass alles was im Körper dieses Menschen vorgeht eigentlich Biochemie ist? Wenn das aber so ist, wie reparieren Sie diese Biochemie hier?" – So einfach ist die Sache nicht!

Man brauchte Statistik und den ganzen bereits angeführten Apparat angewandter medizinischer Forschung, mit sorgfältigen klinischen Studien an großen Patientenzahlen, in deren Rahmen eine Therapieform mit einer anderen verglichen wird. Diese Studien sind sicherlich immer durch die Biochemie informiert, sodass man nicht irgendein Medikament mit irgendeinem anderen bei jeder Krankheit vergleicht, um herauszufinden, was letztlich bei irgendeiner Krankheit hilft. Ein solches Vorgehen wäre zugleich lächerlich und gar nicht durchführbar. Die Biochemie informiert den klinischen Forscher, indem ihre Theorien die Bildung von Hypothesen zu den Mechanismen bestimmter Medikamente erlaubt, die dann am Patienten getestet werden. Gewiss gab es auch früher im Bereich der Medizin Skeptiker, die mit dem Verweis, dass jeder Mensch einzigartig sei, glaubten begründen zu können, dass man durch statistischen Vergleich keinen therapeutischen Fortschritt machen könne. Der medizinische Fortschritt straft solches Denken jedoch Lügen. Und zudem sagt jede Vernunft, dass Einzelnes weder lehr- noch lernbar ist. Wenn daher die Medizin, wie manche noch heute behaupten, tatsächlich im völlig individualisierten Handeln bestünde, gäbe es keine Ausbildung! Wenn also, wie im *Science*-Editorial kürzlich beschrieben (8), die Politiker oder Pädagogen die Neurowissenschaftler fragen, wie man einen Kindergarten oder ein Schulcurriculum strukturieren sollte, so zeigt dies die aus wissenschaftshistorischer Perspektive unglaubliche Naivität der Beteiligten. Es ist dem besten Gehirnforscher nicht möglich, solche Fragen einfach „aus der Hüfte" zu beantworten und dies wäre auch unverantwortlich. Ebenso ist klar, dass wirkliche Antworten auf diese Fragen nur dann gefunden werden können, wenn die entsprechende Forschung an der Schule durch Erkenntnisse der Entwicklungsneurobiologie informiert wird und nicht vollkommen unabhängig von naturwissenschaftlichen Grundlagenerkenntnissen irgendwelche pädagogischen Modeerscheinungen gegeneinander getestet werden.

Ich stimme daher mit den Advokaten der *Dekade des Geistes* vollkommen darin überein, dass wir Forschung im Bereich des *Transfers* brauchen und damit einen Dialog zwischen Grundlagenforschung und angewandter Forschung, weil nur dadurch wirklicher Fortschritt im Sinne einer evidenzbasierten Pädagogik möglich wird.

Dies ist keineswegs trivial. Zwar reden alle über interdisziplinäre Forschung, wenn man sie aber macht, gerät man leicht zwischen Stühle, um nicht zu sagen, zwischen Mühlsteine und wird zerrieben. Mit neuen Worten wie „transdisziplinäre Forschung" oder „translationale Forschung" ist es ebenfalls nicht getan, solange man nicht den Gedanken des *Transfers* – von den Grundlagen in die Praxis – wirklich ernst nimmt. Bedenkt man die dringende Notwendigkeit solcher Erkenntnisübertragung (wem nützt die Grundlagenforschung, wenn sie nicht angewendet wird?), so stimmt es traurig, dass im gleichen Heft der Zeitschrift *Science*, in dem der Aufruf zum Jahrzehnt des Geistes erschien, eine Glosse sich über „translationale Forschung" lustig machte (6).

Noch einmal: Die Hauptaufgabe des Gehirns ist, mit Hilfe gelernter und gespeicherter Informationen für das Überleben zu sorgen. Wenn die Menschheit überleben soll, müssen wir das Lernen der jungen Menschen ernst nehmen und die notwendige Forschung auch tatsächlich durchführen, vielleicht orientiert am Erfolgsmodell Medizin. Wir brauchen daher einen Aktionsplan *Jahrzehnt des Geistes* ebenso dringend wie wir einen Aktionsplan zur Erderwärmung brauchen.

Zum Schluss möchte ich noch eines anführen: Das *Jahrzehnt des Geistes* sollte – ebenso wie die konzertierten Aktionen gegen *global warming* – kein nationaler Alleingang der USA sein. Denn es geht nicht nur um die nationalen wirtschaftlichen und sicherheitspolitischen Interessen der USA (wie die Autoren in *Science* schreiben[1]), sondern um echten wissenschaftlichen Fortschritt und die damit verbundenen Wirkungen im besten Sinne von *Aufklärung* weltweit. Noch mehr und in einem weitaus allgemeineren Sinn als die globale Erderwärmung geht der menschliche Geist alle Menschen an. Er sollte daher auch aus allen Blickwinkeln und in möglichst vielen kulturellen Kontexten erforscht werden. Wir sollten hierbei keine Zeit verlieren und endlich anfangen! Wir alle!

Literatur

1. Albus JS et al. A proposal for a decade of the mind initiative. Science 2007; 317: 1321.
2. Bartels A, Zeki S. The neural correlates of maternal and romantic love. Neuroimage 2004; 21: 1155–66.
3. Belliveau JW et al. Functional mapping of the human visual cortex by magnetic resonance imaging. Science 1991; 254: 716–9.
4. Brunton LL, Lazo JS, Parker KL (eds). The Pharmacological Basis of Therapeutics 11th ed. McGraw-Hill, NY: Goodman & Goodman-Gilman's 2005.
5. King-Casas B et al. Getting to know you: Reputation and trust in a two-person economic exchange. Science 2005; 308: 78–83.
6. Greenberg DS. On the road to academic greatness – a parable. Science 2007; 317: 1328–9.
7. Haidt J. The happiness hypothesis. New York: Basic Books 2005.
8. Hirsh-Pasek K, Bruer JT. The Brain/Education Barrier. Science 2007; 317: 1293.
9. Santarelli L. Requirement of hippocampal neurogenesis for the behavioral effects of antidepressants. Science 2003; 301: 805–9.
10. Sapolsky R. Stress, the aging brain, and the mechanisms of neuron death. Cambridge, MA: MIT Press 1992.
11. Spitzer M. Jahrzehnt des Gehirns: Erntezeit. Nervenheilkunde 1999; 18: 1–2.
12. Spitzer M. Lernen. Gehirnforschung und die Schule des Lebens. Heidelberg: Spektrum Akademischer Verlag 2002.

---

1 „Such an understanding will have a revolutionary impact on national interests in science, medicine, economic growth, security, and well-being" (1; Hervorhebung durch den Autor).

13. Spitzer M. Medizin für die Schule. Nervenheilkunde 2003; 22: 427–30.
14. Spitzer M. Neuroökonomie. Nervenheilkunde 2003; 22: 325–9.
15. Spitzer M. Neuroeconomics: Values and decisions in the brain. Neuropsychoeconomics 2006; 1: 62–3.
16. Stern E. Wer macht die Schule klug? Die Zeit 2004; 28.
17. Stern E. Pedagogy meets neuroscience. Editorial. Science 2005; 310: 745.
18. Zeki S, Goodenough O. Law and the brain. Oxford, UK: Oxford University Press 2006.
19. Kuhnen CM, Knutson B. The neural basis of financial risk taking. Neuron 2005; 47(5): 763–70.
20. Spitzer M, Fischbacher U, Herrnberger B, Grön G, Fehr E. The Neural Signature of Social Norm Compliance. Neuron 2007; 56: 185–96.
21. Lechner HA, Squire LR, Byrne JH. 100 years of consolidation – Remembering Müller and Pilzecker. Leraning & Memory 1999; 6: 77–87.
22. Sokolov A, Maier C, Spitzer M, Grön G. Encoding, early consolidation, and retrieval of associative declarative memories in the waking human brain. In Bearbeitung.
23. Debiec J, LeDoux JE, Nader K. Cellular and systems reconsolidation in the hippocampus. Neuron 2002; 36: 527–38.
24. Myers KM, Davis M. Systems-level reconsolidation: Reengagement of the hippocampus with memory reactivation. Neuron 2002; 36: 340–3.
25. Nader K, Schafe GE, LeDoux JE. Fear memories require protein synthesis in the amygdala for reconsolidation after retrieval. Nature 2000; 406: 722–6.
26. Kim SG et al. Functional Magnetic Resonance Imaging of Motor Cortex: Hemispheric Asymmetry and Handedness. Science 1993; 261: 615–7.
27. Spitzer M. Hilfsbereitschaft und Kooperation. Editorial. Nervenheilkunde 2006; 25: 319–23.
28. Spitzer M. Bedingungen von Kooperation. Editorial Nervenheilkunde 2005; 24: 773–77.
29. Spitzer M. Strafe muss vielleicht manchmal sein – durch Emotion zur Bestrafung, zur Kooperation. (Editorial). Nervenheilkunde 2002; 21: 116–8.
30. Spitzer M. Entscheiden. Im Rahmen von Bernoulli zur Amygdala. Geist & Gehirn. Nervenheilkunde 2006; 25(11): 969–73.
31. Gusella JF et al. A polymorphic DANN marker genetically linked to Huntington's disease. Nature 1983; 306: 234–238.
32. McDonald ME et al. A novel gene containing a trinucleotide repeat that is expanded and unstable on huntingtons-disease chromosomes Cell 1993; 72: 971–83.
33. DiFiglia M et al. Huntingtin is a cytoplasmatic protein associated with vesicles in human and rat brain neurons. Neuron 1995; 14: 1075–81.

Sachverzeichnis

Bestseller für Neu(ro)gierige

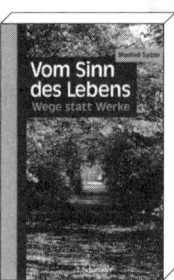

Manfred Spitzer
Vom Sinn des Lebens
Wege statt Werke

Einerseits stellen wir die Frage nach dem Sinn des Lebens im Alltag eher selten, andererseits gibt es wohl niemanden, der sie sich noch nicht gestellt hat. Ein Lebensbereich scheint für die Antwort überhaupt nicht zu taugen, weil es in diesem Bereich nicht um Sinn, sondern um Daten geht: die Wissenschaft. Aber: Wissenschaftler sind neugierig. Keineswegs zählen und messen sie nur; nein, sie denken auch nach! Und ihre Aktivität führt zu Änderungen unserer Sicht auf uns und die Welt.

Es kann derzeit, und vielleicht sogar grundsätzlich, keine einheitliche Sicht geben, und damit letztlich auch nicht den „Sinn" im Sinne des Buchtitels. Was es aber gibt, sind Gedanken und Wege. Manfred Spitzer zeigt solche Wege auf. Wer sie mit ihm gehen mag, so seine Hoffnung, kommt ein Stück weiter. Vielleicht sogar in die richtige Richtung.

2007. 235 Seiten,
69 Abb., 3 Tab., kart.
€ 12,90 (D) / € 13,30 (A)
ISBN 978-3-7945-2563-8

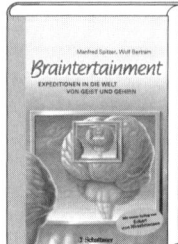

Manfred Spitzer/Wulf Bertram (Hrsg.)
Braintertainment
Expeditionen in die Welt von Geist und Gehirn

Prominente Neurowissenschaftler, Psychiater und Medizinhistoriker sowie Feuilletonautoren und Satiriker, befassen sich mit unserem wichtigsten Organ auf ihre eigene Weise und mit sichtlichem Vergnügen: fachkompetent, einfallsreich, instruktiv und unkonventionell.

„Hiesiger Tradition entsprechend muss die Rezeption wissenschaftlicher Erkenntnisse durch Schweiß und Tränen erarbeitet werden. Das vorliegende Buch beweist, dass es auch anders geht [...] soviel Lesevergnügen und gleichzeitig soviel gelernt – das gibt es nicht alle Tage."
Prof. Dr. med. Dipl.-Psych. Michael H. Wiegand in „NeuroTransmitter"

2. Nachdruck 2007 der
1. Auflage 2007.
244 Seiten, 52 Abb.,
5 Tab., geb.
€ 29,95 (D) / € 30,80 (A)
ISBN 978-3-7945-2515-7

„Was für ein schönes Buch! Was für verführerische Kapitelüberschriften! Was für ein genüsslicher Inhalt!" Das waren meine Reaktionen, meine Gedanken während der Lektüre dieses Buches. Ich habe mich gefragt: „Warum können wissenschaftliche Bücher nicht immer so geschrieben werden?"
Prof. A. Marneros in „Die Psychiatrie"

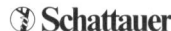

Schattauer   www.schattauer.de   Irrtum und Preisänderungen vorbehalten